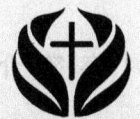

全国中等卫生职业教育护理专业"十三五"规划教材

供护理、助产等相关专业使用

药物学基础

主　编	沙　红　夏大华
副主编	张龙功　蔡卫国　郑　辉　陈建波
编　者	（以姓氏笔画排序）

丁　苗　江苏省宿迁卫生中等专业学校

沙　红　滕州市中等职业教育中心学校

张龙功　河南省邓州市卫生学校

陈建波　丽水护士学校

郑　辉　枣庄科技职业学院

郑玲玲　江苏省宿迁卫生中等专业学校

贺盛亮　咸宁市咸安区食品药品监督管理局

夏大华　咸宁职业教育（集团）学校

唐　清　江苏省宿迁卫生中等专业学校

蔡卫国　湖北省潜江市卫生学校

华中科技大学出版社
http://press.hust.edu.cn
中国·武汉

内容简介

本书为全国中等卫生职业教育护理专业"十三五"规划教材。

全书分十七个项目,项目一至项目十六为药物学理论知识,包括对药物学基础知识的概述及各类药物的分论。项目十七为实验指导,包括十四个药物学实验。

本书供护理、助产等相关专业使用。

图书在版编目(CIP)数据

药物学基础/沙红,夏大华主编. —武汉:华中科技大学出版社,2017.8(2025.8重印)
全国中等卫生职业教育护理专业"十三五"规划教材
ISBN 978-7-5680-3131-8

Ⅰ.①药… Ⅱ.①沙… ②夏… Ⅲ.①药物学-中等专业学校-教材 Ⅳ.①R9

中国版本图书馆 CIP 数据核字(2017)第 172254 号

药物学基础 沙 红 夏大华 主编
Yaowuxue Jichu

策划编辑:周 琳
责任编辑:汪飒婷
封面设计:原色设计
责任校对:李 琴
责任监印:周治超
出版发行:华中科技大学出版社(中国·武汉)　　电话:(027)81321913
　　　　　武汉市东湖新技术开发区华工科技园　　邮编:430223
录　排:华中科技大学惠友文印中心
印　刷:武汉邮科印务有限公司
开　本:787mm×1092mm　1/16
印　张:20.25
字　数:530 千字
版　次:2025 年 8 月第 1 版第 5 次印刷
定　价:59.00 元

全国中等卫生职业教育
护理专业"十三五"规划教材

编委会

委　员（按姓氏笔画排序）

丁丙干	江苏省宿迁卫生中等专业学校
丁亚军	邓州市卫生学校
马世杰	湖北省潜江市卫生学校
邓晓燕	西双版纳职业技术学院
付克菊	湖北省潜江市卫生学校
刘　旭	咸宁职业教育（集团）学校
刘端海	枣庄科技职业学院
孙忠生	黑龙江省林业卫生学校
孙治安	安阳职业技术学院
李　收	枣庄科技职业学院
李朝国	重庆工业管理职业学校
沈　清	秦皇岛水运卫生学校
周殿生	武汉市第二卫生学校
赵其辉	湖南环境生物职业技术学院
夏耀水	秦皇岛水运卫生学校
黄利丽	武汉市东西湖职业技术学校
黄应勋	丽水护士学校
董志文	辽宁省人民医院附设卫生学校
焦平利	北京市昌平卫生学校

Introduction | **总 序**

随着我国经济的持续发展和教育体系、结构的重大调整,职业教育办学思想、培养目标随之发生了重大变化,人们对职业教育的认识也发生了本质性的转变。我国已将发展职业教育作为重要的国家战略之一,中等职业教育成为我国职业教育的重要组成部分。作为职业教育重要组成部分的中等卫生职业教育也取得了长足的发展,为国家输送了大批高素质技能型、应用型医疗卫生人才。

为了更好地顺应我国卫生职业教育教学与医疗卫生事业的新形势,贯彻落实《国家中长期教育改革和发展规划纲要(2010—2020年)》中"以服务为宗旨,以就业为导向"的思想精神,以及国家《职业教育与继续教育 2017 年工作要点》的要求,充分发挥教材建设在提高人才培养质量中的基础性作用,同时,也为了配合教育部"十三五"规划教材建设,进一步提高教材质量,在认真、细致调研的基础上,我们组织了全国 20 余所医药院校的近 150 位老师编写了这套以工作过程为导向的全国中等卫生职业教育护理专业"十三五"规划教材,并得到了参编院校的大力支持。

本套教材充分体现新一轮教学计划的特色,强调以就业为导向、以能力为本位、以岗位需求为标准的原则,按照技能型、服务型高素质劳动者的培养目标,坚持"五性"(思想性、科学性、先进性、启发性、适用性)和"三基"(基本理论、基本知识、基本技能)要求,着重突出以下编写特点:

(1)紧扣新专业目录、新教学计划和新教学大纲,科学、规范,具有鲜明的中等卫生职业教育特色。

(2)密切结合最新中等卫生职业教育护理专业课程标准,紧密围绕执业资格标准和工作岗位需要,与护士执业资格考试相衔接。

(3)突出体现"工学结合"的人才培养模式,以及课程建设与教学改革的最新成果。

(4)基础课教材以"必需、够用"为原则,专业课程重点强调"针对性"和"适用性"。

（5）内容体系整体优化，注重相关教材内容的联系和衔接，避免遗漏和不必要的重复。

（6）探索案例式教学方法，倡导主动学习。

这套新一轮规划教材得到了各院校的大力支持和高度关注，它将为新时期中等卫生职业教育的发展做出贡献。我们衷心希望这套教材能在相关课程的教学中发挥积极作用，并得到读者的青睐。我们也相信这套教材在使用过程中，通过教学实践的检验和实际问题的解决，能不断得到改进、完善和提高。

全国中等卫生职业教育护理专业"十三五"规划教材
编写委员会

为了更好地满足全国中等卫生职业教育教学与医疗卫生事业的需求,根据《国家中长期教育改革和发展规划纲要(2010—2020年)》以及国家《职业教育与继续教育2017年工作要点》的要求,在全国卫生职业教育教学指导委员会(简称行指委)专家们的指导下,配合教育部"十三五"国家级规划教材建设,华中科技大学出版社组织编写了"全国中等卫生职业教育护理专业'十三五'规划教材"。

本教材注重体现行指委的专业规范要求和当前卫生职业教育教学发展的要求与特点,融入"理实一体化"的理念,确立以立德树人为根本,以服务为宗旨,以就业为导向,以岗位需求为标准的思想精神,为经济社会的发展和职业教育教学与医疗卫生事业的需求而服务。

在本教材编写过程中,我们根据中职学生的认知特点,简明扼要,突出重点,以基本理论、基本知识"必需、够用"为度,加强基本技能与学习能力的培养,结合全国护士执业资格考试和春季高考的相关要求,使教材更贴近护理和助产专业的岗位需求,在职业教育的基础上引导终身学习。

本教材以"项目承载,任务分担,人文渗透"为编写模式,突出专业性,增强实用性,方便教与学,对内容进行了整合,强调了能力目标与素质目标,增设了知识链接、考点提示、用药小贴士等模块,以提高兴趣,方便记忆,拓宽学生视野,任务后的随堂检测帮助学生及时巩固知识。

本教材供全国中等卫生职业学校护理、助产等专业的教学使用。

本教材提供的药物用法、用量仅供参考,具体使用中,请遵医嘱或药品说明书。

本教材编写过程中,广泛参考了其他《药理学》《药物学基础》《新编药物学》等教材,在此向所参考文献的各位主编和编者们表示诚挚的谢意!特别感谢各位编者在繁忙的工作之余尽职尽责地完成了编写任务,同时感谢各参编学校的领导和同仁们的大力支持与帮助,并感谢华中科技大学出版社的组织和策划。

　　由于编者水平有限,时间仓促,不当之处,敬请各位专家、广大师生批评指正。

沙红　夏大华

Contents

目　录

项目一　药物学基础概论

任务一　绪　言

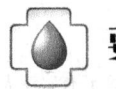 **要点导航**

重点:药物、药理学、药效学、药动学的概念。
难点:药效学、药动学的概念。

一、药理学及药物学基础的相关概念

药物(drug)是指能改变或查明机体的生理功能或病理状态,用于预防、治疗、诊断疾病的化学物质。药物与毒物之间并无严格界限,任何药物剂量过大都可产生毒性反应。

药理学(pharmacology)是研究药物与机体相互作用及作用规律的一门科学。研究药物对机体的作用及作用机制的科学,称为药物效应动力学(pharmacodynamics),简称药效学;研究机体对药物的处置过程,即药物的吸收、分布、代谢和排泄的动态变化及其规律的科学,称为药物代谢动力学(pharmacokinetics),简称药动学。

药物学基础是以药理学基本理论及基本技能为基础,结合现代护理理论,阐述药物应用的基本理论、基本知识、基本技能,以指导护士在临床工作中科学、合理地做好用药护理。药物学基础是基础医学与临床医学的桥梁课程,是护理、助产专业的核心课程。

> **知识链接**
>
> #### 新　药
>
> 新药是指化学结构、药品组分或药理作用不同于现有药品的药物。《中华人民共和国药品管理法》规定:"新药指未曾在中国境内上市销售的药品";已经上市的药品改变剂型、改变给药途径、增加新的适应证或制成新的复方制剂,亦属新药范围。

为保障药品质量,保障用药安全,加强药品监督与管理,国家颁布了《中华人民共和国药品管理法》(简称《药品管理法》)。2000 年 1 月 1 日起国家实施《处方药与非处方药分类管理办

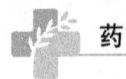
法(试行)》。处方药(RX)是指必须凭执业医师或助理执业医师处方,才可调配、购买和使用的药物;非处方药(OTC)是指不需要凭处方即可自行判断、购买和使用的药物。非处方药又分为甲类和乙类,乙类更安全,不良反应更轻。

二、临床工作中的用药护理

临床用药中,护士是具体实施者,更是用药前后的主要监护者,对药物治疗进行安全、有效的及时评估起着至关重要的作用。丰富、扎实的药物应用知识是做好临床用药护理的重要保障。

(一) 熟悉药物种类,妥善管理

领取药物后要认真核对,按药物种类和性质分类管理并做好明确标示。①对遇光易变质和易氧化的药物(如盐酸肾上腺素注射液等)应避光、遮光、密闭、放置阴凉处保存。②遇热易破坏的药物(如某些生物制品等)应放于冰箱2~8 ℃冷藏。③易挥发、潮解或风化的药物应密闭保存,取用后及时盖紧。④特殊药物(如贵重药、剧毒药、麻醉药品等)要专人负责,加锁保管。⑤易燃药物应远离明火,单独妥善存放。⑥定期检查药品质量和保质期,如有变色、异味、沉淀、发霉或标示不清等异常,应及时更换。

(二) 正确配发,合理把握给药时间

(1) 用药前,准确按照医嘱要求,认真核对,要了解病人病史、用药史及过敏史,做好护理评估;熟悉药物作用、应用、用法、不良反应和禁忌证,如有疑问或病人病情有变化,应及时与医生沟通,核对后方可执行。

(2) 用药时,严格"三查、九对、一注意"。

(3) 性质不稳定的药物应即溶即用,尤其注意配伍禁忌。

(4) 不同病人,病情不同阶段,要根据药物应用知识合理把握给药时间。

> **知识链接**
>
> #### "三查、九对、一注意"
>
> 三查:操作前查、操作中查、操作后查。
>
> 九对:对床号、姓名、药名、剂量、用药时间、用法、浓度、有效期、过敏史。
>
> 一注意:注意观察药物作用和不良反应。

(三) 及时做好用药监护,提高疗效,减轻不良反应

(1) 用药后,要细心观察和评估药物疗效与不良反应,及时对症处理,并做好护理记录。

(2) 对易过敏或毒性强的药物,要严密观察并备好解救药物,确保临床用药安全、有效。

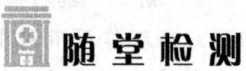 **随堂检测**

一、选择题

(A_1 型题)

1. 研究药物与机体之间相互作用的规律及作用机制的科学称为( )。

A.药物学　　　　B.药理学　　　　C.药剂学　　　　D.药效学　　　　E.药动学

2.研究机体对药物作用的科学称为（　　）。

A.药物学　　　　B.药效学　　　　C.药物化学　　　D.药动学　　　　E.药剂学

3.能改变或查明机体的生理功能或病理状态,用于预防、治疗、诊断疾病的化学物质是（　　）。

A.药物　　　　　B.制剂　　　　　C.剂型　　　　　D.生物制品　　　　E.生药

二、名词解释

药物、药理学、药效学、药动学。

任务二　药物对机体的作用——药效学

 要点导航

重点:药物的基本作用、不良反应。

难点:药物作用机制。

一、药物的基本作用

药物的基本作用是指药物对机体原有功能水平的改变。使原有功能水平提高或增强称为兴奋作用。如腺体分泌增多、脉搏加快、酶活性增强等。使原有功能水平降低或减少称为抑制作用。如肌肉松弛、血压降低、心肌收缩力减弱等。在一定条件下,兴奋与抑制可发生转化,如中枢神经兴奋过度,可出现惊厥;长时间的惊厥又会转为衰竭性抑制,甚至死亡。某些药物在同一机体内对不同的组织器官可产生不同的作用,如肾上腺素对心脏呈现兴奋作用,而对支气管平滑肌舒张呈现抑制作用。

二、药物作用的主要类型

1. 局部作用和吸收作用　局部作用是指药物被吸收入血之前,在用药部位所产生的作用。如酒精的皮肤消毒作用、碳酸氢钠的中和胃酸作用、局部麻醉药的局部麻醉作用。吸收作用是指药物被吸收入血后随血液循环分布到各组织器官所产生的作用,又称全身作用。如卡托普利的降压作用、阿司匹林的解热镇痛作用。

2. 直接作用和间接作用　药物对所接触的组织器官直接产生的作用称为直接作用,又称原发作用。由直接作用引发的其他作用称为间接作用,又称继发作用。例如,去甲肾上腺素激动 α 受体,使血管收缩、血压升高,是直接作用;由于血压升高反射性引起心率减慢,是间接作用。

3. 选择作用和普遍作用　药物对机体不同组织器官在作用性质或作用强度上的差异称为药物作用的选择性,即选择作用。药物的选择性主要与以下因素有关:①不同组织器官对药物的亲和力或敏感性不同,使得药物的分布不同。如甲状腺对碘的摄取力强,使得碘在甲状腺的分布明显高于其他组织。②受体在不同组织器官上分布的种类和数量不同。③机体不同组织器官结构或生化机能不同。

药物的选择性是相对的,随剂量增大,选择性降低,作用范围扩大。如强心苷治疗量时,选择性作用于心肌,随剂量增大,作用扩大至中枢神经系统及视觉障碍而产生毒性反应。因此临床用药应严格掌握药物剂量。

选择性低的药物对机体各组织器官均产生相似的作用,称为普通作用。此类药物大多对细胞原生质有害。如酚、甲醛等可使蛋白质变性,因而不能用于体内,仅作为消毒防腐药用于体外杀菌。

4. 防治作用和不良反应　药物作用具有两重性,既可产生对机体有利的防治作用,又可产生对机体不利的不良反应。

(1) 防治作用　凡符合用药目的或能达到防治疾病的作用,称为防治作用。

① 预防作用(preventive action)是指提前用药以防止疾病或症状发生的作用。如接种疫苗等。

② 治疗作用(therapeutic action)是指能改善或消除疾病或症状而产生的作用。a. 对因治疗(etiological treatment):指消除致病因子,从根本上治愈疾病,又称治本。如异烟肼杀灭结核分枝杆菌,治疗结核病。b. 对症治疗(symptomatic treatment):指缓解疾病症状或减轻患者痛苦的治疗,又称治标。如解热镇痛药的解热作用。

临床治疗原则为急则治标,缓则治本,标本兼治。

(2) 不良反应(adverse reaction)　凡不符合用药目的并给患者带来不适甚至危害的反应,称为不良反应。多数不良反应是药物固有的,一般情况下是可以预知的,停药后多数可以恢复。少数较严重的或不易恢复的不良反应,称为药源性疾病(drug-induced disease),如链霉素引起的神经性耳聋。常见的不良反应有以下几种。

① 副作用(side reaction)是指药物在治疗量时出现的与用药目的无关的作用,也称副反应(side effect)。一般对机体危害较轻,停药可恢复,多是由于药物的选择性低,其药理效应涉及多个器官,当某一效应为用药目的时,其他效应即为副作用。因此,副作用与治疗作用可随用药目的的不同而相互转化。如阿托品用于麻醉前给药时,其抑制腺体分泌为治疗作用,而松弛胃肠平滑肌引起腹胀则为副作用;用于治疗腹痛时松弛胃肠平滑肌为治疗作用,抑制腺体分泌则为副作用。

知识链接

"反应停"事件

沙利度胺(又称反应停)于20世纪50至60年代初期在美国、荷兰等世界各地广泛使用,它能够有效地阻止早期妊娠呕吐,但也妨碍了孕妇对胎儿的血液供应,导致大量四肢短小的"海豹畸形婴儿"出生。历史上这一严重事件被称为"反应停"事件。反应停是第一个明确可使人类致畸的药物。

② 毒性反应(toxic reaction)是指用药量过大、用药时间过长或机体对药物过于敏感而引起的对机体危害较大的反应。毒性反应一般是药物作用的延伸,是可以预知的,应该避免发生。用药剂量过大或用药后迅速发生的称为急性毒性反应,多损害循环、呼吸和神经系统的功

能。若长期用药,药物在体内逐渐蓄积而缓慢发生的称为慢性毒性反应,多损害肝、肾、骨髓及内分泌等功能。此外,致癌(carcinogenesis)、致畸(teratogenesis)、致突变(mutagenesis)称为三致反应,属于慢性毒性反应。

③ 变态反应(allergic reaction)是指药物作为抗原或半抗原,刺激机体后所产生的病理性免疫反应,常称为过敏反应(hypersensitive reaction)。变态反应的发生与药物剂量和药物原有作用无关,用药理性拮抗药解救无效,过敏体质者易发生。过敏原可能是药物本身,或其代谢产物,及药物制剂中的杂质或辅剂等。首次用药较少发生,常在第二次用药后出现,再用时可再发生。结构相似的药物可发生交叉过敏反应。常见的表现有药物热、皮疹、血管神经性水肿、哮喘等,严重者可发生过敏性休克,如不及时抢救,可导致死亡。因此,用药前应详细询问患者用药史及过敏史,必要时做皮肤过敏试验,阳性者禁用,还应该注意少数假阳性或假阴性反应。

④ 后遗效应(residual effect)指停药后血药浓度降至有效浓度以下时残存的药理效应。此效应持续时间可长可短,如服用巴比妥类催眠药,次日晨仍有感觉困倦、乏力等"宿醉"现象。

⑤ 继发反应(secondary reaction)是指由药物治疗作用而产生的不良后果,也称治疗矛盾。如长期应用广谱抗生素而引起的继发感染,称为二重感染。

⑥ 特异质反应(idiosyncrasy)是指少数特异体质患者对某些药物特别敏感而产生的异常反应。多因先天遗传异常所致,反应严重度与剂量成比例。如葡萄糖-6-磷酸脱氢酶缺乏患者,在应用伯氨喹等药物治疗时易发生溶血现象。

⑦ 停药反应(withdrawal reaction)是指长期用药后突然停药,原有疾病或症状重现或加剧的现象,也称为反跳。如长期服用可乐定降血压,突然停药出现血压明显回升的现象。有反跳现象的药物,不可突然停药,应逐渐减量、缓慢停药。

⑧ 耐受性(tolerance)是指连续用药后,机体对药物的反应性降低,需不断增加药量方可维持原有的药理效应。在短时间内多次用药后迅速发生者,称为快速耐受性(tachyphylaxis)。

⑨ 依赖性(dependence)是指长期使用某些药物后,机体对该药物产生了躯体性或精神性的依赖和需求,因此可分为躯体依赖性(physical dependence)和精神依赖性(psychic dependence)。精神依赖性也称为心理依赖性(psychological dependence),是指患者对药物产生精神上的依赖,停药后有主观上的不适,但无戒断症状。易产生精神依赖性的药物被称为"精神药品",如催眠药等。躯体依赖性也称为生理依赖性(physiological dependence),是指反复用药后,患者对药物完全依赖,一旦停药就会出现戒断症状,表现为一系列的生理功能紊乱。易产生躯体依赖性的药物被称为"麻醉药品",如吗啡等。一旦产生躯体依赖的患者,为求得继续用药,可不择手段,甚至丧失道德人格。对此我国于1978年颁布实施《麻醉药品管理条例》,该条例对麻醉药品的保管和使用均有严格规定,医药工作者应严格遵守。

三、药物的量效关系

剂量即用药的分量。剂量大小是决定药物效应强弱的最主要因素。一般来说,在一定范围内,剂量越大,血药浓度越高,效应也越强,但超过安全范围,随剂量增加,血药浓度不断升高,则会引起中毒,甚至死亡。因此,临床用药时,要严格掌握用药剂量,谨防毒性反应。剂量与效应的关系见图1-1。

无效量:是指由于用药剂量过小,不呈现任何治疗效应的剂量。

最小有效量:是指呈现治疗效应的最小剂量,又称阈剂量。

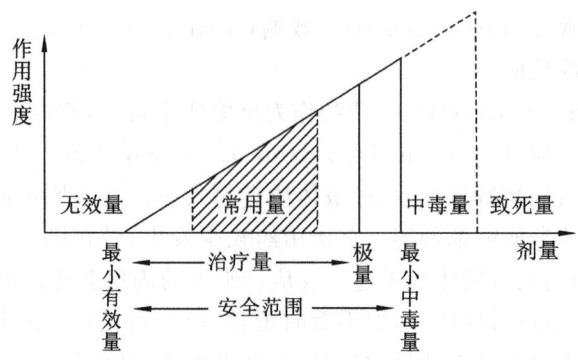

图 1-1　药物剂量与效应的关系示意图

最大治疗量:是指药物呈现最大治疗效应,且又不引起毒性反应的剂量,又称极量。极量是安全用药的极限。

治疗量:是指最小有效量到最大治疗量(即极量)之间的剂量。

常用量:临床用药时,为了使疗效可靠而又安全,常采用比最小有效量大而比最大治疗量小的剂量,称为常用量。

最小中毒量:是指引起毒性反应的最小剂量。

致死量:是指能引起死亡的剂量。

安全范围:是指最小有效量与最小中毒量之间的范围。该范围越大,药物毒性越小,用药越安全。

治疗指数:是半数致死量(LD_{50})与半数有效量(ED_{50})的比值。一般治疗指数越大,药物越安全。半数致死量(LD_{50})是指在测定药物毒性的动物实验中,使半数实验动物死亡的剂量。半数有效量(ED_{50})是指在测定药物疗效的动物实验中,使半数实验动物出现疗效指标的剂量。

四、药物的作用机制

药物作用机制又称为药物作用原理,是研究药物为何会产生作用或如何产生作用的道理。明确药物作用机制,有助于理解药物作用和不良反应,以便更好地发挥药物疗效,减轻不良反应。

(一)药物与受体作用

1. 受体(receptor)及其特性

(1)受体的概念　受体是存在于细胞膜或细胞内,能识别并结合特异性配体,产生特定的生物放大效应的功能性蛋白质。

(2)配体的概念　能与受体特异性结合的物质称为配体,也称第一信使,包括内源性配体,如神经递质、激素、自体活性物质等;外源性配体,如药物、毒物等。

(3)位点　受体上与配体的结合部位。

(4)受体的特性　①特异性:受体对与其结构相适应的配体具有高度特异性识别及结合的能力。②灵敏性:受体只需与很低浓度的配体结合就能产生显著的效应。③饱和性:因受体的数目或位点是有限的,因此配体与受体的结合具有饱和性。作用于同一受体的配体之间存在竞争结合现象。④可逆性：受体与配体的结合是可逆的，配体-受体复合物可以解离，且配体与受体的结合可被其他配体置换。⑤多样性：同一类型受体可广泛分布在不同的细胞而产生不同的效应。受体的多样性是受体亚型分类的基础。

2. 作用于受体的药物分类　药物与受体结合发挥效应，必须具备两个条件：一是药物与受体结合的能力，即亲和力；二是药物与受体结合时激动受体的能力，即内在活性，又称效应力。作用于受体的药物分为以下几类。

（1）受体激动药　指与受体既有较强的亲和力，又有很强的内在活性，能激动受体产生效应的药物，又称完全激动药。

（2）受体部分激动药　指与受体虽具有亲和力，但仅有较弱的内在活性，单独应用时可产生较弱的受体激动效应。若与受体激动药合用时，则呈现拮抗受体激动药的效应，即减弱受体激动药的效应，故又称为具有内在活性的拮抗药。

（3）受体阻断药（又称受体拮抗药）　指与受体有很强的亲和力，而无内在活性，与受体结合后，阻碍受体激动药与受体的结合，从而阻断受体激动药的效应。

根据受体阻断药与受体结合是否有可逆性，将其分为：①竞争性阻断药：与受体的结合是可逆的，能与受体激动药竞争同一受体，阻断受体激动药的效应。当与受体激动药合用时，其效应取决于二者的浓度及亲和力。②非竞争性阻断药：与受体的结合牢固，可引起受体构型的改变，从而阻碍受体激动药与同一受体的结合而改变效应器的反应性，受体激动药不能竞争性对抗非竞争性阻断药的效应。

3. 受体的调节　受体的数目、亲和力和内在活性受生理、病理或药理等因素的影响而发生的变化，称为受体的调节。受体的调节是维持机体内环境稳定的一个重要因素。其调节方式有两种：

（1）受体脱敏（又称向下调节）　指长期应用受体激动药，组织或细胞对受体激动药的敏感性和反应性下降，使受体数目、亲和力、内在活性下降的现象。受体脱敏是药物产生耐受性的原因之一。

（2）受体增敏（又称向上调节）　指长期应用受体阻断药或受体激动药水平降低，使受体数目、亲和力、内在活性增强的现象。受体增敏是突然停药所致反跳现象的原因。

（二）药物的其他作用机制

1. 影响酶的活性　药物对酶产生激活、抑制或复活等作用，从而引起相应的药理效应。如阿司匹林抑制前列腺素合成酶、解磷定复活胆碱酯酶等。

2. 参与或干扰代谢过程　有些药物通过参与或干扰机体的代谢过程而产生药理效应。如铁剂等的补充治疗；因氟尿嘧啶与尿嘧啶结构相似，可掺入恶性肿瘤 DNA 和 RNA 中干扰蛋白质合成，而产生抗癌作用。

3. 影响细胞膜离子通道　有些药物通过阻断和干扰细胞膜上的离子通道而产生效应。如硝苯地平阻滞 Ca^{2+} 通道，减少 Ca^{2+} 内流而扩张血管；利尿药影响离子转运而利尿。

4. 改变理化环境　有些药物通过改变机体的理化环境而产生药理效应。如甘露醇提高血浆渗透压、碳酸氢钠中和胃酸等。

5. 影响递质释放或激素分泌　有些药物通过影响递质释放或激素分泌而产生药理效应。如麻黄碱促进去甲肾上腺素递质的释放等。

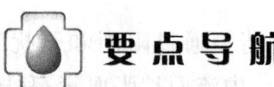

随堂检测

一、选择题

（A₁型题）

1. 受体激动药与受体（　　）。

A. 只有效应力

B. 只有亲和力

C. 既有亲和力，又有效应力

D. 无亲和力，又无效应力

E. 以上皆否

（A₂型题）

2. 某患者因伤寒高热，医生给予阿司匹林退热，此药物作用为（　　）。

A. 对症治疗　　B. 对因治疗　　C. 局部作用　　D. 预防作用　　E. 选择作用

3. 患者，女，27岁。妊娠7个月，近来常感乏力、倦怠等，血液检查显示血红蛋白8 g（低于正常）。给予铁剂治疗，其治疗目的是（　　）。

A. 对症治疗　　　　　　　　　B. 预防作用　　　　　　　　　C. 对因治疗

D. 避免发生特异质反应　　　　E. 减轻妊娠反应

（B型题）

A. 耐受性　　　B. 耐药性　　　C. 特异质反应　　D. 精神依赖性　　E. 生理依赖性

4. 患者对药物敏感性降低称为（　　）。

5. 少数特异体质患者对某些药物特别敏感而产生的异常反应是（　　）。

6. 停药后有戒断症状产生的称为（　　）。

二、名词解释

极量、安全范围、治疗指数、耐受性、耐药性、麻醉药品、精神药品、受体、配体、受体激动药、受体阻断药、联合用药、协同作用、拮抗作用。

任务三　机体对药物的反应——药动学

要点导航

重点：药物的体内过程、半衰期及其意义。

难点：药物的消除、药物的时量关系与时效关系。

药物代谢动力学是研究机体对药物的处置过程，即药物的吸收、分布、代谢和排泄的动态变化及其规律的科学,简称药动学。

一、药物的跨膜转运

药物在体内通过各种生物膜的过程称为药物的跨膜转运。药物的吸收、分布、排泄都需要多次生物转运。药物转运主要有被动转运和主动转运两种方式。

(一) 被动转运

被动转运指药物由细胞膜高浓度一侧向低浓度一侧的转运,其转运速度与膜两侧的药物浓度差和药物脂溶性成正比。被动转运有以下几种类型。

1. 简单扩散　又称脂溶扩散。药物因其脂溶性溶解于细胞膜脂质层,以膜两侧的药物浓度差通过细胞膜。简单扩散是多数药物的转运方式。其特点是不需要载体、不耗能、药物之间无竞争性抑制现象,当膜两侧浓度达平衡时转运停止。影响简单扩散的因素主要有:膜两侧的药物浓度差、膜的面积及厚度,药物解离度、极性大小和脂溶性高低。因大多数药物呈弱酸性或弱碱性,在一定的酸碱度环境下可发生解离,故药物在体液中常以解离型(离子型)或非解离型(分子型)存在。非解离型药物极性小,脂溶性较高,易于跨膜转运;而解离型药物极性高,脂溶性较低则不易跨膜转运。因此通过调整体液的酸碱度可以改变药物的解离度,从而影响药物的跨膜转运。

2. 膜孔扩散　又称滤过。小分子水溶性药物可通过细胞膜的膜孔扩散。其受流体静压和渗透压的影响。毛细血管壁的膜孔较大,有些药物易通过;细胞膜的膜孔较小,只有小分子药物可以通过。

3. 易化扩散　易化扩散是不耗能的载体转运,如不溶于脂质的葡萄糖、氨基酸、核苷酸等,依赖细胞膜上的特定载体进行不耗能的顺浓度差转运。其特点是载体具有高度特异性、有饱和性及竞争性抑制现象。

(二) 主动转运

主动转运指药物由细胞膜低浓度一侧向高浓度一侧的逆浓度差转运。其特点是需要载体、消耗能量、有饱和性及竞争性抑制现象。如甲状腺细胞膜上的碘泵,可将碘主动转运至细胞内,肾小管上皮细胞主动转运系统可将青霉素转运至肾小管管腔由尿排出。

二、药物的体内过程

药物的体内过程包括药物的吸收、分布、代谢和排泄(图 1-2)。

(一) 药物的吸收

药物从给药部位进入血液循环的过程称为药物的吸收。药物吸收的速度和程度直接影响药物作用的快慢和强弱。吸收快而完全的药物,起效快、作用强,反之则起效慢、作用弱。

考点提示

不同给药途径的吸收部位及特点。

1. 吸收部位及特点

(1) 消化道的吸收

① 口服给药:简便安全,为最常用的给药途径,药物主要经胃肠道吸收。胃的吸收面积较

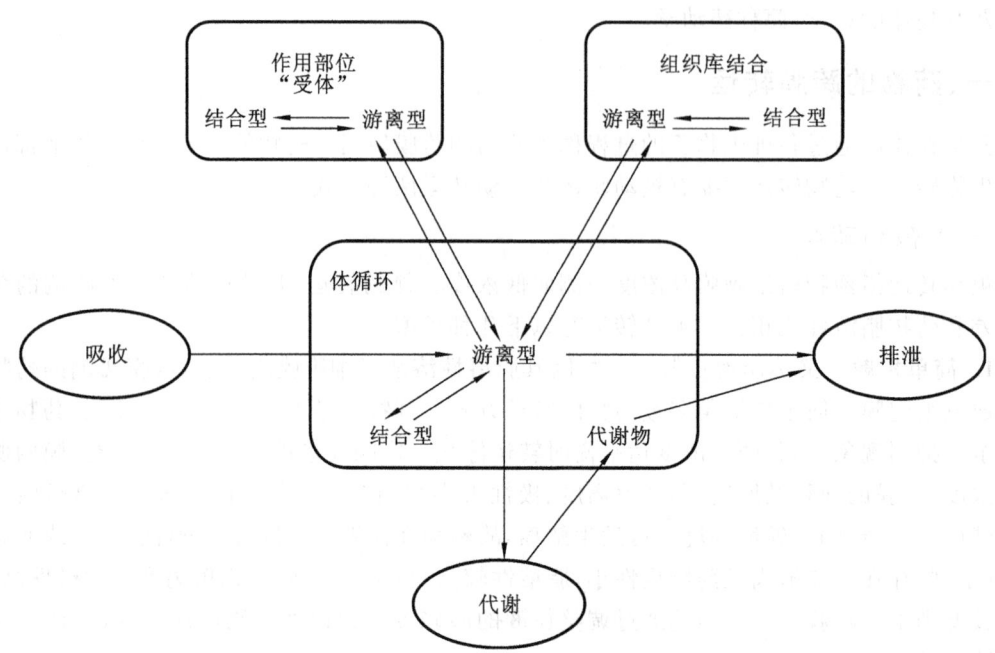

图 1-2　药物的体内过程

小,排空较快,所以药物在胃的吸收较少。除少部分弱酸性药物如阿司匹林等,可在胃内部分吸收外,绝大多数药物主要在小肠吸收。小肠黏膜吸收面积大、血流丰富、酸碱性适中(pH 5.0~8.0)对药物解离影响小,利于多数药物的吸收。

由胃肠道吸收的药物,经门静脉进入肝脏再到体循环,有些药物首次通过肠黏膜及肝脏时部分被代谢,使进入体循环的药量减少、药效降低,这种现象被称为首关消除(first pass elimination),又称首关效应。首关消除率高的药物不宜口服给药,如硝酸甘油口服首关消除可达 90 %。

② 舌下给药:给药方便,吸收迅速,起效快,可避开首关消除。舌下黏膜血流丰富,但吸收面积较小,适用于脂溶性较高,用量较小的药物。

③ 直肠给药:药物经肛门灌肠或使用栓剂置入直肠或结肠,由直肠或结肠黏膜吸收。虽然吸收面积不大,吸收量较口服少,但起效快,一定程度上可避开首关消除。

(2) 皮下或肌肉组织的吸收　皮下注射或肌内注射,药物通过毛细血管进入血液循环,其吸收速度主要与局部组织血流量及药物制剂有关。由于肌肉组织血流量较皮下组织丰富,故肌内注射比皮下注射吸收快。当休克时,因周围循环不良,皮下和肌内注射吸收速度均明显减慢,需静脉注射才能达到急救的目的。

(3) 皮肤、黏膜和肺泡的吸收　完整的皮肤吸收能力很差,外用药物时,因皮脂腺的分泌物覆盖在皮肤表面,可阻止水溶性药物的吸收,外用药物主要发挥局部作用,皮肤角质层可使部分脂溶性高的药物通过。黏膜给药除前述的舌下和直肠给药外,尚有鼻腔黏膜给药,如安乃近滴鼻用于小儿高热等;吸入给药时,肺泡表面积较大且血流丰富,气体、挥发性液体和气雾剂等均可通过肺泡壁而被迅速吸收。

2. 影响药物吸收的因素　影响药物吸收的因素,除上述给药途径外,尚与以下因素有关。

(1) 药物的理化性质　一般来说药物解离度低、脂溶性高或相对分子质量小的更易被吸收;反之则不易被吸收。

（2）药物的剂型　同一药物，不同剂型、不同批号、不同厂家，其吸收率不同，生物利用度也不同。口服给药时液体制剂比固体制剂吸收快，固体制剂中吸收速度为胶囊剂＞片剂＞丸剂。皮下或肌内注射给药时吸收速度为水溶液＞混悬液＞油剂。缓释剂和控释剂可缓慢或恒速释放，血药浓度较平稳，其疗效持久。

（3）吸收环境　局部吸收面积、pH 值、血流情况、胃肠排空速度等均可影响药物的吸收。局部吸收面积大、血流丰富、药物解离度低者吸收快而完全。空腹时药物吸收快，餐后药物吸收平稳。

药物被机体实际吸收利用的程度可用生物利用度来表示，其公式如下。

$$生物利用度 = \frac{实际吸收药量}{给药剂量} \times 100\%$$

（二）药物的分布

药物吸收后随体循环到达各组织器官的过程称为药物的分布。药物在体内的分布是不均匀的，主要受以下因素的影响。

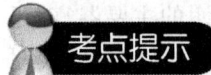 考点提示

改变体液 pH 值对药物中毒的解救。

1. 体液的 pH 值与药物的理化性质　生理情况下细胞内液 pH 值为 7.0，细胞外液 pH 值为 7.4，弱碱性药物在细胞外解离少，易扩散进入细胞内液；弱酸性药物则相反，在细胞外液浓度高。如果改变体液 pH 值，则可影响药物的分布。如用碳酸氢钠碱化血液及尿液，可促使苯巴比妥等弱酸性药物从组织向血浆转移，减少其在肾小管的吸收，从而加速酸性药物从尿中排出，用于解救中毒。此外，脂溶性或水溶性的小分子药物易通过毛细血管壁，由血液分布到组织；水溶性的大分子药物难以透出血管壁进入组织，如甘露醇由于分子较大，不易透出血管壁，故静脉滴注后，可提高血浆渗透压，使组织脱水。

考点提示

药物与血浆蛋白结合对药物作用的影响。

2. 药物与血浆蛋白结合　在治疗量时药物与血浆蛋白结合的百分率，表示该药与血浆蛋白结合的程度。多数药物进入血液循环后，可不同程度地与血浆蛋白结合，药物的血浆蛋白结合率是决定药物在体内分布的重要因素，药物与血浆蛋白结合具有以下特点：①结合是可逆的；②结合型药物分子体积增大，不易透出血管壁，不易转运，暂时失去药理活性；③具有饱和现象；④两种以上的药物若与同一蛋白结合时，具有竞争置换现象。血浆蛋白结合率高的药物可将血浆蛋白结合率低的药物从血浆蛋白上置换下来，使该药的游离型浓度增高，作用增强，毒性加大。血浆蛋白结合率高的药物显效慢，作用持续时间长；反之显效快，作用维持时间短。

3. 药物与组织的亲和力　有些药物对某些组织有较高的亲和力，因而在该组织的浓度较高。如抗疟药氯喹在肝中浓度比血浆中浓度高约 700 倍，碘在甲状腺中的浓度比血浆中浓度高约 25 倍。与组织亲和力的不同，导致药物在不同组织中呈现不均匀的分布。

4. 局部组织血流量　药物的分布速度主要取决于组织器官的血流量和膜的通透性。血流量丰富的组织器官药物分布较快，尤其分布早期，随后可分布到血流量少的组织器官。

5. 血脑屏障与胎盘屏障

（1）血脑屏障（blood-brain barrier） 指血液与脑组织、血液与脑脊液、脑脊液与脑组织之间三种屏障的总称。脑组织毛细血管内皮细胞间紧密连接，基底膜外还有一层星状胶质细胞包围。这使许多大分子水溶性或解离型药物不能通过血脑屏障，不易进入脑组织。故脑脊液中药物浓度总是低于血浆浓度。但当脑膜发生炎症时，血脑屏障的通透性增加，药物易于通过，如青霉素在脑膜炎病人的脑脊液中可达有效浓度。

（2）胎盘屏障（placental barrier） 胎盘绒毛与子宫血窦之间的屏障。由于母亲与胎儿间交换营养成分与代谢废物的需要，其通透性与一般毛细血管无明显差别，几乎所有的药物都能通过胎盘进入胎儿体内。故妊娠期间禁用对胎儿生长发育有影响或毒性强的药物。

（三）药物的代谢

药物在体内发生化学结构的改变称为药物的代谢，即药物的转化。大多数药物经代谢后失去药理活性，成为代谢物排出体外，此为灭活。有些药物如地西泮、水合氯醛等，其代谢产物仍具有药理活性；也有的前体药物进入机体经过代谢才具有药理活性，如环磷酰胺等，此为活化；也有的药物如青霉素等，不经代谢，而是以原形由肾排泄。肝脏是药物代谢的主要器官，还可经肠、肾、肺和血浆等代谢。药物在肝脏代谢时受肝功能影响，肝功能不全时可使经肝代谢的药物在体内蓄积，其作用与毒性均增强。

1. 药物代谢方式 Ⅰ相反应包括氧化、还原、水解反应，经该相反应多数药物被灭活，也可使少数药物被活化，甚至产生毒性代谢产物；Ⅱ相反应即结合反应，可使药物或代谢物在酶的作用下，与内源性物质如葡萄糖醛酸、乙酰、硫酸、甲基等结合成无活性或活性小的、极性大的、易溶于水的代谢物随尿排出。

2. 药酶 药物的代谢有赖于酶的催化，参与药物代谢的酶，可分为两类，一类为特异性酶，其催化特定的底物，如胆碱酯酶选择性水解乙酰胆碱；另一类为非特异性酶，即肝脏微粒体混合功能酶系统，此酶系统可代谢数百种化合物，是促进药物代谢的主要酶系统，由于存在于肝细胞的内质网，故又称为肝药酶，简称药酶。肝药酶选择性低，其活性和数量个体差异较大，受遗传因素、年龄、营养、病理状态及药物作用的影响。

3. 药酶诱导剂与抑制剂 凡能使药酶活性增强或合成增多的药物称为药酶诱导剂，如苯妥英钠、利福平等，药酶诱导剂能诱导药酶，使自身及其他药物的代谢加快，血药浓度降低，药物作用减弱；凡能使肝药酶活性减弱或合成减少的药物称为药酶抑制剂，如异烟肼、氯霉素等，药酶抑制剂可抑制药酶，使自身及其他药物的代谢减慢，血药浓度增高，药物作用与毒性增强，故联合用药时应多加注意。

 考点提示

药酶诱导剂与抑制剂。

（四）药物的排泄

药物及其代谢产物经不同途径排出体外的过程，称为药物的排泄。肾脏是药物排泄的主要器官，部分药物也可经胆道、肠道、肺、乳腺、唾液腺、汗腺及泪腺等排泄。

1. 肾排泄 肾排泄的主要方式是肾小球滤过，其次是肾小管的分泌。

（1）肾小球滤过 肾小球毛细血管膜孔较大，血流丰富，除与血浆蛋白结合的结合型药物外,游离型药物及代谢产物均可滤过进入肾小管。部分药物被肾小管重吸收,脂溶性高的药物重吸收多,排泄少;水溶性药物重吸收少,排泄多。当尿量增多,尿液中药物浓度降低,可使重吸收减少,排泄增多。尿液 pH 值的改变也可影响药物的排泄。弱酸性药物在碱性尿液中解离度大,脂溶性低,不易被重吸收,排泄多;而在酸性尿液中解离度小,脂溶性高,重吸收多,排泄少。弱碱性药物与之相反。如弱酸性药物巴比妥类、水杨酸类中毒时,静脉滴注碳酸氢钠碱化尿液,可促进药物的解离,减少重吸收,加快排泄,达到解救中毒的目的。

当肾功能不全时,经肾排泄的药物减少。经肾排泄的药物浓度较高时,有利于泌尿道感染的治疗,但同时也增加了对肾脏的毒性。

（2）肾小管主动分泌　同一载体分泌的两种药物相互间有竞争性抑制现象,如青霉素和丙磺舒合用,后者可竞争性抑制青霉素的主动转运,使肾小管分泌青霉素减少,从而提高青霉素的血药浓度,其作用时间延长。

2. 胆汁排泄　分泌到胆汁内的药物及其代谢产物经胆道及胆总管进入肠腔后随粪便排出。有的药物在肠道再次被吸收入血,形成肝肠循环。肝肠循环可使药物的半衰期及作用时间延长,阻断肝肠循环可加速药物的排泄。如强心苷中毒后,口服考来烯胺,可阻断其肝肠循环,加快排泄,是解救其中毒的措施之一。经胆汁排泄的药物浓度较高时,有利于胆道疾病的治疗,如红霉素、四环素等。

3. 其他排泄途径　弱碱性药物易经乳汁排泄,可对乳儿产生影响,如吗啡、氯霉素等。挥发性药物主要经肺排出,如吸入性麻醉药。某些药物可经唾液排泄,采血困难时可采取唾液测定药物浓度。还有的药物可经汗腺排泄,如利福平。微量金属元素可经头发排泄,有助于中毒诊断。

三、药物代谢动力学的相关概念

（一）药物的消除与蓄积

药物的消除是指药物自体内逐渐减少至消失的过程,它包括药物的代谢和排泄过程。按药物消除速率与血浆药物浓度(简称血药浓度)之间的关系可将药物消除分为两种类型。

1. 恒比消除　又称一级消除动力学,是指单位时间内药物按恒定比例消除。其特点是:①单位时间内消除的药物量与血药浓度成正比,即当血药浓度升高,单位时间内消除的药量多;当血浓度降低,药物消除速率也成比例下降。②有固定的半衰期,大多数药物在治疗量时的消除呈恒比消除。

2. 恒量消除　又称零级消除动力学,是指单位时间内药物按恒定数量消除。其特点是:①单位时间内消除的药物量与血药浓度无关,即无论血药浓度高低,单位时间内消除的药量相等;②无固定半衰期,此类消除多在机体消除能力低下或药量超过机体最大消除能力时发生,当药物浓度降到机体最大消除能力以下时,则又变为恒比消除。

3. 药物的蓄积　反复多次给药,当药物吸收速度大于消除速度时,可使血药浓度逐渐增高,称为药物的蓄积。恰当的药物蓄积可使药物达到最佳疗效,但药物过度蓄积,则会引起蓄积性中毒。

（二）时量关系与时效关系

药物的吸收、分布、代谢及排泄是同时进行的一个连续变化的动态过程,药量、血药浓度以及药物作用强度随着给药时间的变化而变化,以血药浓度(药物作用强度)为纵坐标,时间为横坐标作图,即为时量(效)关系。

1. 单次给药的时量曲线 单次非静脉给药后,当药物的吸收大于药物消除时形成曲线的升段,其坡度反映药物吸收的速度。坡度陡,则药物吸收快,此时药物作用逐渐增强。当药物吸收速度与消除速度基本相等时则达到最高血药浓度,即高峰,此时药物作用也达高峰。当药物的消除大于药物的吸收时形成曲线降段,其坡度同样反映药物消除速度,坡度陡,则药物消除快,此时药物作用逐渐减弱甚至消失(图 1-3)。

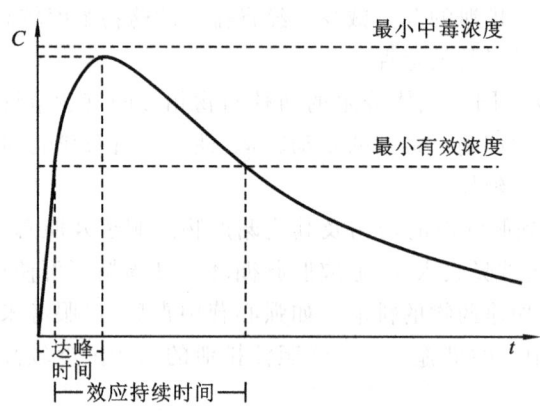

图 1-3 单次非静脉给药的时量曲线

2. 多次给药的时量曲线 以 $t_{1/2}$ 为间隔时间,连续恒速或分次恒量给药过程中,血药浓度会逐渐增高,药量逐渐累积,经 4～5 次给药后,血药浓度基本稳定,此时的血药浓度称为稳态血药浓度(C_{ss}),又称坪值。此时药物吸收量与消除量达平衡,体内药物总量不再增加(图 1-4)。

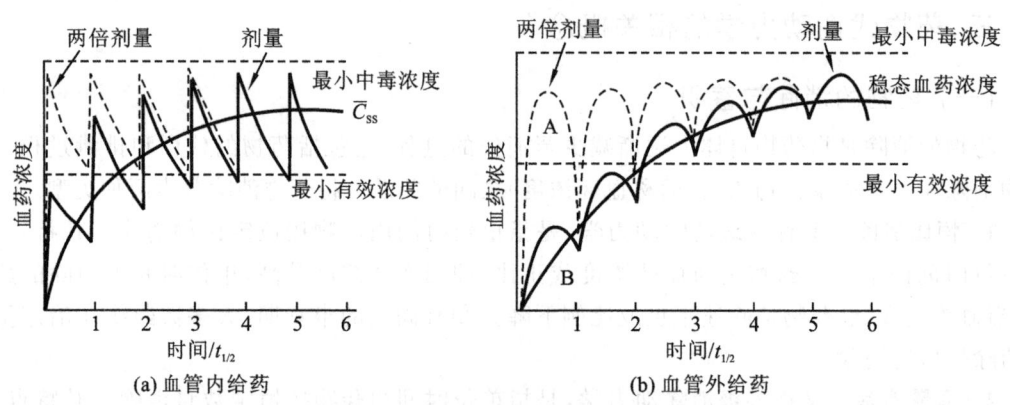

(a) 血管内给药　　　　(b) 血管外给药

图 1-4 多次非静脉给药的时量曲线

C_{ss} 的高低取决于恒量给药时连续给药的总量,总量大则 C_{ss} 高,总量小则 C_{ss} 低。若每日给药总量不变,改变给药次数,C_{ss} 不变。也不影响到达 C_{ss} 的时间。若病情紧急或须迅速产生药效时,或 $t_{1/2}$ 过长的药物,可采取负荷剂量,即首剂加倍,后给予维持剂量,可在一个 $t_{1/2}$ 内达 C_{ss}。

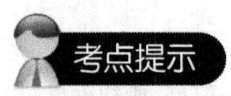

半衰期及其意义。

(三) 半衰期及其意义

半衰期(half life time, $t_{1/2}$)通常是指血浆半衰期,即血药浓度下降一半所需要的时间,反映药物在体内的消除速度。恒比消除的药物 $t_{1/2}$ 为恒定值,不受血药浓度和给药途径的影响。肝肾功能不全时,药物的代谢和排泄减弱,则 $t_{1/2}$ 延长,应警惕蓄积性中毒。

半衰期的临床意义:①半衰期是药物分类依据。根据 $t_{1/2}$ 的长短,可将药物分为超短效药、短效药、中效药、长效药、超长效药。②确定给药的间隔时间。$t_{1/2}$ 短则给药间隔时间短;$t_{1/2}$ 长则给药间隔时间长。③可预测药物达 C_{ss} 的时间。以 $t_{1/2}$ 为给药间隔时间,分次恒量给药,4~5个 $t_{1/2}$ 可达 C_{ss}。④可预测药物基本消除的时间。停药 4~5 个 $t_{1/2}$ 药物基本消除。

随堂检测

一、选择题

(A_1 型题)

1. 下述给药途径中,一般药物吸收快慢的顺序是( )。

A. 静脉＞吸入＞舌下＞皮下＞肌内＞直肠＞口服＞皮肤

B. 吸入＞静脉＞舌下＞皮下＞肌内＞直肠＞口服＞皮肤

C. 吸入＞静脉＞舌下＞肌内＞皮下＞直肠＞口服＞皮肤

D. 静脉＞吸入＞舌下＞肌内＞皮下＞直肠＞口服＞皮肤

E. 静脉＞肌内＞舌下＞吸入＞皮下＞直肠＞口服＞皮肤

2. 对胃有刺激性的药物应( )。

A. 空腹服   B. 饭前服   C. 饭后服   D. 睡前服   E. 定时服

3. 决定药物每天用药次数的主要因素是( )。

A. 药物吸收快慢   B. 药物作用强弱   C. 药物分布速度

D. 药物代谢速度   E. 药物消除速度

4. 影响药物吸收的因素不包括( )。

A. 给药途径   B. 药物理化性质   C. 剂型

D. 药物与血浆蛋白的结合力   E. 吸收环境

5. 酸化尿液,可是弱碱性药物经肾排泄时( )。

A. 解离多、再吸收多、排出少   B. 解离少、再吸收多、排出少

C. 解离少、再吸收少、排出多   D. 解离多、再吸收少、排出多

E. 解离多、再吸收少、排出少

6. 药物的肝肠循环可影响( )。

A. 药物作用发生的快慢   B. 药物的药理活性   C. 药物作用持续时间

D. 药物的分布   E. 药物的代谢

7. 药物的半衰期长,则说明该药( )。

A. 作用快   B. 作用强   C. 吸收快   D. 消除慢   E. 消除快

8. 关于药酶诱导剂的叙述哪项是错误的?( )

A. 能增强药酶活性   B. 加速其他药物的代谢

C. 使其他药物血药浓度升高   D. 使其他药物血药浓度降低

E. 苯妥英钠是药酶诱导剂之一

9. 某药物的半衰期为 9.5 h，一次给药后，药物在体内基本消除的时间为(　　)。

A. 9 h　　　　　B. 1 天　　　　　C. 1.5 天　　　　　D. 2 天　　　　　E. 5 天

10. 下列对药物选择作用的叙述，错误的是(　　)。

A. 是临床选药的基础　　　　　B. 与药物剂量大小无关　　　　　C. 选择性是相对的

D. 是药物分类的依据　　　　　E. 大多数药物均有各自的选择作用

11. 药物在治疗剂量时出现的和治疗的目的无关的作用称为(　　)。

A. 治疗作用　　　B. 预防作用　　　C. 副作用　　　D. 局部作用　　　E. "三致"反应

12. 用阿托品治疗胃肠绞痛时，患者出现口干、心悸等反应，属于(　　)。

A. 后遗效应　　　B. 副反应　　　C. 毒性反应　　　D. 继发反应　　　E. 特异质反应

13. 停药后血药浓度已降至最小有效浓度以下时仍残存药理效应称(　　)。

A. 耐药性　　　B. 毒性反应　　　C. 后遗效应　　　D. 继发反应　　　E. 副作用

(A₂ 型题)

14. 患者，男，18 岁。因患流脑入院，医生给予磺胺嘧啶及 TMP 等药物治疗，嘱其服用磺胺嘧啶时首剂加倍，此目的是(　　)。

A. 在一个半衰期内即能达到 C_{ss}　　　B. 减少副反应　　　　　C. 防止过敏反应

D. 降低毒性反应　　　　　E. 缩短半衰期

任务四　影响药物作用的因素

要点导航

重点：影响药物作用的主要因素。

难点：药物的协同作用与拮抗作用。

药物作用的快慢、强弱及性质受多种因素的影响，除前述的影响因素外，还与以下几个方面有关。

一、机体方面的因素

1. 年龄　年龄对药物作用的影响突出表现在老年人和小儿。一般所说的剂量是指 18～60 岁成年人用药的平均剂量。老年人由于各器官功能逐渐减退，特别是肝肾功能逐渐减退，对药物的代谢和排泄能力降低，对药物的敏感性也有差异，用药剂量一般为成人的 3/4。此外，还要特别注意发生药物相互作用的可能性增大。

小儿正处在生长发育期,自身调节及各器官功能尚未发育完善,对药物的代谢及排泄能力差,敏感性高,尤其是新生儿及早产儿,其体内的药物结合代谢能力相对缺乏,易产生严重后果,如核黄疸、"灰婴"综合征等,应特别注意。

2. 性别　除性激素外,一般来说性别对药物反应无明显差异,但在妇女的月经期、妊娠期、哺乳期等用药应予注意。月经期应避免使用作用剧烈的泻药和抗凝药,以免引起经量过多。妊娠期尤其是早期,应避免使用可能引起胎儿发育异常或引起流产的药物。哺乳期应避免使用易进入乳汁,对婴儿产生不良影响的药物。

3. 个体差异　个体间对药物的反应是有一定差异的,其差异受遗传及个体对药物的敏感性等因素的影响,既有量的差异也有质的差异,前者如高敏性和耐受性;后者如变态反应和特异质反应。量的差异通过调整剂量仍可使用该药物,但质的差异应避免使用该药物。

4. 病理状态　不同病理状态的机体,药物的体内过程不同,反应性也不同。肝肾功能不全时,易引起药物蓄积,甚至发生毒性反应;体温过低(尤其是老年人)可显著减少许多药物的消除;有机磷中毒病人对阿托品的耐受性增强,用量可超出极量。

5. 心理因素　药物疗效是多种因素的共同作用。病人的心理因素对疾病的转归及对药物疗效的影响,越来越引起人们的重视。恐惧、焦虑、悲观等消极情绪可加重病情,影响药物发挥理想的疗效;暗示治疗可提高痛阈,还对癔症等神经衰弱性疾病和心理障碍性疾病有明显的治疗效果;安慰效应主要与病人的心理因素有关。因此,医护人员应与病人建立良好的医患关系,并做好积极的心理疏导,帮助病人树立战胜疾病的信心,促使药物发挥更好的疗效,使病人及早康复。

二、药物方面的因素

1. 药物的化学结构　药物的化学结构和理化性质决定了药物特定的药理效应。一般来说化学结构相似的药物其作用相似,如苯二氮䓬类药物均具有镇静催眠作用;但有的药物化学结构相似但其作用相反,如维生素 K 与华法林化学结构相似,前者为促凝血药,而后者为抗凝血药。

2. 药物剂量　给药剂量直接影响血药浓度和药理效应。剂量过小,则达不到有效血药浓度,不会产生药理效应;剂量过大,又会发生毒性反应,甚至引起死亡。因此,临床用药一定要严格掌握剂量,既要保证理想的疗效,又要尽可能减轻不良反应,避免中毒(详见任务二)。

3. 药物剂型　不同剂型的药物体内过程不同,药物效应也有差异(详见任务三)。

4. 给药途径　给药途径不同,药物效应出现的快慢和强弱不同,甚至药物效应也不同。如硫酸镁口服给药产生导泻和利胆效应,肌肉给药则产生抗惊厥和降血压效应,外用则可消肿止痛。不同给药途径出现效应快慢的顺序依次为:静脉＞吸入＞舌下＞肌内＞皮下注射＞直肠＞口服＞黏膜＞皮肤。临床用药应根据病情需要,正确选择给药途径。

5. 给药次数和时间　给药次数,根据病情和药物半衰期而定。一般来说半衰期在 $6\sim8$ h 的药物,每日可给药 $3\sim4$ 次;半衰期在 $12\sim24$ h 的药物,每日给药 $1\sim2$ 次。这样既可较好地维持有效血药浓度,又不易蓄积中毒。

给药的时间可视具体药物和病情需要而定,如:催眠药应在睡前服用;助消化药需在饭前或饭时服用;硝酸甘油抗心绞痛的作用早晨强于午后;强心苷治疗心功能不全,夜间用药敏感;驱肠虫药宜空腹或半空腹服用;有的药物如利福平等,因食物影响其吸收,应特别注明空腹服用;对胃肠道有刺激的药物宜饭后服用等。

此外,人体的生理功能活动表现为昼夜节律性变化,受生物节律影响的药物应顺应人体生物节律的变化给药,以便更好发挥药物疗效,降低不良反应。如长期应用糖皮质激素类药物治疗者,可依据节律,采用隔日早晨8时一次给药,既保障疗效,又可减轻对肾上腺皮质的负反馈抑制作用。

6. 联合用药 两种或两种以上的药物同时或先后应用称为联合用药或配伍用药。联合用药时,若使药物效应增强称为协同作用;若使药物效应减弱或消失称为拮抗作用。临床联合用药的目的是提高疗效,减少不良反应或延缓耐药性的产生。若联合用药,使药物疗效降低或不良反应增多,称为配伍不当。因此,临床联合用药,应根据药物理化性质、体内过程、药物效应、不良反应及药物之间的相互作用,结合病情需要综合考虑,以确保联合用药安全、高效。

随堂检测

一、选择题

（A₁ 型题）

1. 连续用药后机体对药物敏感性下降的现象称为（　　）。
   A. 抗药性　　　B. 耐受性　　　C. 耐药性　　　D. 成瘾性　　　E. 反跳现象

2. 在化学治疗中,病原体对药物敏感性下降的现象称为（　　）。
   A. 习惯性　　　B. 耐受性　　　C. 耐药性　　　D. 成瘾性　　　E. 反跳现象

3. 下列有关药物依赖性的叙述,错误的是（　　）。
   A. 精神依赖性又称习惯性　　　　　　　　　B. 分为躯体依赖性和精神依赖性
   C. 躯体依赖性又称成瘾性　　　　　　　　　D. 躯体依赖性又称心理依赖性
   E. 一旦产生躯体依赖性,停药后就会出现戒断症状

4. 老年人由于各器官功能衰竭,用药剂量应为成人的（　　）。
   A. 1/2　　　B. 1/3　　　C. 2/3　　　D. 3/4　　　E. 4/5

5. 对同一药物来讲,下列哪种说法是错误的?（　　）
   A. 在一定范围内,剂量越大,作用越强
   B. 对不同个体来说,用量相同,作用不一定相同
   C. 用于女性时效应可能与男性有别
   D. 成人应用时,年龄越大,用量应越大
   E. 小儿应用时,体重越重,用量应越大

6. 对胃有刺激性的药物应（　　）。
   A. 空腹服用　　　B. 饭前服　　　C. 饭后服　　　D. 睡前服　　　E. 定时服

7. 若肝功能不全,用药时需要减少剂量的是（　　）。
   A. 所有的药物　　　　　　　　　　　　　　B. 主要从肾排泄的药物
   C. 主要在肝代谢的药物　　　　　　　　　　D. 自胃肠吸收的药物
   E. 以上都不对

8. 肾功能不全时,用药时需要减少剂量的是（　　）。
   A. 所有的药物　　　　　　　　　　　　　　B. 主要从肾排泄的药物
   C. 主要在肝代谢的药物　　　　　　　　　　D. 自胃肠吸收的药物
   E. 以上都不对

（A₂型题）

9. 患者,女,58岁。患慢性心功能不全,医生处方中选用地高辛每日 0.25 mg 口服,并嘱其连续用药期间选择同一药厂、同一剂型,最好为同一批号的产品,这是因为(　　)。

A.生物利用度相对稳定,可确保疗效,又不致中毒　　B.更换其他药厂的产品无效

C.为厂家推销产品　　　　　　　　　　　　　　　D.与利益驱动有关

E.医生用药习惯

（沙　红）

项目二　传出神经系统药物

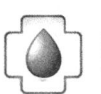

学习目标

知识目标：掌握毛果芸香碱、新斯的明的药理作用和临床应用；阿托品、肾上腺素的药理作用、临床应用、禁忌证、不良反应与用药监护；多巴胺、去甲肾上腺素、异丙肾上腺素的药理作用、临床应用、不良反应与用药监护。理解抗肾上腺素药的分类、药理作用、临床应用和不良反应与用药监护。了解传出神经系统受体类型、分布及其效应。

能力目标：学会观察本类药物的疗效和不良反应，能够熟练进行用药监护。

素质目标：具有良好的职业素养和科学严谨的工作作风，能正确指导临床合理用药。

任务一　传出神经系统药物概述

要点导航

重点：传出神经系统受体的分类及其效应。

难点：传出神经系统受体的分布。

一、传出神经系统的分类与递质

（一）按解剖学分类

传出神经是指将中枢神经的冲动传至效应器以支配效应器功能活动的一类神经。传出神经系统分为自主神经系统和运动神经系统两部分。

（1）自主神经包括交感神经和副交感神经，其从中枢发出后，都要经过神经节更换神经元，因此有节前纤维和节后纤维之分，随后到达所支配的效应器官，主要为平滑肌、心脏和腺体等，依赖化学物质进行信息传递，支配其不随意活动。

（2）运动神经自脊髓发出，中途不更换神经元，因此无节前和节后纤维之分，直接到达所支配的效应器官骨骼肌，依赖化学物质进行信息传递，支配其随意活动。

（二）按递质分类

当神经末梢兴奋时释放出传递信息的化学物质，即递质，其与特异性受体结合后，产生特定的生理效应。传出神经系统的主要递质有乙酰胆碱(Ach)和去甲肾上腺素(NA)。根据神经末梢释放的递质不同，将传出神经分为胆碱能神经和去甲肾上腺素能神经(图 2-1)。

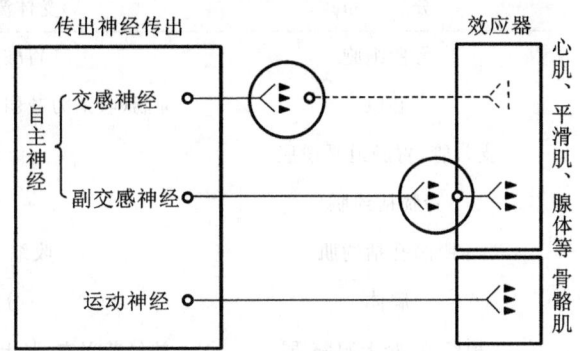

图 2-1　传出神经系统模式图

注：—代表胆碱能神经；---代表去甲肾上腺素能神经；▶代表乙酰胆碱；代表去甲肾上腺素。

（1）胆碱能神经兴奋时神经末梢能释放乙酰胆碱，包括：①全部交感神经和副交感神经节前纤维；②副交感神经节后纤维；③少数交感神经节后纤维，如支配汗腺分泌和骨骼肌血管舒张的神经；④运动神经。

（2）去甲肾上腺素能神经兴奋时神经末梢释放去甲肾上腺素，主要为大部分交感神经节后纤维。

此外，传出神经系统在某些效应器中还有多巴胺能神经、嘌呤能神经、肽类神经等。

知识链接

传出神经系统的生理功能

传出神经系统药物的药理作用共性为拟似或拮抗传出神经生理功能。机体多数器官都接受上述两类神经的双重支配，而这两类神经兴奋时所产生的效应又往往相互拮抗。去甲肾上腺素能神经兴奋时，可见心脏兴奋、血管收缩、血压上升、支气管和胃肠道平滑肌松弛、瞳孔扩大等，这些功能变化，有利于提高机体对外界的反应能力。胆碱能神经兴奋时，表现为心脏抑制、血管扩张、血压下降、支气管和胃肠道平滑肌收缩、瞳孔缩小等，这有利于机体进行休整和积蓄能量。当两类神经同时兴奋时，则占优势的神经的效应会突显出来，心脏和血管以去甲肾上腺素能神经占优势，胃肠道和膀胱平滑肌以胆碱能神经占优势。

考点提示

传出神经系统受体的分类与效应。

二、传出神经系统受体的分类与效应

传出神经系统受体(表 2-1)根据与其选择性结合的递质而命名，分为胆碱受体和肾上腺素受体。

1. 胆碱受体与效应　胆碱受体为能选择性与乙酰胆碱结合的受体,分为毒蕈碱型受体和烟碱型受体。

表 2-1　传出神经系统受体的分布及主要效应

受 体 类 型		分　　布	受体激动后效应
胆碱受体	M 受体	胃壁细胞	胃酸分泌增加
		心肌	抑制(收缩力减弱、心率减慢、传导减慢)
		支气管、胃肠道平滑肌	收缩
		膀胱括约肌	舒张
		眼瞳孔括约肌	收缩,瞳孔缩小
		腺体	分泌增加
	N_1 受体	神经节、肾上腺髓质	神经节兴奋、肾上腺髓质分泌肾上腺素
	N_2 受体	骨骼肌运动终板	骨骼肌收缩
肾上腺素受体	α_1 受体	血管(皮肤、黏膜、内脏)平滑肌	血管收缩
		瞳孔开大肌	收缩,瞳孔扩大
	α_2 受体	突触前膜	去甲肾上腺素释放减少(负反馈)
	β_1 受体	心脏	兴奋(收缩力增强、心率加快、传导加速)
		肾脏	肾素释放
	β_2 受体	支气管、胃肠道平滑肌	舒张
		骨骼肌、冠状血管	舒张
		肝脏	肝糖原分解、糖异生
		骨骼肌	肌糖原分解
		突触前膜	促进去甲肾上腺素的释放(正反馈)
	β_3 受体	脂肪	脂肪分解

(1) 毒蕈碱型受体(M 受体)　分为 M_1、M_2 和 M_3 等亚型。主要分布于副交感神经节后纤维所支配的效应器细胞膜上,如心脏、血管、支气管和胃肠道平滑肌、眼瞳孔括约肌和腺体等。激动 M 受体时产生的效应称为 M 型效应或 M 样作用,表现为心脏抑制、血管舒张、内脏平滑肌收缩、瞳孔缩小、腺体分泌增加等。

(2) 烟碱型受体(N 受体)　分为 N_1 受体和 N_2 受体。N_1 受体分布于自主神经节和肾上腺髓质的细胞膜上,N_2 受体分布于骨骼肌细胞膜上。激动 N 受体时产生的效应称为 N 型效应或 N 样作用,表现为神经节兴奋、肾上腺髓质分泌增加、骨骼肌收缩等。

2. 肾上腺素受体与效应　肾上腺素受体为能选择性与肾上腺素或去甲肾上腺素结合的受体,分为 α 肾上腺素受体和 β 肾上腺素受体。

(1) α 肾上腺素受体(α 受体)　分为 α_1 受体和 α_2 受体。α_1 受体主要分布于皮肤、黏膜、内脏血管平滑肌上,α_2 受体主要分布于去甲肾上腺素能神经末梢的突触前膜上。激动 α 受体时产生的效应称为 α 型效应或 α 样作用,表现为血管收缩、瞳孔扩大、胃肠和膀胱括约肌收缩、去甲肾上腺素和胰岛素分泌减少。

（2）β肾上腺素受体（β受体）　分为 β_1、β_2 和 β_3 等亚型。β_1 受体主要分布于心脏和肾脏上，β_2 受体分布于支气管、骨骼肌和冠状血管上，β_3 受体主要分布于脂肪组织。激动 β 受体时产生的效应称为 β 型效应或 β 样作用，表现为心脏兴奋、支气管平滑肌松弛、骨骼肌和冠状血管平滑肌舒张、糖原和脂肪分解、血糖升高、去甲肾上腺素分泌增加等。

三、传出神经系统药物的作用方式和分类

（一）传出神经系统药物的作用方式

1. 直接作用于受体　多数传出神经系统药物可直接与受体结合而产生相应的效应。若结合后产生的效应与神经末梢释放的递质效应相似，称为受体激动药，如毛果芸香碱直接激动 M 受体。若结合后阻断受体，妨碍递质或受体激动药与受体结合，产生与递质效应相反的效应，称为受体阻断药或受体拮抗药，如酚妥拉明阻断 α 受体。

2. 影响递质　有些药物可通过影响递质的生物合成、储存、释放、生物转化过程而产生效应。如胆碱酯酶抑制药可抑制胆碱酯酶的活性而降低胆碱酯酶对 Ach 的水解，间接激动胆碱受体而产生拟胆碱效应。

（二）传出神经系统药物的分类

传出神经系统药物根据其作用性质及作用受体的不同进行分类（表2-2）。

表 2-2　传出神经系统药物的分类

拟　似　药	拮　抗　药
1.胆碱受体激动药	1.胆碱受体阻断药
（1）M、N 受体激动药:卡巴胆碱	（1）M 受体阻断药:阿托品
（2）M 受体激动药:毛果芸香碱	（2）N_1 受体阻断药:六甲双铵
（3）N 受体激动药:烟碱	（3）N_2 受体阻断药:筒箭毒碱
2.胆碱酯酶抑制药:新斯的明	2.胆碱酯酶复活药:氯解磷定
3.肾上腺素受体激动药	3.肾上腺素受体阻断药
（1）α、β 受体激动药:肾上腺素	（1）α、β 受体阻断药:拉贝洛尔
（2）α 受体激动药	（2）α 受体阻断药
α_1、α_2 受体激动药:去甲肾上腺素	α_1、α_2 受体阻断药:酚妥拉明
α_1 受体激动药:去氧肾上腺素	α_1 受体阻断药:哌唑嗪
α_2 受体激动药:可乐定	α_2 受体阻断药:育亨宾
（3）β 受体激动药	（3）β 受体阻断药
β_1、β_2 受体激动药:异丙肾上腺素	β_1、β_2 受体阻断药:普萘洛尔
β_1 受体激动药:多巴酚丁胺	β_1 受体阻断药:阿替洛尔
β_2 受体激动药:沙丁胺醇	

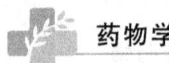
随堂检测

一、选择题

（A₁型题）

1. β₁受体主要分布于（　　）。

A. 血管　　　　　　　　　B. 支气管平滑肌　　　　　　　C. 心脏

D. 肝脏　　　　　　　　　E. 骨骼肌

2. 下列哪个作用属于 N 样作用？（　　）

A. 血管收缩　　B. 血管扩张　　C. 瞳孔扩大　　D. 骨骼肌收缩　　E. 糖原分解

3. 在突触间隙处乙酰胆碱作用消失的主要方式是（　　）。

A. 被神经末梢重新摄取　　　　　　　　B. 被单胺氧化酶灭活

C. 被儿茶酚-O-甲基转移酶灭活　　　　　D. 被胆碱酯酶破坏

E. 进入血管被带走

任务二　拟胆碱药

 要点导航

重点:毛果芸香碱、新斯的明的药理作用、临床应用、不良反应和用药监护。

难点:新斯的明治疗重症肌无力时的剂量掌控。

一、胆碱受体激动药

（一）M 受体激动药

毛果芸香碱(pilocarpine)

毛果芸香碱又名匹鲁卡品,能选择性激动 M 受体产生 M 样作用。对眼和腺体的作用强,对心血管系统作用不明显。

【药理作用】

1. 对眼的作用

（1）缩瞳　激动瞳孔括约肌上的 M 受体,使瞳孔括约肌收缩,瞳孔缩小(图 2-2)。

（2）降低眼内压　毛果芸香碱的缩瞳作用,使虹膜向中心拉紧,虹膜根部变薄,使前房角间隙扩大,房水易于通过小梁网及巩膜静脉窦而进入循环,从而降低眼内压。

（3）调节痉挛(导致近视)　毛果芸香碱激动睫状肌上的 M 受体,使睫状肌收缩,悬韧带

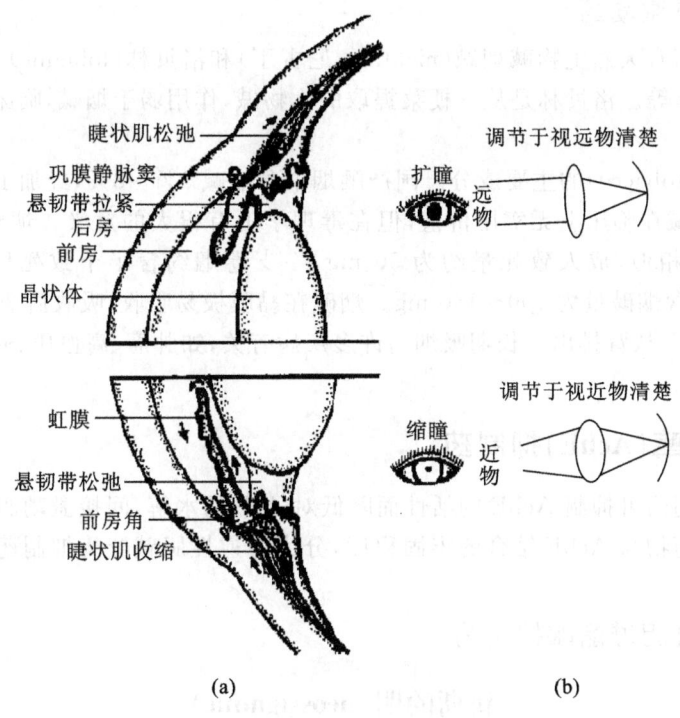

图 2-2　药物对眼睛的调节

注：(a)为 M 受体阻断药的作用；(b)为 M 受体激动药的作用；箭头表示房水循环的方向。

松弛,晶状体变凸,屈光度增加,视近物清楚。

2.对腺体的作用　毛果芸香碱能激动腺体上的 M 受体,使汗腺和唾液腺分泌明显增加,也可增加其他腺体如泪腺、胃腺、胰腺和呼吸道腺体的分泌。

3.其他作用　全身给药能对抗 M 受体阻断药(如阿托品)中毒所引起的外周症状。

【临床应用】

(1)青光眼滴眼液主要用于闭角型青光眼的治疗,对开角型青光眼早期也有一定疗效。

(2)虹膜炎与扩瞳药交替滴眼,以防止虹膜与晶状体粘连。

(3)解救中毒,全身用药用于 M 受体阻断药中毒的解救。

【不良反应与用药监护】　用药后,可导致近视,滴眼液浓度大于 2% 可出现眼痛、头痛,吸收过量可出现流涎、多汗、腹痛等 M 受体过度兴奋症状。注意滴眼液的浓度不能过高,滴眼时应压迫内眦,避免药液经鼻泪管流入鼻腔增加吸收而中毒。若出现中毒,可用阿托品对症处理。

同类药物还有醋甲胆碱、卡巴胆碱、贝胆碱等。

知识链接

青 光 眼

青光眼为常见的眼科疾病,眼压增高是其主要特征,可引起头痛、视力减退,严重者可致失明。青光眼一般分为闭角型青光眼(由前房角狭窄,房水回流不畅所致)和开角型青光眼(由小梁网变性或硬化,阻碍房水回流造成)。

（二）N 受体激动药

N 受体激动药有天然生物碱烟碱（nicotine，尼古丁）和洛贝林（lobeline），合成化合物四甲胺和二甲基苯哌嗪等。洛贝林是从三梗菜提取的生物碱，作用弱于烟碱，临床上主要用于兴奋延髓呼吸中枢。

烟碱是烟叶（tobacco）的主要成分。国产晒烟中含烟碱 3%～8%，经加工制成烤烟后含烟碱 1%～2%。烟碱在临床上无实用价值，但在毒理学上有很大的意义。烟碱剧毒，急性中毒死亡快，与氰化物相似，成人致死量约为 50 mg，一支卷烟约含半个致死量的烟碱（20～30 mg），一支雪茄烟含烟碱量为 100～150 mg。烟碱在黏膜极易吸收，吸收后 80%～90% 在体内破坏，少部分以原形从肾排出。长期吸烟与许多疾病有关，如肿瘤、高血压、冠心病、溃疡病、呼吸系统疾病等。

二、胆碱酯酶（AchE）抑制药

胆碱酯酶抑制药可抑制 AchE 的活性而降低对 Ach 的水解，间接激动胆碱受体而产生拟胆碱效应。根据药物与 AchE 结合的牢固程度，分为易逆性胆碱酯酶抑制药和难逆性胆碱酯酶抑制药。

（一）易逆性胆碱酯酶抑制药

新斯的明（neostigmine）

新斯的明能可逆性抑制胆碱酯酶活性，表现为 M 样和 N 样作用。

【药理作用】

1. M 样作用

（1）兴奋平滑肌 对胃肠和膀胱平滑肌兴奋作用明显，使其活动性增强，促进排气、排尿，对支气管平滑肌作用较弱。

（2）抑制心脏 能减慢房室传导，减慢心率，但作用较弱。

（3）其他 对眼和腺体作用弱。

2. N 样作用 本药对骨骼肌有高度选择性，除通过抑制 AchE 间接激动 N 受体外，可直接激动 N_2 受体，还可促进运动神经末梢释放 Ach，产生强大的骨骼肌兴奋作用。

【临床应用】 临床上是治疗重症肌无力的首选药，常用于手术后腹胀和尿潴留的治疗。此外，可用于治疗阵发性室上性心动过速，也用于非去极化型肌松药（如筒箭毒碱）过量中毒的解救。

【不良反应与用药监护】 治疗量时副作用较小，过量可致恶心、呕吐、腹痛等，中毒量可致大汗淋漓、大小便失禁、心动过缓、肌震颤等胆碱能危象，严重者可引起呼吸肌麻痹。用药过程中要注意鉴别疾病与药物过量引起的肌无力症状，用于解救筒箭毒碱中毒时应给病人吸氧，心动过缓者慎用。机械性肠梗阻、尿路阻塞和支气管哮喘病人禁用。

知识链接

重症肌无力

重症肌无力为一种神经肌肉接头传递障碍所致的自身免疫性疾病，主要特征表现为肢体无力、眼睑下垂、咀嚼和吞咽困难，重者可出现重症肌无力危象，甚至死亡。

毒扁豆碱（physostigmine）

【药理作用与临床应用】 毒扁豆碱能可逆性抑制胆碱酯酶,产生 M 样和 N 样作用,小剂量兴奋中枢神经系统,大剂量可由兴奋转入抑制。眼内用药时,其作用与毛果芸香碱相似,但较强而持久。吸收后外周作用类似于新斯的明。因其选择性差,故仅作眼科用药,主要用于治疗青光眼。

【不良反应与用药监护】 毒扁豆碱因脂溶性高,毒性较大,大剂量中毒时可致呼吸麻痹,故一般不作全身用药。滴眼时应压迫内眦,以免药液进入鼻腔后吸收中毒。

加兰他敏（galanthamine）

加兰他敏抗胆碱酯酶作用弱,可透过血脑屏障。治疗重症肌无力效果不如新斯的明,可用于脊髓灰质炎后遗症和阿尔茨海默病的治疗。不良反应同新斯的明,但较轻。

依酚氯铵（edrophonium chloride）

依酚氯铵抗胆碱酯酶作用弱,但对骨骼肌仍有较强作用,显效快而持续时间短,故不宜作为治疗用药。常用于重症肌无力的诊断、肌无力危象及胆碱能危象的鉴别。在诊断用药时应备好阿托品,以防出现严重毒性反应。

（二）难逆性胆碱酯酶抑制药

有机磷酸酯类（organophosphates）

有机磷酸酯类是一类对人畜均有毒性的药物,主要作为农业和环境卫生杀虫剂,如敌敌畏、乐果、对硫磷、内吸磷、敌百虫等,现已少用。可通过呼吸道、胃肠道、皮肤和黏膜吸收中毒。

【中毒机制】 有机磷酸酯类的磷原子与胆碱酯酶酯解部位羟基中的氧原子以共价键结合,形成磷酰化胆碱酯酶,使胆碱酯酶失去水解乙酰胆碱的活性,导致体内乙酰胆碱大量积聚,引起一系列中毒症状。若不及时抢救,胆碱酯酶在几分钟或几个小时内就"老化",生成更为稳定的单烷氧基磷酰化胆碱酯酶。此时胆碱酯酶复活药也难以使该酶活性恢复,必须等待(几周时间)新的胆碱酯酶合成后,才能水解体内的乙酰胆碱,因此一旦中毒,必须迅速抢救。

【中毒表现】 有机磷酸酯类中毒发生与药物品种、剂量和吸收途径密切相关,中毒症状一般出现的时间:吸入者数分钟,口服者 2 h 内,通过皮肤吸收者数小时至 6 天内。由于 Ach 的作用广泛,所以中毒症状表现多样化,主要为 M 样症状(表现为瞳孔缩小,视力模糊;流涎,口吐白沫,多汗,支气管腺体分泌增加;呼吸困难,肺水肿;恶心、呕吐,大、小便失禁;心动过缓,血压下降)和 N 样症状(表现为心动过速,血压升高;肌肉震颤、抽搐,严重者肌无力,甚至麻痹)。轻者以 M 样症状为主,中度者可同时有 M 样症状和 N 样症状,重度者除外周 M 样和 N 样症状外,还出现中枢神经系统症状(表现为先兴奋后抑制,不安、失眠、谵妄、震颤、意识模糊、反射消失、昏迷、呼吸衰竭,心率减慢、血压下降,甚至循环衰竭),致死的主要原因为呼吸衰竭及继发性心血管功能障碍。

【解救方法】

1. 立即清除毒物 将中毒者迅速移出中毒场所,去除污染的衣物。由皮肤吸收者,用温水和肥皂水清洗皮肤。经口中毒者,先抽出胃内容液,并用2%的碳酸氢钠溶液或1%的盐水反复洗胃,直到洗出液中没有农药气味,然后用硫酸镁或硫酸钠导泻。注意敌百虫中毒者禁用碱性溶液洗胃,因其遇碱性溶液可转化为毒性更强的敌敌畏;对硫磷等硫代磷酸酯类化合物中毒时,禁用高锰酸钾溶液洗胃,因其遇高锰酸钾可转化为毒性更大的对氧磷。

阿托品的应用原则及阿托品化指征。

2. 尽早、足量、反复应用解毒药

(1)阿托品为 M 受体阻断药,能迅速解除 M 样症状和部分中枢症状,但不能解除 N 样症状,是治疗急性有机磷酸酯类中毒的特异性、高效的解毒药物。有机磷酸酯类中毒的患者对阿托品的耐受性大,用药量可不受极量限制,应尽早、足量、反复给药,直至"阿托品化",再改用维持量。阿托品化的指征为瞳孔较前扩大、皮肤变干、颜面潮红、口干、肺部湿啰音减少或消失、四肢转暖、意识好转等。

(2)胆碱酯酶复活药是一类能使被有机磷酸酯类抑制的 AchE 恢复活性的药物。常用的有氯解磷定和碘解磷定。

氯解磷定(pralidoxime chloride)

【药理作用】

(1)恢复 AchE 活性 氯解磷定能与磷酰化胆碱酯酶结合成复合物,复合物再裂解形成磷酰化氯解磷定,使胆碱酯酶游离而复活。

(2)直接解毒作用 本品能直接与体内游离的有机磷酸酯类结合,生成无毒的磷酰化氯解磷定从尿液排出。

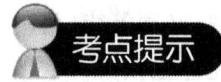

氯解磷定解毒机制。

【临床应用】 主要用于中度和重度有机磷酸酯类中毒解救,但对 M 样症状缓解作用较弱,应与阿托品合用,以控制症状。

【不良反应与用药监护】 治疗量毒性较小,静脉注射过快可出现头痛、眩晕、乏力、视物模糊、恶心、呕吐等症状,剂量过大时其本身也可抑制胆碱酯酶,使神经肌肉传导阻滞,甚至导致呼吸抑制。解救要尽早、足量和反复用药,禁与碱性药物配伍。

碘解磷定(pralidoxime iodide)

碘解磷定的药理作用和临床应用与氯解磷定相似,但不良反应较多,且只能静脉注射,故临床上现已少用。

常用制剂与用法

硝酸毛果芸香碱　滴眼液或眼膏：1‰～2‰。滴眼次数按需要决定，晚上或需要时涂眼膏。长效毛果芸香碱眼用缓释药膜：药膜放入眼结膜内后缓慢释放，一周1片。

溴新斯的明　片剂：15 mg。一次15 mg，一日3次或按需要而定。极量：一次30 mg，一日100 mg。

甲基硫酸新斯的明　注射剂：0.5 mg/1 mL、1 mg/2 mL。一次0.25～1.0 mg，一日1～3次，皮下或肌内注射。极量：一次1 mg，一日5 mg。

水杨酸毒扁豆碱　滴眼液或眼膏：0.25%。每4 h 1次，或按需要决定滴眼次数。溶液变红色后不可用。

随堂检测

一、选择题

（A₁型题）

1. 治疗青光眼的首选药物是（　　）。

A. 东莨菪碱　　B. 后马托品　　C. 毛果芸香碱　　D. 丙胺太林　　E. 托吡卡胺

2. 治疗重症肌无力的首选药物是（　　）。

A. 山莨菪碱　　B. 毒扁豆碱　　C. 毛果芸香碱　　D. 新斯的明　　E. 琥珀胆碱

3. 有机磷农药口服中毒，出现症状的时间（　　）。

A. 可在10 min至1 h内　　　　B. 可在10 min至2 h内　　　　C. 可在10 min至3 h内

D. 可在10 min至4 h内　　　　E. 可在10 min至5 h内

4. 有机磷农药中毒时，瞳孔的变化是（　　）。

A. 瞳孔缩小　　　　　　　　B. 瞳孔散大　　　　　　　　C. 瞳孔不等大

D. 瞳孔正常　　　　　　　　E. 双瞳孔直径为4 mm

5. "阿托品化"指征不包括（　　）。

A. 瞳孔散大　　　　　　　　B. 颜面潮红　　　　　　　　C. 皮肤干燥

D. 肺部湿啰音消失　　　　　E. 心率减慢

6. 氯解磷定治疗有机磷农药中毒的作用机制是（　　）。

A. 抑制腺体分泌　　　　　　B. 解除平滑肌痉挛　　　　　C. 促进毒物排泄

D. 减轻毒蕈碱症状　　　　　E. 恢复胆碱酯酶活性

7. 患者，男。因敌百虫中毒急送医院，护士为其洗胃，禁用的洗胃溶液是（　　）。

A. 2%～4%碳酸氢钠　　　　　　　　B. 1 :（15000～20000）高锰酸钾

C. 5%醋酸　　　　　　　　　　　　D. 温开水或生理盐水

E. 蛋清水

8. 新斯的明的适应证不包括（　　）。

A. 腹胀　　　　　　　　　　B. 前列腺增生症　　　　　　C. 重症肌无力

D. 尿潴留　　　　　　　　　E. 非去极化型肌松药中毒

任务三　胆碱受体阻断药

要点导航

重点：阿托品的临床应用、不良反应与用药监护及替代品。
难点：阿托品的药理作用；骨骼肌松弛药中毒的解救。

一、M 受体阻断药

本类药物包括阿托品、东莨菪碱、山莨菪碱等，可从植物颠茄、莨菪或曼陀罗等中提取，也可人工合成。

（一）阿托品及其类似生物碱

阿托品（atropine）

【**药理作用**】　阿托品能选择性阻断 M 受体而对抗乙酰胆碱或胆碱受体激动药的 M 样作用。

1. 抑制腺体分泌　汗腺和唾液最敏感，小剂量即可引起皮肤干燥、口干；大剂量可因抑制出汗而使体温升高；对呼吸道腺体作用也较敏感，用药后呼吸道分泌物明显减少，对胃腺影响小。

2. 对眼的作用　局部用药和全身用药均可出现，表现为扩瞳、升高眼压和调节麻痹（导致远视）。

3. 解除内脏平滑肌痉挛　阿托品对痉挛状态的内脏平滑肌有明显松弛作用。作用强度因内脏不同而异。对胃肠道平滑肌作用强，对尿道和膀胱平滑肌作用一般，对胆管、输尿管、支气管平滑肌作用弱，对子宫平滑肌作用小。

4. 兴奋心脏　阿托品小剂量（0.5 mg）可使心率短暂轻度减慢，较大剂量（1～2 mg）则能解除迷走神经对心脏的抑制，加快心率和房室传导。

考点提示

扩张血管作用与阻断 M 受体无关。

5. 扩张血管　阿托品小剂量对血管与血压无明显影响，大剂量可扩张外周及内脏血管，解除微小血管痉挛，改善微循环。

6. 兴奋中枢　阿托品治疗量对中枢兴奋作用不明显，较大剂量可轻度兴奋中枢，剂量增大，中枢兴奋作用增强；中毒剂量（10 mg 以上）常使人产生幻觉、定向失调、运动障碍和惊厥等，严重中毒时，中枢由兴奋转入抑制，出现昏迷和呼吸麻痹。

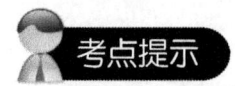
考点提示

阿托品的临床应用。

【临床应用】

（1）麻醉前给药可防止分泌物阻塞呼吸道及吸入性肺炎，还可治疗严重盗汗、流涎症。

（2）眼科可用于：①虹膜炎；②验光配镜，仅用于儿童验光时；③检查眼底，因散瞳作用维持时间较长（1～2周），现已被后马托品所取代。

（3）缓解各种内脏绞痛如胃肠绞痛、膀胱刺激症状等，对胆绞痛和肾绞痛常配伍哌替啶等镇痛药以增强疗效。

（4）用于窦性心动过缓、房室传导阻滞等过缓型心律失常的治疗。

（5）用于感染性休克，但要注意补充血容量，对伴有心率过快或高热患者不宜使用。

（6）解救有机磷酸酯类中毒。

【不良反应与用药监护】　常见的有口干、皮肤干燥、视近物模糊、面部潮红、体温上升、心率加快、排尿困难、便秘等。过量时，除前述症状加重外，还会出现中枢不同程度的兴奋症状，严重中毒时中枢由兴奋转为抑制，出现昏迷，甚至死于呼吸麻痹。

用药前向患者介绍可能出现的副作用，以免患者惊慌，一般停药后可自行消失，无须特殊处理。用药时注意观察心率、体温变化，对于心率高于100次/分、体温高于38 ℃、眼压高的患者不得使用；青光眼及前列腺肥大患者禁用，老年人慎用。注射大剂量阿托品前，应备好毛果芸香碱、毒扁豆碱或新斯的明及地西泮等。

山莨菪碱（anisodamine）

天然品称为654-1，人工合成品称为654-2。其作用与阿托品相似，能解除内脏平滑肌痉挛，对血管平滑肌选择性高，能解除血管痉挛，改善微循环，但抑制腺体分泌和扩瞳作用较弱。因不易透过血脑屏障，中枢兴奋作用也弱。主要用于感染中毒性休克，也可用于内脏绞痛。不良反应和禁忌证与阿托品相似，但其毒性较低。

东莨菪碱（scopolamine）

东莨菪碱外周作用与阿托品相似，但抑制腺体分泌、扩瞳、调节麻痹作用较强，对心血管作用较弱。中枢作用与阿托品相反，东莨菪碱除兴奋呼吸中枢外，还可抑制中枢神经系统，表现为镇静、催眠作用，增大剂量可引起意识消失，进入浅麻醉状态。主要用于麻醉前给药，也可用于静脉复合麻醉（中药麻醉），常与氯丙嗪合用，还可用于感染性休克、有机磷酸酯类中毒；对于晕动病，与 H_1 受体阻断药合用，可增强疗效，也可用于妊娠及放射病呕吐；对震颤麻痹也有一定疗效。不良反应与禁忌证同阿托品。

（二）阿托品的合成代用品

阿托品的合成代用品主要有：用于成人检查眼底和验光的后马托品、托吡卡胺、环喷托酯等；用于解痉的丙胺太林、贝那替嗪等。

后马托品（homatropine）

后马托品为人工合成短效 M 受体阻断药，其扩瞳和调节麻痹作用比阿托品快且维持时间短,仅 1～2 天,用于一般眼底检查和验光配镜。但儿童验光仍需用阿托品。

托吡卡胺(tropicamide)

托吡卡胺作用快,持续时间比后马托品更短。滴眼后,扩瞳作用维持 6 h,调节麻痹作用维持 2～6 h,临床应用同后马托品。

丙胺太林(propantheline)

丙胺太林不易透过血脑屏障,很少发生中枢作用。对胃肠道平滑肌 M 受体选择性高,解痉作用较强而持久,并能不同程度减少胃液分泌。用于胃肠痉挛、消化性溃疡和妊娠呕吐等治疗。不良反应与阿托品相似,中毒可因神经肌肉接头阻断而引起呼吸麻痹。

贝那替嗪(benactyzine)

贝那替嗪能缓解平滑肌痉挛,抑制胃酸分泌,能透过血脑屏障,有镇静作用。适用于兼有焦虑症的溃疡病、胃酸过多、肠蠕动亢进及膀胱刺激征的患者。

二、N 受体阻断药

(一)N₁ 受体阻断药(神经节阻断药)

N₁ 受体阻断药能选择性地阻断神经节内乙酰胆碱对 N₁ 受体的激动作用,从而阻断神经冲动的传递。N₁ 受体阻断药曾用于高血压的治疗,但因其不良反应较多,现已少用。仅用于麻醉时控制血压,以减少手术区出血。

(二)N₂ 受体阻断药(骨骼肌松弛药)

N₂ 受体阻断药能作用于神经肌肉接头后膜的 N₂ 受体,产生神经肌肉阻滞的作用,导致骨骼肌松弛。主要用于外科麻醉的辅助用药,主要有琥珀胆碱、筒箭毒碱、泮库溴铵等。

琥珀胆碱(succinylcholine)

【药理作用】 琥珀胆碱属除极化型肌松药,肌肉松弛作用快而短。其特点是:①用药后常先出现短暂的肌束颤动;②连续用药可产生快速耐受性;③治疗量无神经节阻滞作用;④抗胆碱酯酶药能增强其作用。

【临床应用】 静脉注射用于气管内插管、气管镜、食管镜及胃镜检查等短时间操作,静脉滴注可用于较长时间手术。

【不良反应与用药监护】 可引起血钾升高、眼压升高、肌肉疼痛,过量可致呼吸肌麻痹等。大面积烧伤、广泛软组织损伤、青光眼、白内障、脑血管意外、假性胆碱酯酶缺乏者及有机磷酸酯类中毒病人禁用,肝肾功能不全及肌无力患者慎用。不宜与硫喷妥钠合用,与胆碱酯酶抑制药、普鲁卡因、氨基糖苷类及多黏菌素等合用,易致呼吸麻痹,应注意。用药时备好人工呼吸机。中毒时禁用新斯的明解救。

筒箭毒碱(tubocurarine)

筒箭毒碱属非除极化型肌松药,其特点是:①静脉注射 3～5 min 起效,眼部、四肢、颈部、躯干、肋间肌肉依次松弛,肌肉松弛前无肌束颤动;②有神经节阻断作用,引起血压下降;③抗胆碱酯酶药可对抗其肌肉松弛作用,过量中毒能用新斯的明解救。主要用于麻醉辅助用药。

安全范围小,过量中毒可致呼吸停止。不同部位手术及个体差异大,应严格掌握给药剂量。用药中注意观察病人呼吸、血压、心率,备好呼吸机和新斯的明。对严重休克、支气管哮喘、肌无力病人禁用。

常用制剂与用法

硫酸阿托品　片剂:0.3 mg。口服,每次 0.3～0.6 mg,每日 3 次。注射剂:0.5 mg/1 mL,1 mg/1 mL,5 mg/1 mL。皮下、肌内或静脉注射,每次 0.5 mg。滴眼液:0.5%,1%。眼膏:1%。极量:口服,每次 1 mg,每日 3 mg;皮下或静脉注射,每次 2 mg。解救有机磷酸酯类中毒时可不受极量限制。

氢溴酸山莨菪碱　片剂:5 mg,10 mg。口服,每次 5～10 mg,一日 3 次。注射剂:5 mg/1 mL,10 mg/1 mL,20 mg/1 mL。肌内或静脉注射,每次 5～10 mg,一日 1～2 次。

氢溴酸东莨菪碱　片剂:0.2 mg。口服,每次 0.2～0.3 mg,一日 3 次。注射剂:0.3 mg/1 mL,0.5 mg/1 mL。皮下或肌内注射,每次 0.2～0.5 mg。极量:口服,每次 0.6 mg,每日 2 mg;注射剂,每次 0.5 mg,每日 105 mg。

氢溴酸后马托品　滴眼液:1%～2%,1～2 滴/次。

溴丙胺太林　片剂:15 mg。口服,每次 15 mg,一日 3 次。

随堂检测

一、选择题

(A₁ 型题)

1. 有关阿托品临床应用叙述错误的是(　　)。

A. 青光眼　　　　　　　　　B. 心动过缓　　　　　　　　　C. 麻醉前给药

D. 虹膜睫状体炎　　　　　　E. 房室传导阻滞

2. 有机磷农药中毒时用阿托品解救,不能解除的症状是(　　)。

A. 腹泻　　　　B. 呕吐　　　　C. 流涎　　　　D. 肌震颤　　　　E. 呼吸困难

3. 阿托品的下列哪项作用与阻断 M 受体无关?(　　)

A. 扩瞳　　　　　　　　　B. 抑制腺体分泌　　　　　　　　　C. 解除小血管痉挛

D. 胃肠解痉　　　　　　　E. 加快心率

二、案例分析题

患者,男,68 岁。因右眼白内障住院,欲在局部麻醉下行白内障摘除术。术前晚上滴 1% 阿托品液 3 次,每次 1～2 滴。用药半小时后,患者自觉口干、下腹部胀满感,欲排小便未果。检查:面色正常,右眼瞳孔扩大,膀胱区胀满,触之软,有波动感,即导尿 750 mL。次日上午术前再滴 1% 阿托品液 3 次,每次 1～2 滴。滴药半小时后患者上述症状再现,再次导尿 800 mL,并留置导尿管。术后停用阿托品,当晚导尿管自行滑出,患者能自行小便,上述症状消失。试分析:

1. 阿托品滴眼液导致尿潴留的原因。

2. 临床应用时要注意哪些问题?

任务四 肾上腺素受体激动药

要点导航

重点：肾上腺素、去甲肾上腺素、多巴胺、异丙肾上腺素的药理作用、临床应用、不良反应及用药监护，麻黄碱和间羟胺的药理作用特点及临床应用。

难点：去甲肾上腺素的药理作用，肾上腺素与异丙肾上腺素临床应用的比较。

一、α、β 受体激动药

肾上腺素（adrenaline，AD）

肾上腺素化学性质不稳定，宜避光保存，遇中性尤其碱性环境易氧化变色失去活性，故口服无效。能直接激动 α 受体和 β 受体，产生较强的 α 样和 β 样作用。具有起效快、作用强、持续时间短的特点。

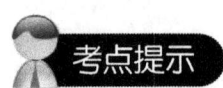
考点提示

肾上腺素的作用与临床应用。

【药理作用】

1. 兴奋心脏 激动心脏的 β_1 受体，使心肌收缩力增强，心率加快，传导加速，心排出量增加。激动 β_2 受体，舒张冠状血管，改善心肌的血液供应。但在兴奋心脏的同时，提高了心肌代谢，使心肌耗氧量增加，如剂量过大或静脉注射过快，可引起心律失常，出现期前收缩，甚至引起心室纤颤。

2. 收缩或舒张血管 激动血管平滑肌上的 α_1 受体，血管收缩：皮肤、黏膜血管收缩最强，内脏血管（如肾、脾）收缩也较明显，脑和肺血管收缩作用弱；激动 β_2 受体，血管舒张：这在 β_2 受体占优的骨骼肌血管和冠状血管表现明显。

3. 影响血压 肾上腺素对血压的影响与剂量相关。治疗量时，激动心脏的 β_1 受体，心脏兴奋，心排出量增加，故收缩压升高；激动 β_2 受体，骨骼肌血管舒张，抵消或超过了皮肤黏膜血管的收缩作用，故舒张压不变或稍降。大剂量时，兴奋血管平滑肌 α_1 受体，外周阻力显著增高，故收缩压和舒张压均升高。若先用 α 受体阻断药物（如酚妥拉明）取消了肾上腺素的缩血管作用，再用原升压剂量的肾上腺素，则肾上腺素的扩血管作用可引起血压下降，这种现象称为肾上腺素升压作用的翻转。因此，α 受体阻断药引起的低血压不能用肾上腺素治疗。

4. 扩张支气管 激动支气管平滑肌上的 β_2 受体，使支气管平滑肌松弛，对痉挛的支气管平滑肌尤为明显；还能抑制肥大细胞释放组胺并激动支气管黏膜血管的 α 受体，使黏膜血管收缩,通透性降低,可减轻或消除支气管黏膜的充血或水肿。

5. 促进代谢　激动 α 受体和 β_2 受体,提高机体代谢水平和耗氧量,促进肝糖原分解,降低外周组织对葡萄糖的摄取,使血糖升高。促进脂肪分解,使血中脂肪酸升高。

【临床应用】

(1)抢救因窒息、溺水、麻醉意外、药物中毒、传染病和传导阻滞引起的心搏骤停,同时进行心脏按压、人工呼吸和纠正酸中毒等措施。常用心脏复苏三联针(肾上腺素、阿托品、利多卡因)心内注射。

(2)为抢救过敏性休克首选药。常皮下注射或肌内注射,也可稀释后缓慢静脉给药,严格控制给药速度,以防血压骤升或心律失常。

(3)控制支气管哮喘急性发作常皮下给药。

(4)与局部麻醉药配伍(1:250000)延缓局部麻醉药吸收,减少毒性,延长局部麻醉作用时间。

(5)局部止血鼻黏膜或牙龈出血时可用浸有 0.1%肾上腺素的纱布或棉球填塞局部止血。

【不良反应与用药监护理】　主要不良反应为心悸、烦躁、血压升高等。过量或静脉注射过快可引起血压骤升、搏动性头痛,有诱发脑出血的危险,也可引起心律失常。

对高血压、脑动脉硬化、器质性心脏病、糖尿病和甲状腺功能亢进症病人禁用,老年人慎用。使用时要严格控制给药剂量和途径。给药后应严格观察病人血压、脉搏、面色及情绪。

知识链接

休　克

休克是由于各种严重致病因素引起的神经-体液因子失调与急性微循环障碍,直接或间接导致生命器官广泛细胞受损为特征的综合征。有过敏性休克、感染性休克、低血容量性休克、心源性休克、神经源性休克及创伤性休克等。

多巴胺(dopamine)

多巴胺除能激动 α 受体、β 受体和多巴胺受体,口服无效,一般静脉给药。

【药理作用】

1. 兴奋心脏　直接激动心脏的 β_1 受体,间接释放去甲肾上腺素使心肌收缩力增强,心排出量增加,对心率影响不明显,较少引起心律失常。

2. 对血管和血压的影响　治疗量时激动多巴胺受体,使肾、肠系膜和冠状血管扩张;激动 α_1 受体,使皮肤黏膜血管收缩,外周阻力无明显变化。大剂量时激动 α_1 受体,使血管收缩,引起外周阻力增加,舒张压和收缩压均升高。

3. 改善肾功能　治疗量多巴胺激动肾脏多巴胺受体,使肾血管舒张,肾血流量和肾小球滤过率增加,还可抑制肾小管对钠离子的重吸收,产生排钠利尿作用。

【临床应用】　临床上用于治疗感染性、心源性、出血性休克,尤其对伴有心肌收缩力减弱、尿量减少的休克患者疗效较好;治疗急性肾衰竭,常与高效利尿药合用。

【不良反应与用药监护】　不良反应轻,如剂量过大或静脉滴注过快,可出现心动过速、心律失常、肾血管收缩引起肾功能下降,一旦发生应减慢滴注速度或停药。

嗜铬细胞瘤患者禁用,室性心律失常、闭塞性血管病、心肌梗死、高血压和动脉粥样硬化患者慎用。与单胺氧化酶抑制剂或三环类抗抑郁药合用时,多巴胺剂量应酌减。

麻黄碱(ephedrine)

【药理作用】 麻黄碱不仅能直接激动 α 受体和 β 受体,而且还能促进去甲肾上腺素能神经末梢释放递质,间接激动 α 受体和 β 受体而产生拟肾上腺素作用。与肾上腺素相比,其具有以下特点:①化学性质稳定,口服有效;②对心血管、支气管的作用较肾上腺素弱而持久;③中枢兴奋作用较显著,可引起失眠;④易产生快速耐受性。

【临床应用】 主要用于防治轻度支气管哮喘,对重症急性发作疗效较差;防治某些低血压状态,如硬膜外或蛛网膜下腔麻醉所引起的低血压;消除鼻黏膜充血所引起的鼻塞。

【不良反应与用药监护】 中枢兴奋可引起不安、失眠。大剂量可引起心率加快,血压升高。不宜晚间服用。禁忌证同肾上腺素。

二、α 受体激动药

去甲肾上腺素(noradrenaline,NA)

NA 激动 α_1 和 α_2 受体,对心脏 β_1 受体作用较弱,对 β_2 受体几乎无作用。口服无效,不能皮下、肌内注射,仅静脉滴注。

考点提示

去甲肾上腺素的特点与主要不良反应。

【药理作用】

1. 收缩血管 除冠状血管外,主要使小动脉和小静脉收缩。皮肤黏膜血管收缩明显,其次是肾血管,亦能收缩脑、肝、肠系膜及骨骼肌的血管。动脉收缩使血流量减少,静脉的显著收缩使总外周阻力增加。

2. 兴奋心脏 较弱地激动 β_1 受体使心肌收缩力增强,心率加快,传导加速,心排出量增加。在整体情况下,心率由于血压升高而反射性减慢,心排出量也因外周阻力增加而无明显增加。

3. 升高血压 小剂量 NA,可使收缩压明显升高,舒张压升高不多而脉压增大;较大剂量时,收缩压和舒张压均升高,脉压变小,组织血流灌注减少。

【临床应用】 用于神经性休克早期及某些药物中毒(如酚妥拉明、氯丙嗪)引起的低血压。本药稀释后口服可用于上消化道出血。

【不良反应与用药监护】

1. 局部组织缺血性坏死 静脉滴注时间过长、浓度过高或药液漏出血管,可使局部血管强烈收缩,引起皮肤苍白、疼痛甚至缺血坏死。

2. 急性肾衰竭 静脉滴注时间过长或剂量过大可使肾血管强烈收缩,肾血流量急剧减少,引发急性肾衰竭。

使用时不可与碱性溶液配伍,应单独使用。本品应避光保存。静脉穿刺药液勿外漏,静脉滴注时间不能过长,浓度不可过高,剂量不能过大,严格控制滴速;严禁皮下和肌内注射,禁用于手部或关节周围的血管。高血压、动脉硬化症、器质性心脏病、少尿或无尿患者禁用。一旦出现外漏或局部水肿、皮肤苍白应立即更换注射部位,进行热敷,并酌情使用普鲁卡因或 α 受体阻断药如酚妥拉明进行局部浸润注射。

间羟胺(metaraminol)

间羟胺主要激动 α 受体,对 $β_1$ 受体作用弱,还可促进去甲肾上腺素能神经末梢释放递质而间接发挥作用。其具有如下特点:①收缩血管、升高血压作用较 NA 弱而持久;②对肾血管的收缩作用较弱,较少引起急性肾衰竭;③对心率的影响不明,很少引起心律失常;④化学性质稳定,可静脉给药、肌内注射。故临床作为 NA 的代用品,用于各种休克早期、手术后或脊椎麻醉后的休克。

短期连续使用可产生快速耐受,高血压、充血性心力衰竭、糖尿病和甲状腺功能亢进症患者慎用。

去氧肾上腺素(phenylephrine)和甲氧明(methoxamine)

去氧肾上腺素和甲氧明都是人工合成品。可直接和间接激动 $α_1$ 受体,作用与 NA 相似而较弱。在产生与 NA 相似的收缩血管、升高血压作用时,肾、心脏血流量的减少比 NA 更明显,作用持续时间较久,除可静脉滴注外也可肌内注射。

用于抗休克及防治脊椎麻醉或全身麻醉的低血压。去氧肾上腺素和甲氧明都能通过收缩血管、升高血压,使迷走神经反射性兴奋而减慢心率,故可用于阵发性室上性心动过速的治疗。去氧肾上腺素还能兴奋瞳孔扩大肌,使瞳孔扩大,作用较阿托品弱,持续时间较短,一般不引起眼内压升高(老年人前房角狭窄者可引起眼压升高)和调节麻痹。用其 1.0%～2.5% 溶液滴眼,可作眼底检查的快速扩瞳药。

三、β 受体激动药

异丙肾上腺素(isoprenaline)

异丙肾上腺素主要激动 β 受体,对 $β_1$ 和 $β_2$ 受体选择性低,对 α 受体几乎无作用。

【药理作用】

1. 兴奋心脏　激动心脏 $β_1$ 受体,使心肌收缩力增强,心率加快,传导加速。与肾上腺素相比,异丙肾上腺素兴奋心脏的作用强,心肌耗氧量明显增加。对窦房结有显著兴奋作用,也能引起心律失常,但较少产生心室颤动。

2. 舒张血管　激动血管 $β_2$ 受体,主要使骨骼肌、肾、肠系膜和冠状血管舒张。其中骨骼肌血管舒张作用较明显,肾和肠系膜血管舒张作用较弱。

3. 影响血压　兴奋心脏,外周血管舒张,使收缩压升高,舒张压略下降,脉压增大。

4. 扩张支气管　激动支气管平滑肌 $β_2$ 受体,使支气管平滑肌舒张,作用比 AD 略强,并具有抑制组胺等过敏性物质释放的作用,但对支气管黏膜的血管无收缩作用,故消除黏膜水肿的作用不如 AD。

5. 促进代谢　促进糖原及脂肪分解,增加组织耗氧量。

【临床应用】

(1)控制支气管哮喘的急性发作,疗效快而强。

(2)抢救各种原因所致的心搏骤停,如心室自身节律缓慢、高度房室传导阻滞或窦房结功能衰竭并发的心搏骤停。

（3）治疗Ⅱ、Ⅲ度房室传导阻滞。

（4）用于心排出量低、外周阻力高的感染性休克，应注意补足血容量。

【不良反应与用药监护】 常见的不良反应有心悸、头晕、皮肤潮红等。过量，尤其是用于支气管哮喘时，可致心肌耗氧量增加，引起心律失常，甚至产生危险的心动过速及心室颤动。长期反复用药易产生耐受性。用药过程中应注意控制心率，嘱咐哮喘患者自用气雾剂或舌下含片时勿超过医嘱规定的用药次数和吸入量，避免长期用药，不可盲目加大剂量。对冠心病、心肌炎和甲状腺功能亢进症等患者禁用。

多巴酚丁胺（dobutamine）

主要激动 β_1 受体，对 β_2 和 α 受体作用轻微，增强心肌收缩力，增加心排出量，但对心率影响不大。主要用于治疗心肌梗死并发的心力衰竭。禁用于梗阻型肥厚性心肌病、心房纤颤患者。用药期间可引起血压升高、头痛、心悸、气短等不良反应。仅供静脉注射给药，忌与碱性药物配伍使用。

🏥 常用制剂与用法

盐酸肾上腺素 注射剂：0.5 mg/0.5 mL、1 mg/1 mL。皮下或肌内注射，一次 0.25～0.5 mg，必要时可心室内注射（用生理盐水稀释 10 倍）。极量：皮下注射，每次 1 mg。

盐酸多巴胺 注射剂：20 mg/2 mL。一次 20 mg，用 0.9％氯化钠注射液或 5％葡萄糖注射液稀释后静脉滴注。极量：静脉滴注，每分钟 20 μg/kg。

盐酸麻黄碱 片剂：15 mg、25 mg、30 mg。口服，每次 15～30 mg，一日 3 次。注射剂：30 mg/1 mL。皮下或肌内注射，一次 15～30 mg。极量：口服或注射，每次 60 mg，每日 150 mg。

重酒石酸去甲肾上腺素 注射剂：2 mg/1 mL、10 mg/2 mL。2 mg 本品加入 5％葡萄糖注射液 500 mL 中静脉滴注，每分钟 4～8 μg。

重酒石酸间羟胺 注射剂：10 mg/1 mL、50 mg/5 mL。肌内注射，每次 10～20 mg；或 10～40 mg，用 5％葡萄糖注射液稀释后静脉滴注。极量：静脉滴注，每次 100 mg。

盐酸异丙肾上腺素 注射剂：1 mg/2 mL。0.5～1 mg 本品稀释后缓慢静脉滴注。片剂：10 mg。舌下含服，每次 10 mg。气雾剂：0.25％。每次 0.1～0.4 mg，喷雾吸入。极量：喷雾吸入，每次 0.4 mg，每日 2.4 mg；舌下含服，每次 20 mg，每日 60 mg。

盐酸多巴酚丁胺 注射剂：250 mg/5 mL。250 mg 加入 5％葡萄糖注射液 500 mL 中静脉滴注。

🏥 随堂检测

一、选择题

（A₁ 型题）

1. 过敏性休克的首选药物是（　　）。

A. 肾上腺素　　　　　B. 去甲肾上腺素　　　　　C. 异丙肾上腺素

D. 间羟胺　　　　　E. 多巴胺

2. 应用后脉压明显增大的药物是（　　）。

A. 麻黄碱　　　　　　　　　B. 肾上腺素　　　　　　　　　C. 间羟胺

D. 去甲肾上腺素　　　　　　　E. 异丙肾上腺素

3. 防治硬膜外和蛛网膜下腔麻醉时引起低血压的药物是(　　　)。

A. 东莨菪碱　　　B. 麻黄碱　　　C. 间羟胺　　　D. 新斯的明　　　E. 多巴胺

4. 控制支气管哮喘症状的首选药物是(　　　)。

A. 糖皮质激素　　　　　　　B. 茶碱类　　　　　　　　　C. 抗胆碱能药

D. 肥大细胞膜稳定剂　　　　　E. β_2 受体激动药

5. 静脉滴注过量易引起急性肾衰竭的药物是(　　　)。

A. 肾上腺素　　　　　　　　B. 去甲肾上腺素　　　　　　　C. 异丙肾上腺素

D. 麻黄碱　　　　　　　　　E. 多巴胺

6. 通过兴奋 β_2 受体缓解支气管痉挛的药物是(　　　)。

A. 氨茶碱　　　B. 麻黄碱　　　C. 阿托品　　　D. 沙丁胺醇　　　E. 间羟胺

7. 兼有改善肾功能的抗休克药物是(　　　)。

A. 山莨菪碱　　　B. 肾上腺素　　　C. 阿托品　　　D. 多巴胺　　　E. 间羟胺

8. 漏出血管外易引起组织缺血坏死的药物是(　　　)。

A. 去甲肾上腺素　　　　　　B. 多巴胺　　　　　　　　　C. 异丙肾上腺素

D. 阿托品　　　　　　　　　E. 间羟胺

二、案例分析题

1. 患者,男,30 岁。因患大叶性肺炎需青霉素治疗。皮试 4 min 后患者出现胸闷、气急、面色苍白、脉搏细弱、血压下降、烦躁不安。请问患者发生了何种反应? 应采取什么急救措施?

2. 患者,女,58 岁。诊断为嗜铬细胞瘤,血压 240/150 mmHg。静脉注射酚妥拉明治疗,由于速度过快,患者血压下降至 70/55 mmHg。请问:应用何药升高血压?

任务五　肾上腺素受体阻断药

要点导航

重点:普萘洛尔的临床应用,酚妥拉明的药理作用、不良反应与用药监护。

难点:普萘洛尔的药理作用,酚妥拉明的临床应用。

一、α 受体阻断药

（一）非选择性 α 受体阻断药

酚妥拉明(phentolamine)

酚妥拉明为短效 α 受体阻断药,能竞争性阻断 α_1、α_2 受体,拮抗肾上腺素的 α 样作用。

【药理作用】

1. 舒张血管　能阻断血管平滑肌 α_1 受体,还可直接松弛血管平滑肌,使血管舒张,外周阻力减少,血压下降。

2. 兴奋心脏　可使心肌收缩力增强,心率加快,心排出量增加。其机制是:①舒张血管,血压下降,反射性引起交感神经兴奋;②阻断神经末梢突触前膜 α_2 受体,促进 NA 释放。

3. 其他　有拟胆碱作用,使胃肠平滑肌兴奋;有组胺样作用,使胃酸分泌增加,皮肤潮红等。

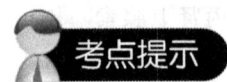

酚妥拉明的临床应用、不良反应与用药监护。

【临床应用】

(1)外周血管痉挛性疾病,如肢端动脉痉挛症、血栓闭塞性脉管炎及静脉滴注 NA 外漏引起的局部血管痉挛等。

(2)抗休克,如感染性、心源性和神经性休克。

(3)急性心肌梗死和顽固性充血性心力衰竭。

(4)肾上腺嗜铬细胞瘤的鉴别诊断,防治其骤发高血压危象及手术前准备。

(5)治疗阳痿。

【不良反应与用药监护】　常见低血压、胃肠道反应(腹痛、腹泻、呕吐等),可诱发溃疡病。静脉给药有时可引起严重的心率加快、心律失常和心绞痛。

使用时应控制注射速度;避光保存,忌与铁剂合用;抗休克时应补足血容量;出现血压过低时应平卧,采用头低足高位进行补液,酌情给予 NA 或间羟胺升压,禁用 AD。对冠心病、胃炎、胃及十二指肠溃疡患者慎用,对动脉硬化及肾功能不全者禁用。

妥拉唑林(tolazoline)

妥拉唑林阻断 α 受体作用与酚妥拉明相似,但较弱,而拟胆碱作用和组胺样作用较强。口服吸收缓慢,排泄较快,以注射给药为主。主要用于血管痉挛性疾病治疗,局部浸润注射用以对抗 NA 静脉滴注时药液外漏,防止局部组织缺血坏死。不良反应与酚妥拉明相似,但发生率较高。

酚苄明(phenoxybenzamine)

酚苄明为长效 α 受体阻断药,起效慢,作用强而持久。能舒张血管,降低外周阻力,引起血压下降,其作用强度与交感神经兴奋性有关。对于静卧血压正常的人,降压作用不明显,但直立或血容量减少时,就会引起显著的血压下降,而反射性加快心率。在高浓度应用时,还具有抗5-羟色胺及抗组胺作用。主要用于外周血管痉挛性疾病、感染性休克、嗜铬细胞瘤及良性前列腺增生的治疗。

常见的不良反应有体位性低血压、心悸、鼻塞、消化道症状和中枢抑制。静脉注射或用于休克时必须缓慢给药并密切监护。

（二）选择性α受体阻断药

哌唑嗪（prazosin）

【药理作用】 哌唑嗪是选择性较强的α_1受体阻断药,可舒张小动脉和静脉,降低外周阻力,血压下降。在降压同时不影响肾血流量,心率加快不明显,不增加血浆肾素活性。长期应用能改善脂质代谢,降低总胆固醇、甘油三酯、低密度脂蛋白,升高高密度脂蛋白。

【临床应用】 主要用于治疗各种程度的原发性高血压或肾性高血压,治疗慢性充血性心力衰竭;对前列腺肥大患者可改善尿潴留症状。

【不良反应与用药监护】 部分患者首次应用会出现"首剂效应",表现为体位性低血压、眩晕、晕厥、心悸等。其他不良反应有鼻塞、口干、头痛、嗜睡等。首次应用应减量或从小剂量开始给药,并在睡前服用。

特拉唑嗪（terazosin）

特拉唑嗪阻断血管壁α_1受体,扩张小动脉引起血压下降,也能降低前列腺及膀胱出口平滑肌紧张度,从而改善前列腺肥大患者的临床症状。主要用于良性前列腺增生及原发性高血压的治疗,特别适宜于治疗高血压伴有前列腺肥大的患者。

不良反应除与哌唑嗪相似外,还有皮肤瘙痒、阴茎勃起等。首次剂量不超过 1 mg,对本品过敏及 12 岁以下儿童禁用,孕妇、哺乳期妇女不宜使用。

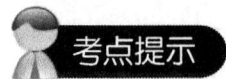 考点提示

β受体阻断药的临床应用。

二、β受体阻断药

普萘洛尔（propranolol）

【药理作用】

1. β受体阻断作用 对β_1受体、β_2受体无明显选择性。

（1）心血管系统 阻断心脏的β_1受体,使心肌收缩力减弱,心率减慢,传导减慢,心排出量减少,冠脉血流量下降,心肌耗氧量下降,血压下降。

（2）支气管平滑肌 阻断支气管平滑肌的β_2受体,使支气管平滑肌收缩,呼吸道阻力增加。对支气管哮喘患者可诱发或加重哮喘。

（3）影响肾素分泌 阻断肾小球旁细胞的β_1受体而抑制肾素的释放。

（4）影响代谢 抑制脂肪、糖原分解。

2. 膜稳定作用 降低细胞膜对钠离子的通透性,产生局麻作用和奎尼丁样的作用,称为膜稳定作用,但临床意义不大。

3. 抗血小板聚集 具有抗血小板聚集作用。

【临床应用】 主要用于治疗心律失常、心绞痛和心肌梗死、高血压、充血性心力衰竭,辅助治疗甲状腺功能亢进症及甲状腺危象,也用于治疗青光眼、偏头痛。

【不良反应与用药监护】　常见恶心、呕吐和轻度腹泻等消化道症状,偶见皮疹、血小板减少等过敏反应,严重者可有心脏抑制,可诱发或加重哮喘,可致外周血管收缩和痉挛,有反跳现象。使用时应从小剂量开始给药,逐渐加大剂量;长期用药者不宜突然停药,应逐渐减量停药。禁用于严重心功能不全、窦性心动过缓、重度房室传导阻滞和支气管哮喘的患者。心肌梗死病人及肝功能不良者应慎用。

纳多洛尔(nadolol)

纳多洛尔对 β_1 和 β_2 受体的亲和力相似,阻断作用持续时间长,无内在拟交感活性和膜稳定性。其他作用与普萘洛尔相似且强,并可增加肾脏血流量。临床上可首选用于肾功能不全且需用 β 受体阻断药的患者。但纳多洛尔在体内代谢不完全,多以原形经肾脏排泄,在肾功能不全时可在体内蓄积,需注意用药剂量。

噻吗洛尔(timolol)

噻吗洛尔是目前较强的 β 受体阻断药,无内在拟交感活性和膜稳定作用。其滴眼剂降低眼内压,起效快、不良反应小、耐受性好。临床上用于治疗青光眼,特别是原发性开角型青光眼,效果同毛果芸香碱或较优,无缩瞳和调节痉挛作用,但滴眼需注意压迫内眦,防止吸收作用,而使某些哮喘或充血性心力衰竭患者出现不良反应。

阿替洛尔(atenolol)和美托洛尔(metoprolol)

阿替洛尔和美托洛尔对 β_1 受体有选择性阻断作用,减慢心率和房室传导,减少心排出量,降低血压,对 β_2 受体作用较弱,故增加呼吸道阻力作用较轻,但对哮喘病人仍需慎用,主要用于治疗心律失常、高血压。

其他药物还有吲哚洛尔、醋丁洛尔、塞他洛尔、艾司洛尔等。

三、α、β 受体阻断药

本类药物对 α、β 受体的阻断作用选择性不强,临床主要用于高血压的治疗,代表药物拉贝洛尔,其他药物还有卡维地洛、阿罗洛尔等。

拉贝洛尔(labetalol)

【药理作用及临床应用】　拉贝洛尔能阻断 α 受体和 β 受体,对 α 受体的阻断作用较酚妥拉明弱,对 β 受体的阻断作用较普萘洛尔弱,阻断 β 受体作用强于阻断 α 受体。对 β_1 和 β_2 受体的作用相似,对 α_1 受体作用较弱,对 α_2 受体无作用。多用于中度和重度的高血压、心绞痛,静脉注射可用于高血压危象。

【不良反应与用药监护】　常见不良反应为眩晕、乏力、恶心等。哮喘及心功能不全者禁用。对儿童、孕妇及脑出血病人忌用静脉注射,注射液不能与葡萄糖盐水混合滴注。

卡维地洛(carvedilol)

卡维地洛是一种新型的具有 α_1、β_1 和 β_2 受体阻断作用的药物,还兼有抗氧化作用。临床上用于治疗充血性心力衰竭可以明显改善症状,提高生活质量,降低病死率;用于治疗轻、中度高血压。用药量宜从小剂量开始,根据病情需要每 2 周增量一次。

常用制剂与用法

甲磺酸酚妥拉明　　片剂:5 mg。口服,每次 25～50 mg。注射剂:5 mg/1 mL、10 mg/1 mL。肌内或静脉注射,每次 5 mg。

盐酸酚苄明　　片剂:10 mg。口服,每次 10～20 mg,一日 2 次。注射剂:10 mg/1 mL。0.5～1 mg/kg,用 5% 葡萄糖注射液稀释后静脉滴注(抗休克)。一日总量不超过 2 mg/kg。

盐酸普萘洛尔　　片剂:10 mg。口服,每次 10 mg,一日 3 次,以后逐步增加剂量。注射剂:5 mg/5 mL。2～2.5 mg 稀释后静脉滴注,速度按病情调整。

阿替洛尔　　片剂:25 mg、50 mg、100 mg。口服,用于心绞痛,每日一次,每次 100 mg,或每次 25～50 mg,一日 2 次。用于高血压,每次 50～100 mg,1～2 次/日。

美托洛尔　　片剂:50 mg、100 mg。胶囊剂:50 mg。口服,每次 50～100 mg,一日 100～200 mg。注射剂:5 mg/2 mL。急需时缓慢静脉注射,每次 5 mg。

拉贝洛尔　　片剂:100 mg、200 mg。口服,每次 100 mg,一日 2～3 次。注射剂:50 mg/10 mL、50 mg/5 mL。静脉注射,每次 100～200 mg。

随堂检测

一、选择题

(A_1 型题)

1. β 受体阻断药可治疗(　　　)。

A. 支气管哮喘　　　　　　　B. 房室传导阻滞　　　　　　C. 心功能不全

D. 窦性心动过缓　　　　　　E. 甲状腺功能亢进症

2. 可用于防治和诊断嗜铬细胞瘤的药物是(　　　)。

A. 新斯的明　　B. 普萘洛尔　　C. 东莨菪碱　　D. 酚妥拉明　　E. 琥珀胆碱

3. 酚妥拉明的主要用途不包括(　　　)。

A. 抗休克　　　　　　　　　B. 治疗心力衰竭　　　　　　C. 鉴别诊断嗜铬细胞瘤

D. 治疗冠心病　　　　　　　E. 治疗男性勃起功能障碍

4. 普萘洛尔不用于治疗(　　　)。

A. 心绞痛　　　　　　　　　B. 甲状腺功能亢进症　　　　C. 高血压

D. 心律失常　　　　　　　　E. 甲状腺功能低下

(夏大华)

项目三　局部麻醉药

学习目标

知识目标:掌握局部麻醉药的应用方法与作用机制,普鲁卡因、丁卡因、利多卡因、布比卡因、罗哌卡因的作用特点及临床应用;熟悉局部麻醉药的不良反应与用药监护。

能力目标:学会观察本类药物的疗效和不良反应,能够熟练进行用药护理。

素质目标:具有严肃认真的学习态度和高尚的爱伤情怀,能正确指导合理用药。

要点导航

重点:普鲁卡因、丁卡因、利多卡因的药理作用特点及应用、不良反应与用药监护。

难点:局部麻醉药的应用方法与作用机制。

局部麻醉药简称局麻药,是一类局部应用于神经末梢或神经干周围,暂时、完全和可逆性地阻断神经冲动的产生和传导,在意识清醒的条件下使局部痛觉暂时消失的药物。局麻作用消失后,神经功能可完全恢复,同时对各类组织无损伤性影响。

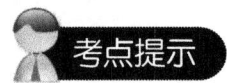

局麻药的作用机制。

一、局麻药的药理作用

1. 局麻作用　局麻药主要作用于神经细胞膜的钠通道,阻止 Na^+ 内流,从而阻断神经冲动的产生和传导。局麻药作用的一般规律是细神经纤维比粗神经纤维更易被阻断,无髓鞘的神经纤维比有髓鞘的神经纤维更敏感。对混合神经产生作用时,麻醉顺序为依次阻断痛觉、冷觉、温觉、触觉、压觉,最后发生运动麻痹。其神经功能的恢复则按相反顺序进行。

2. 吸收作用　局麻药过量吸收或误注入血管内,可产生全身作用,其实质是局麻药的不良反应。

(1)中枢神经系统反应　一般表现为先兴奋后抑制,即出现焦虑、烦躁、肌肉震颤,甚至阵挛性惊厥;随后转入抑制甚至昏迷,严重者可因呼吸衰竭而死亡。故局麻药中毒时应注意维持呼吸。

(2)心血管系统　局麻药对心血管系统具有直接抑制作用。表现为心肌收缩力减弱、传导减慢及血管扩张、血压下降,甚至心搏骤停。在抑制中枢神经系统和心血管系统的同时,还可抑制呼吸。由于心肌对局麻药的耐受性较高,故中毒时常见呼吸先停止,宜采用人工呼吸抢救。

二、局麻药的应用方法

1. 表面麻醉　又称黏膜麻醉,是将穿透力强的局麻药直接点滴、涂布或喷于黏膜表面,使黏膜下神经末梢麻醉。适用于五官科手术及气管、泌尿生殖道黏膜部位的浅表手术。常选用丁卡因、利多卡因。

2. 浸润麻醉　将局麻药溶液注射到皮下或手术切口部位,使局部神经末梢被药物浸润而麻醉。适用于脓肿切开引流等小手术,常选用利多卡因、普鲁卡因。

3. 传导麻醉　将局麻药注射到外周神经干附近,阻断神经冲动传导,使该神经干所支配的区域麻醉。适用于口腔及四肢部位的手术,常选用利多卡因、普鲁卡因和布比卡因。

4. 蛛网膜下腔麻醉　又称脊椎麻醉或腰麻,是将麻醉药注入蛛网膜下腔,麻醉该部位的脊神经根。适用于下腹部和下肢手术,常选用丁卡因和普鲁卡因。

5. 硬脊膜外麻醉　将药液注入硬脊膜外腔,麻醉药沿着神经鞘扩散,穿过椎间孔阻断神经根。适用于从颈部至下肢的多种手术,尤其适用于腹部手术。常选用利多卡因、布比卡因及罗哌卡因等。硬脊膜外麻醉用药量较蛛网膜下腔麻醉大 5～10 倍,如误入蛛网膜下腔,可引起严重的毒性反应。硬脊膜外麻醉也可引起外周血管扩张、血压下降及心脏抑制,可应用麻黄碱防治。

局麻药应用方法示意图见图 3-1。

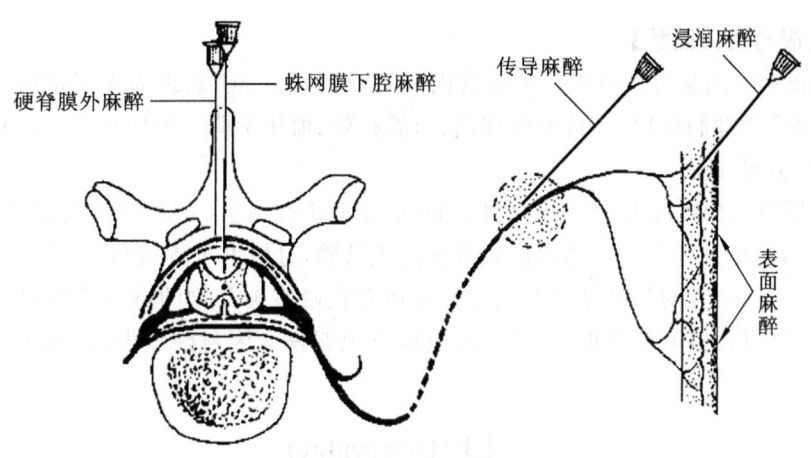

图 3-1　局麻药应用方法示意图

知识链接

围　术　期

围术期是针对需要外科手术疾病的处理过程的一个专业名词,包括术前、术中和术后的全段时间。由于疾病在这三个时段的表现、变化和常发生的问题等都不尽相同,处理技巧也不同;另一方面,相同疾病的围术期的发展、变化又有共同点(或者称类同性),因此外科专家们为了慎重起见,专门提出了围术期的概念。外科医学由于重视了围术期的处理,使得现代的手术安全性得到了巨大的提高。

6. 区域镇痛　近年来,外周神经阻滞技术及局麻药的发展为患者提供了更理想的围术期镇痛的有效方法,通常与阿片类药物联合应用,可减少阿片类药物的用量。酰胺类局麻药如布比卡因及罗哌卡因在区域镇痛中运用最为广泛,尤其是罗哌卡因,具有感觉和运动阻滞分离的特点,使其成为区域镇痛的首选药。

三、常用局麻药

普鲁卡因(procaine)

普鲁卡因又名奴佛卡因,为短效局麻药,易吸收,水溶液不稳定,宜避光保存。

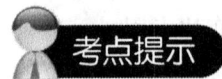

考点提示

常用局麻药的特点与给药方法。

【药理作用与临床应用】

1. 局部麻醉　本药脂溶性低,对黏膜的穿透力弱,一般不用于表面麻醉。毒性较小,1~3 min 起效,作用持续 30~45 min,加入少量 AD 可延长作用时间 20%,广泛用于浸润麻醉、传导麻醉、蛛网膜下腔麻醉和硬脊膜外麻醉。

2. 局部封闭　0.25%~0.5%的溶液注射于病灶周围,用于损伤部位的局部封闭而缓解症状,促进愈合。

【不良反应与用药监护】

1. 毒性反应　用量过大或误注入血管内,可引起中枢反应,表现为先兴奋后抑制;对心血管系统可直接产生抑制作用,导致心脏抑制、血管扩张、血压下降。为防止误入血管,注射前必须回抽无回血方可注射。

2. 过敏反应　少数病人用药数分钟后即可出现过敏反应,表现为皮肤潮红、荨麻疹、哮喘,严重者导致过敏性休克。用药前应做皮肤过敏试验,过敏者可改用利多卡因。

普鲁卡因水解产物对氨基苯甲酸能竞争性地对抗磺胺类药物的抗菌作用;另一水解产物二乙氨基乙醇能增强强心苷类的毒性反应,故应避免普鲁卡因与磺胺类、洋地黄类、胆碱酯酶抑制药合用。

丁卡因(tetracaine)

丁卡因又名地卡因,为长效局麻药。局部涂药后 1~3 min 出现局麻作用,在血中被胆碱酯酶水解的速度较普鲁卡因慢,故局麻时间可持续 2~3 h。黏膜的穿透力强,药效及毒性较普鲁卡因强 10 倍,临床主要用于表面麻醉,也可用于传导麻醉、蛛网膜下腔麻醉、硬脊膜外麻醉,不用于浸润麻醉。

丁卡因与普鲁卡因具有同类化学结构,有交叉过敏的可能。

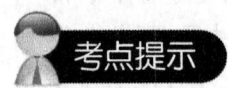

考点提示

既有局麻作用,又有抗心律失常的作用。

利多卡因(lidocaine)

利多卡因为中效全能局麻药,是目前应用最多的局麻药,起效快、穿透力强、安全范围较大,局麻强度、持续时间及毒性均介于普鲁卡因与丁卡因之间。广泛用于表面麻醉、浸润麻醉、传导麻醉和硬脊膜外麻醉。由于扩散力强,麻醉范围及麻醉部位难以控制,一般不用于蛛网膜下腔麻醉。对普鲁卡因过敏者可选此药。本药也可用于抗心律失常。

布比卡因(bupivacaine)

布比卡因为长效局麻药。作用与利多卡因相似,局麻作用强,是利多卡因的4~5倍;持续时间长,可维持5~10 h,是目前局麻药中作用维持时间最长的。主要用于浸润麻醉、传导麻醉和硬脊膜外麻醉。因对组织黏膜穿透力弱,故不适用于表面麻醉。本品有严重的心脏毒性。

罗哌卡因(ropivacaine)

罗哌卡因的作用与布比卡因相似,但作用时间短,对心脏毒性较小,有明显收缩血管的作用。对子宫和胎盘血流几乎无影响,故适用于产科手术麻醉。

常用制剂与用法

盐酸普鲁卡因 注射剂:100 mg/20 mL,50 mg/20 mL,100 mg/10 mL,40 mg/2 mL。粉针剂:每支0.15 g,每支1 g。浸润麻醉用0.25%~0.75%溶液;传导麻醉用1%~2%溶液,一次不超过1 g;蛛网膜下腔麻醉用3%~5%溶液,一次不超过0.15 g;硬脊膜外麻醉用2%溶液。

盐酸利多卡因 注射剂:200 mg/10 mL,400 mg/20 mL。表面麻醉用2%~4%溶液,一次不超过0.1 g;浸润麻醉用0.25%~0.5%溶液,每小时用量不超过0.4 g;传导麻醉用1%~2%溶液,每次用量不超过0.4 g;硬脊膜外麻醉用1%~2%溶液,每次用量不超过0.5 g。

盐酸丁卡因 注射剂:50 mg/5 mL。表面麻醉用0.25%~1%溶液,喷雾或涂抹;传导麻醉用0.2%溶液,极量:一次0.1 g;蛛网膜下腔麻醉用本品10~15 mg与脑脊液混合后注入;硬脊膜外麻醉用0.15%~0.3%溶液,与利多卡因合用时最高浓度为0.3%。

盐酸布比卡因 注射剂:12.5 mg/5 mL,25 mg/5 mL,37.5 mg/5 mL。浸润麻醉用0.25%溶液;传导麻醉用0.25%~0.5%溶液;硬脊膜外麻醉用0.5%~0.75%溶液;蛛网膜下腔麻醉用0.25%溶液。常用量:一次不超过1~3 mg/kg。极量:一次200 mg,一日400 mg。

盐酸罗哌卡因 注射剂,常用浓度为0.5%~1%。浸润麻醉用0.5%溶液,总量100~200 mg。

随堂检测

一、选择题

(A₁型题)

1. 水解产物能降低磺胺类药效的局麻药是(　　)。

A. 丁卡因　　　B. 普鲁卡因　　　C. 利多卡因　　　D. 布比卡因　　　E. 氯胺酮

2. 普鲁卡因不可用于哪种局麻？（　　）

A. 蛛网膜下腔麻醉　　　　　　B. 浸润麻醉　　　　　　　　C. 表面麻醉

D. 传导麻醉　　　　　　　　　E. 硬脊膜外麻醉

3. 既有局麻作用，又有抗心律失常作用的药物是（　　）。

A. 普鲁卡因　　B. 丁卡因　　C. 利多卡因　　D. 布比卡因　　E. 罗哌卡因

4. 普鲁卡因产生局麻作用的机制是（　　）。

A. 阻断 Na^+ 内流　　　　　　B. 阻断 Ca^{2+} 内流　　　　　C. 阻断 K^+ 外流

D. 阻止 Cl^- 内流　　　　　　E. 阻断 K^+ 内流

5. 应用局麻药进行局麻时，首先消失的感觉是（　　）。

A. 触觉　　　　B. 压觉　　　　C. 痛觉　　　　D. 温觉　　　　E. 冷觉

（A_2 型题）

6. 李某，男，38 岁，农民，因眼部异物感、流泪、视物不清来院就诊。裂隙灯检查提示角膜有大小不一的异物存在，位置不同，需要取出，应选用何药麻醉？（　　）

A. 布比卡因　　B. 普鲁卡因　　C. 丁卡因　　D. 利多卡因　　E. 乙醚

（A_3/A_4 型题）

7～8 题共用题干

某儿童，6 岁，扁桃体摘除时，医生误将 1% 丁卡因当作 1% 普鲁卡因应用，扁桃体周围注射 12 mL 以后，患者很快出现烦躁不安、面色苍白，随即出现阵发性强烈惊厥，呼吸浅促，口唇发绀，心率减慢，血压下降。

7. 如不及时抢救，可能致死的首发原因是（　　）。

A. 血压下降　　B. 惊厥　　C. 心率减慢　　D. 呼吸麻痹　　E. 心肌收缩力减弱

8. 丁卡因的毒性比普鲁卡因大（　　）。

A. 2 倍　　　　B. 4 倍　　　　C. 6 倍　　　　D. 8 倍　　　　E. 10 倍

（B 型题）

A. 普鲁卡因　　B. 利多卡因　　C. 丁卡因　　D. 布比卡因　　E. 氯胺酮

9. 常用于封闭疗法，以减少病灶对中枢神经系统产生恶性刺激的药物是（　　）。

10. 毒性作用强度最大的局麻药是（　　）。

11. 与普鲁卡因无交叉过敏反应，对普鲁卡因过敏者常选用（　　）。

（贺盛亮）

项目四　中枢神经系统药

学习目标

知识目标：掌握地西泮、阿司匹林的药理作用、临床应用和不良反应，氯丙嗪的药理作用、临床应用和主要不良反应，吗啡、哌替啶的药理作用、临床应用、不良反应和禁忌证。理解解热镇痛抗炎药的作用特点。熟悉不同类型癫痫的选药，中枢兴奋药的分类及代表药。了解抗躁狂症药、抗抑郁症药、抗帕金森病药和治疗阿尔茨海默病药。

能力目标：学会观察药物的疗效和不良反应，能够熟练进行用药护理。

素质目标：具有严谨认真的学习态度和高尚的爱伤情怀，能正确指导合理用药。

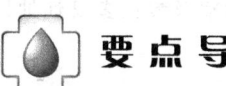

任务一　镇静催眠药与抗惊厥药

要点导航

重点：地西泮、硫酸镁的临床应用、不良反应与用药监护。

难点：硫酸镁的作用机制。

一、镇静催眠药

镇静催眠药是一类通过抑制中枢神经系统，产生镇静和近似生理性睡眠作用的药物。它们对中枢神经系统的抑制作用具有剂量依赖性。同一药物，在较小剂量时起镇静作用，在较大剂量时则起催眠作用。可见，镇静药与催眠药之间有明显的从量变到质变的关系，因此统称为镇静催眠药。常用的镇静催眠药包括苯二氮䓬类、巴比妥类及其他药物，其中以苯二氮䓬类最常用。

（一）苯二氮䓬类

苯二氮䓬类（benzodiazepines，BZ）药物具有抗焦虑、镇静催眠、抗惊厥及中枢性肌肉松弛作用，安全范围大，应用方便。临床常用的有20余种（表4-1）。

表 4-1　常用苯二氮䓬类药物比较表

类别及代表药物	半衰期/h	药理作用和临床应用	不良反应与注意事项
长效类	20～50		
氟西泮 (flurazepam)		具有较好的催眠作用,用于各种失眠症	眩晕、嗜睡、共济失调等,肝肾功能不全者及孕妇慎用,15 岁以下小儿禁用
氯氮䓬 (chlordiazepoxide)		具有抗焦虑、镇静、肌肉松弛等作用,用于神经官能症和失眠	嗜睡、便秘等,长期服用可产生耐受性和成瘾性,老年人慎用,孕妇和哺乳期妇女禁用
中效类	10～20		
硝西泮 (nitrazepam)		催眠、抗癫痫作用强,用于各种失眠和癫痫	嗜睡、头晕、共济失调等,服药期间禁酒,重症肌无力病人禁用
奥沙西泮 (oxazepam)		与地西泮作用相似但较弱,用于神经症、失眠及癫痫	偶见恶心、头昏、肝肾功能不全者慎用
劳拉西泮 (lorazepam)		具有镇静、催眠和抗焦虑作用,主要用于焦虑症或暂时性心理紧张所引起的失眠	常见嗜睡、眩晕、共济失调等,注射给药可见注射部位疼痛、发红和烧灼感等
艾司唑仑 (estazolam)		镇静、催眠作用比硝西泮强,用于焦虑、失眠、紧张、恐惧、癫痫大发作,小发作和术前镇静	偶见乏力、嗜睡,1～2 h 可自行消失
氯硝西泮 (clonazepam)		抗惊厥、抗癫痫作用强,可用于各型癫痫,对舞蹈症、药物引起的多动症及慢性多发性抽搐等也有效	常见嗜睡、共济失调及行为紊乱,有时可见焦虑、抑郁、头昏、乏力、眩晕等。肝肾功能不全者慎用,青光眼禁用
短效类	<10		
三唑仑 (triazolam)		起效快,镇静、催眠、肌松作用强,用于焦虑、失眠及神经紧张等	嗜睡、头昏、乏力等,孕妇和哺乳期妇女慎用,急性闭角型青光眼、重症肌无力病人禁用
阿普唑仑 (alprazolam)		镇静、催眠和抗焦虑作用比地西泮强,用于焦虑、抑郁、恐惧、顽固性失眠及癫痫大发作和小发作	嗜睡、头痛、乏力、心悸、恶心等,孕妇、哺乳期妇女禁用

地西泮(diazepam)

　　地西泮又名安定,为苯二氮䓬类代表药。口服吸收迅速而完全,约 1 h 血药浓度达高峰。肌内注射吸收慢且不规则,急需发挥作用时应静脉注射给药。本药的血浆蛋白结合率高达99%,脂溶性高,易透过血脑屏障和胎盘屏障,能迅速向组织中分布并在脂肪组织中蓄积。主要经肝代谢,肾排泄,部分经胆汁排泄,形成肝肠循环。少量随乳汁分泌,可引起小儿嗜睡。静脉注射后迅速分布于脑脊液中,之后再分布而蓄积于脂肪组织,故连续用药易引起蓄积。

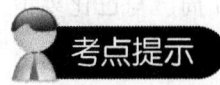 **考点提示**

地西泮的药理作用与临床应用。

【药理作用与临床应用】

1. 抗焦虑　地西泮的抗焦虑作用选择性高,小于镇静剂量即可显著改善病人的恐惧、紧张、忧虑、不安、激动和烦躁等症状,作用发生快而确切,对各种原因引起的焦虑状态均有显著疗效,是改善焦虑症的首选药。麻醉前给予此药,可缓解病人的紧张、恐惧情绪,减少麻醉药用量,且可产生短暂性记忆缺失,使病人对术中的不良刺激不复记忆。临床还用于心脏电击复律及内镜检查前给药。

2. 镇静催眠　随着剂量加大,地西泮出现镇静催眠作用,能明显缩短诱导睡眠时间,延长睡眠持续时间,减少觉醒次数。其镇静催眠具有以下特点:①主要延长非快动眼睡眠时相(NREMS)的 2 期,明显缩短 4 期,可减少夜惊或夜游症的发生;②对快动眼睡眠时相(REMS)影响小,停药后反跳性延长 REMS 较巴比妥类轻,因而停药后多梦现象较巴比妥类少见,依赖性和戒断症状较巴比妥类轻;③治疗指数高,对呼吸、循环系统影响小,安全范围较大;④加大剂量也不会引起全身麻醉。其催眠作用比巴比妥类药物更接近生理性睡眠,临床常用于各种原因引起的失眠症,对焦虑性失眠疗效更佳。

知识链接

生理性睡眠

睡眠是重要的生理现象,失眠是临床常见症状之一。正常生理性睡眠包括非快动眼睡眠时相(NREMS)和快动眼睡眠时相(REMS)。NREMS 又称为慢波睡眠,分为 1、2、3、4 期,其中 1 期为睡眠潜伏期;2 期为浅睡期;3、4 期为深睡状态,夜游症或夜惊常发生于此期。NREMS 持续 $80 \sim 120$ min,该时相有利于机体的发育和疲劳的消除,并与机体的合成代谢有关。REMS 又称为快波睡眠,持续 $20 \sim 30$ min,此期对脑功能的修复、学习、记忆有重要作用,梦境多发生在 REMS。生理状态下,两种时相在每晚有 $4 \sim 5$ 次交替过程。

3. 抗惊厥、抗癫痫　地西泮具有较强的抗惊厥、抗癫痫作用。临床上可用于治疗破伤风、子痫、小儿高热惊厥和药物中毒等引起的惊厥。对癫痫持续状态疗效显著,目前静脉注射地西泮是临床治疗癫痫持续状态的首选药。

4. 中枢性肌肉松弛　地西泮在较大剂量时有较强的肌肉松弛作用,但不影响正常活动。临床上可用于治疗大脑损伤、脊髓损伤等引起的中枢性肌肉强直,也可缓解局部关节病变、腰肌劳损等所致的肌肉痉挛。

【不良反应与用药监护】

1. 中枢神经系统反应　苯二氮䓬类药物治疗量连续应用导致蓄积,常见头晕、嗜睡、乏力、记忆力下降等中枢抑制现象,长效类更易发生。较大剂量可致共济失调、运动障碍等。因此,驾驶员、登高作业和机械操作人员禁用。

2. 耐受性与依赖性　长期用药可产生一定耐受性，需增加剂量。催眠耐受性产生较快，抗焦虑耐受性产生缓慢。久服可发生依赖性，停药时出现反跳和戒断症状，表现为失眠、焦虑、兴奋、呕吐、出汗、震颤等，甚至发生惊厥。一般情况下，连续应用不应超过6周。与巴比妥类药物相比，其戒断症状发生较迟、较轻。

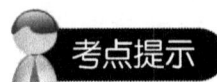

地西泮急性中毒的解救。

3. 急性中毒　静脉注射或口服过大剂量可致急性中毒，出现昏迷、呼吸及循环系统重度抑制，甚至呼吸、心跳停止等。如发生急性中毒，立即给予对症处理，还可应用苯二氮䓬受体阻断剂氟马西尼（flumazenil，安易醒），能有效地催醒病人并改善中毒所致的呼吸循环抑制。

4. 其他　妊娠前3个月使用易致胎儿畸形。偶致粒细胞减少。老年病人、肝肾功能不全、青光眼、重症肌无力者慎用。孕妇、产前和哺乳期妇女禁用，以免造成新生儿肌无力、呼吸抑制、倦怠等。

其他中枢抑制药、吗啡、乙醇等能增强苯二氮䓬类的中枢抑制作用，合用时宜减少剂量。

知识链接

如何培养良好的睡眠习惯

首先，注意睡姿。最佳的睡眠姿势应该是右侧卧位，身体微曲，使全身肌肉放松，同时又不会压迫心脏和胸腔，又能保持顺畅的呼吸。方向上，顺着南北方向，头南足北为佳，以利于身体的健康。其次，注意枕头和床铺。通常成人的枕头高度在10～15 cm，一般相当于人肩部的高度，而床铺不宜过于柔软，木板床是最有利于身体健康的床铺。再次，注意睡眠环境。安静的环境下更容易入睡，并进入到深睡眠状态，气温最好保持在15～24 ℃之间。最后，注意睡眠时间。通常认为，成人的睡眠时间应该保持在7～8 h，这个时间是最有利于人的健康的。另外，夜间10:00是最佳的入睡时间，尽量不要晚于11:00。11:00以后是人的大脑的兴奋期，很难立即入睡。

（二）巴比妥类

巴比妥类（barbiturates）为巴比妥酸的衍生物。根据药物代谢动力学的特点，习惯上把本类药物分为长效、中效、短效和超短效四类（表4-2）。

表4-2　巴比妥类药物分类与临床应用比较表

分　类	药　　物	显效时间/h	作用维持时间/h	临 床 应 用
长效	苯巴比妥	0.5～1	6～8	抗惊厥、抗癫痫
中效	异戊巴比妥	0.25～0.5	3～6	镇静催眠、抗惊厥
短效	司可巴比妥	0.25	2～3	抗惊厥、镇静催眠
超短效	硫喷妥钠	立即（静脉给药）	0.25	静脉麻醉

巴比妥类药物口服或肌内注射均易吸收，并迅速分布于全身。其中苯巴比妥和异戊巴妥可口服、肌内注射和静脉注射，司可巴比妥供口服，硫喷妥钠可肌内注射和静脉注射。

【药理作用与临床应用】　巴比妥类中枢抑制作用普遍,随剂量由小到大,相继出现镇静、催眠、抗惊厥和麻醉作用。本类药物选择性低,安全性差,易发生依赖性。10 倍催眠量可致呼吸中枢麻痹而死亡,故镇静催眠作用已被苯二氮䓬类取代。

苯巴比妥有较强的抗惊厥、抗癫痫作用。临床用于小儿高热、破伤风、子痫、脑膜炎等引起的惊厥,亦可有效控制癫痫大发作、单纯性局限性发作及癫痫持续状态。

硫喷妥钠用于静脉麻醉和诱导麻醉;麻醉前给药常用苯巴比妥,但效果不如苯二氮䓬类药物。

【不良反应与用药监护】

1. 后遗效应　服用催眠剂量的巴比妥类药物,次日晨出现头晕、困倦、精神不振及定向障碍等后遗效应。驾驶员和从事高空作业人员应慎用。

2. 耐受性、依赖性　长期用药可产生耐受性,原因与中枢神经组织对巴比妥类产生适应及本类药物诱导肝药酶加速自身代谢有关。反复使用可产生依赖性,停药出现反跳现象,表现为梦魇增多、兴奋、失眠、焦虑、震颤甚至惊厥等,迫使病人继续用药,导致依赖性产生。

3. 急性中毒　大剂量使用或静脉注射速度过快可引起急性中毒,表现为深度昏迷、呼吸抑制、血压下降,甚至反射消失、肾衰竭、休克等。呼吸麻痹是中毒致死的主要原因。中毒的抢救措施:①对症支持处理:维持呼吸和循环功能、保持呼吸道通畅、人工呼吸、吸氧及必要时进行气管切开等。②加速药物排出:口服中毒者应洗胃、导泻,应用碳酸氢钠碱化尿液、利尿剂,有条件者做血液透析或腹膜透析,以利药物排泄。

4. 过敏反应　少数人可发生皮疹、血管神经性水肿,诱发哮喘,偶见剥脱性皮炎。

严重肝功能不全、支气管哮喘、颅脑损伤所致的呼吸抑制者及过敏者禁用本品。肝肾功能不良等病人慎用。

巴比妥类药物是药酶诱导剂,可加速自身及其他药物代谢。如与氯丙嗪、地高辛、香豆素类、苯妥英钠、口服降血糖药等合用时,可加速其代谢速度、减弱作用及缩短作用维持时间,应适当增加剂量。

(三) 其他镇静催眠药

水合氯醛(chloral hydrate)

水合氯醛是氯醛的水合物,口服或直肠给药均能迅速吸收,口服水合氯醛 30 min 内即能入睡,作用持续时间为 4～8 h,经肾排出。

水合氯醛及其代谢产物三氯乙醇有镇静、催眠作用,随剂量增加呈现抗惊厥作用。作用特点是起效快、作用强而持久,催眠时不缩短 REMS 时相,醒后无明显后遗效应。可用于顽固性失眠或用其他催眠药效果不佳的病人。大剂量可用于破伤风、小儿高热、子痫等引起的惊厥。本药对胃有较明显的刺激性,需稀释(10%溶液)后口服,有消化性溃疡的病人禁用,必要时采用直肠给药。大剂量时损害心、肝、肾,有严重心、肝、肾功能不全者慎用或禁用。久用产生耐受性、依赖性。

甲丙氨酯(meprobamate)

甲丙氨酯又名眠尔通,其作用与地西泮相似,其抗焦虑作用比地西泮弱。临床常用于神经官能症的焦虑、精神紧张和失眠的治疗,对癫痫小发作有效,但对大发作不仅无效,反而有加重发作的倾向。

佐匹克隆（zopiclone）

佐匹克隆，是继巴比妥类、苯二氮䓬类药之后的第三代镇静催眠药，其镇静、抗焦虑、肌松和抗惊厥作用与苯二氮䓬类药相似。该药主要用于催眠，其特点是入睡快，延长睡眠时间，明显增加深睡眠，睡眠质量高，高效、低毒、成瘾性小且半衰期短，次日无宿醉感，也无梦魇现象，醒后舒适。

不良反应有口干、口苦、恶心、便秘、肌无力等。长期用药后突然停药，也可出现戒断症状。

褪黑素（melatonin，MT）

褪黑素是松果体分泌的主要激素，对机体有广泛的影响，包括对生物节律、神经、内分泌和应激反应的调节；抑制肾上腺、性腺及甲状腺的分泌；抗炎、镇痛、镇静、催眠及清除自由基等作用。

正常人服用本品后，睡眠潜伏期缩短，睡眠中觉醒次数明显减少，临床可用于睡眠节律障碍者，包括睡眠位相滞后、时差反常、倒班作业或越洋旅行引起的睡眠障碍及盲人、脑损伤者的睡眠障碍等。主要用于成年人及老年人的催眠，不宜用于未成年人。

此外，格鲁米特（glutethimide，导眠能）和甲喹酮（methaqualone，安眠酮）等也有镇静催眠作用，久服均可产生依赖性。

二、抗惊厥药

惊厥是由于多种原因引起的中枢神经系统过度兴奋的一种症状，表现为骨骼肌强直性或阵挛性收缩。常见于子痫、破伤风、癫痫大发作、高热惊厥和中枢兴奋药中毒等。常用的药物除苯二氮䓬类、巴比妥类、水合氯醛等外，注射硫酸镁也有很好的抗惊厥作用。

硫酸镁（magnesium sulfate）

硫酸镁可因不同的给药途径产生不同的作用。外敷可消炎去肿；口服产生导泻和利胆作用。

注射硫酸镁可产生抗惊厥、降血压作用，其抗惊厥和降血压的主要机制是：Mg^{2+} 是 Ca^{2+} 的天然拮抗剂，能特异性地竞争 Ca^{2+} 受点，阻断 Ca^{2+} 的各种作用，产生骨骼肌松弛（运动神经末梢释放 Ach 减少，是抗惊厥的主要原因）、平滑肌舒张、心肌抑制、血压下降、中枢抑制等效应。

临床上常用于缓解子痫、破伤风等引起的惊厥，也常用于高血压危象的治疗。血镁过高可产生肌腱反射消失、呼吸抑制、血压剧降和心搏骤停等中毒症状。肌腱反射消失是呼吸抑制的先兆，注射硫酸镁中毒时应立即进行人工呼吸，并缓慢静脉注射氯化钙或葡萄糖酸钙对抗解救。

🏥 常用制剂与用法

地西泮　片剂：2.5 mg、5 mg。注射液：10 mg/2 mL。抗焦虑、镇静，每次 2.5～5 mg，3次/天，口服；催眠，每次 5～10 mg，睡前口服；癫痫持续状态，每次 10 mg，缓慢静脉注射。

氟西泮　胶囊剂：15 mg、30 mg。催眠，每次 15～30 mg，睡前口服。

硝西泮　片剂:5 mg。催眠,每次 5～10 mg,睡前口服;抗癫痫,每次 2～10 mg,3 次/天。

艾司唑仑　片剂:1 mg、2 mg。镇静,每次 1～2 mg,3 次/天,口服;催眠,每次 2～4 mg,睡前口服。

奥沙西泮　片剂:15 mg、30 mg。抗焦虑,每次 15～30 mg,3 次/天,口服。

三唑仑　片剂:0.25 mg、0.5 mg。催眠,每次 0.25～0.5 mg,睡前口服。

苯巴比妥钠　片剂:15 mg、30 mg、100 mg。抗惊厥,0.1～0.2 g,肌内注射;癫痫持续状态,0.1～0.2 g,缓慢静脉注射。

硫喷妥钠　注射剂:0.5 g。麻醉,每次 0.5 g,临用前配成 1.25%～2.5%溶液,缓慢静脉注射直至病人入睡。

硫酸镁　注射剂:1.25 g/10 mL。每次 1.25～2.5 g,肌内注射或静脉滴注,用时备好氯化钙。

随堂检测

一、选择题

(A₁ 型题)

1. 镇静催眠药的最佳服药时间为(　　)。

A. 晨起　　　　B. 每餐后　　　　C. 晚饭前　　　　D. 晚饭后　　　　E. 睡前半小时

2. 有关地西泮的叙述,错误的为(　　)。

A. 口服比肌内注射吸收迅速　　　　　　　　B. 主要在肝脏代谢

C. 能治疗癫痫持续状态　　　　　　　　　　D. 较大量可引起全身麻醉

E. 其代谢产物也有作用

3. 地西泮的药理作用不包括(　　)。

A. 镇静催眠　　B. 抗焦虑　　　C. 抗癫痫　　　D. 抗惊厥　　　E. 抗震颤麻痹

4. 地西泮不用于(　　)。

A. 焦虑症　　　　　　　　　B. 麻醉前给药　　　　　　　C. 小儿高热惊厥

D. 癫痫持续状态　　　　　　E. 诱导麻醉

5. 地西泮中毒的特异性解毒药是(　　)。

A. 尼可刹米　　B. 氟马西尼　　C. 洛贝林　　　D. 钙剂　　　　E. 贝美格

6. 苯巴比妥类药物过量中毒,为了促使其快速排泄应(　　)。

A. 碱化尿液,使解离度增大,增加肾小管再吸收

B. 碱化尿液,使解离度增大,减少肾小管再吸收

C. 碱化尿液,使解离度减小,增加肾小管再吸收

D. 酸化尿液,使解离度增大,增加肾小管再吸收

E. 酸化尿液,使解离度增大,减少肾小管再吸收

二、简答题

1. 苯二氮䓬类药物的药理作用与临床应用有哪些?

2. 巴比妥类药物的临床应用有哪些?

3. 为什么苯二氮䓬类药物取代了巴比妥类药物用于镇静催眠?

任务二　抗癫痫药

 要点导航

重点:抗癫痫药的临床应用、不良反应与用药监护。
难点:抗癫痫药的作用机制。

癫痫是大脑局部神经元突发性异常放电,并向周围正常组织扩散,导致短暂的大脑功能障碍的一种神经系统常见病,主要表现为运动、感觉、意识以及精神方面的异常。由于异常放电的部位不同,其临床表现多种多样。

知识链接

癫痫的临床类型

癫痫依据发作时的症状,可分为局限性发作和全身性发作,主要包括以下5种类型。

1. 强直-阵挛性发作(大发作)　多数病人表现为先发出尖叫声,后意识丧失而跌倒,全身肌肉强直、呼吸停顿,数秒后转为阵挛性抽搐,抽搐逐渐加重,口吐白沫,历时数十秒,阵挛期呼吸恢复,部分病人有大小便失禁,每次发作历时数十秒至几分钟不等。抽搐后全身松弛,病人清醒或进入昏睡,此后意识逐渐恢复,且对之前发生的事情不能记忆。

2. 失神性发作(小发作)　突然短暂意识丧失,动作中断,但无抽搐,持续数秒钟即恢复,每日可反复发作数次至数十次不等,多见于儿童。

3. 复合性局限性发作(精神运动性发作)　主要表现为阵发性精神失常,病人突然意识模糊,伴有不规则及不协调动作,如吮吸、摇头、挣扎等。发作可持续数小时至数日,病变多见于颞叶与额叶。

4. 单纯部分性发作(局限性发作)　发作时无意识障碍,只表现为局部肢体运动或感觉障碍,如一侧口角、手指或足趾的发作性抽动或感觉异常,发作持续时间常在1 min以内。

5. 癫痫持续状态　指病人癫痫大发作持续状态,反复抽搐,持续意识不清,抢救不及时可危及生命。

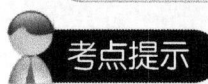 **考点提示**

各种类型癫痫的首选药。

一、常用抗癫痫药

苯妥英钠(sodium phenytoin)

苯妥英钠又名大仑丁,碱性较强,刺激性大,不宜肌内注射。本品口服吸收慢而不规则,连续服药,6～10日方可达到稳态浓度,血浆蛋白结合率约为90%,吸收后能快速分布到全身组织,易透过血脑屏障。大部分经肝代谢,经肾排泄,代谢受肝微粒体酶活性影响较明显,且个体差异大,应用时注意剂量个体化。

【药理作用与临床应用】

1. 抗癫痫 苯妥英钠具有膜稳定作用,阻止病灶部位的高频异常放电及其向周围正常组织的扩散,对正常低频放电无明显影响。为防治癫痫大发作和局限性发作的首选药,也用于精神运动性发作,对小发作无效。

2. 治疗外周神经痛 对三叉神经痛、舌咽神经痛及坐骨神经痛有较好疗效,可减少发作次数,缓解疼痛。

3. 抗心律失常 用于强心苷中毒引起的心律失常。

【不良反应与用药监护】

1. 局部刺激 苯妥英钠刺激性大,口服引起胃肠道反应,出现恶心、呕吐,胃痛和食欲减退等,与食物同服或饭后服用可减轻;静脉给药刺激性较强,甚至引起静脉炎,应选择较大血管;因少量药物经唾液排出刺激胶原蛋白增生,20%左右的病人可出现牙龈增生,注意口腔卫生后可减轻,停药后可逐渐恢复。

2. 神经系统反应 过量或用药时间过长可引起急性中毒,表现为共济失调、眼球震颤、运动障碍等,严重者引起精神错乱,甚至昏睡、昏迷。

3. 造血系统反应 久服可致叶酸吸收和代谢障碍,引起巨幼红细胞性贫血,一旦出现,应用甲酰四氢叶酸治疗;偶见粒细胞减少、血小板缺乏、再生障碍性贫血等。长期使用应定期检查血常规。

4. 其他 可加速维生素D代谢,长期服用易引起低钙血症、软骨病及佝偻病,可加用维生素D预防;少数病人出现过敏反应,可见药物热、皮疹、剥脱性皮炎等;静脉注射过快可引起心律失常、血压下降;妊娠早期用药,偶致畸胎,孕妇禁用;偶见男性乳房增大、女性多毛症、肝损害;久用骤停可使癫痫发作加剧,故不可突然停药。

苯巴比妥(phenobarbital)

苯巴比妥又名鲁米那,为长效巴比妥类药物,兼有镇静催眠及抗癫痫作用。其抗癫痫作用主要是由于增加了抑制性神经元 γ-氨基丁酸的作用,既抑制了病灶的异常高频放电,又抑制了异常放电的扩散。临床上可用于各种类型的癫痫,对癫痫大发作效果好,对精神运动性发作和局限性发作效果也较好,静脉滴注还可用于癫痫持续状态,对癫痫小发作效果差。因其中枢抑制作用明显,长期应用易引起耐受性,多次连用可致蓄积中毒,故不作为各类癫痫的首选药。本品为镇静催眠药,服用后易出现困倦、嗜睡、精神萎靡等现象。苯巴比妥具有肝药酶诱导作用,可加速自身及多种药物的代谢,与其他药物合用时应注意调整剂量。

扑米酮(primidone)

扑米酮又名扑痫酮,结构与苯巴比妥相似,在体内可代谢成苯巴比妥和苯乙基丙二酰胺。扑米酮及其代谢产物均有抗癫痫活性,对部分性发作和大发作的疗效优于苯巴比妥;对复杂部分发作的疗效不及卡马西平和苯妥英钠,对小发作无效,不作为一线抗癫痫药物。与苯妥英钠和卡马西平合用能增强疗效。

常见的不良反应为恶心、呕吐、镇静、嗜睡、性格改变、共济失调等;偶可发生造血系统反应,如巨幼红细胞性贫血、白细胞减少和血小板减少等;少数病人还可出现骨质疏松和佝偻病;肝、肾功能不全者禁用。约10%患者因毒性反应严重而停药。

乙琥胺(ethosuximide)

乙琥胺口服吸收完全,用药后3 h可达血药浓度峰值,连续用药7日可达稳态浓度,易通过血脑屏障,经肝代谢,肾排泄。临床主要用于癫痫小发作,其疗效虽不及氯硝西泮,但副作用较少,至今仍是治疗小发作的首选药。对其他类型癫痫无效。

常见副作用有胃肠道反应,出现恶心、呕吐、食欲缺乏等;其次是神经系统症状,易引起嗜睡、眩晕、焦虑、抑郁、精神异常等,故有精神病史者慎用;偶见粒细胞缺乏症,甚至再生障碍性贫血。

卡马西平(carbamazepine)

卡马西平又名酰胺咪嗪,为广谱抗癫痫药,口服吸收缓慢,2~4 h血药浓度达高峰。作用机制与苯妥英钠相似,对精神运动性发作效果最好,常作为首选。对大发作、局限性发作、小发作以及混合型癫痫均有效,还可减轻癫痫并发的精神症状。本品对锂盐无效的躁狂、抑郁症也有效。

常见的不良反应有胃肠道反应、嗜睡、皮疹、共济失调等,偶见严重的不良反应有骨髓抑制和肝损害,故用药期间应定期检查血常规及肝功能。

丙戊酸钠(sodium valproate)

丙戊酸钠为广谱抗癫痫药,口服吸收良好,对各种类型的癫痫发作都有一定疗效。对大发作不及苯妥英钠和卡马西平;对非典型小发作的疗效不及氯硝西泮;对复杂部分性发作的疗效近似卡马西平;对失神小发作的疗效优于乙琥胺,但因其严重的肝毒性,不作为首选药。对其他药物控制效果不明显的顽固性癫痫可能奏效。本品能显著提高苯妥英钠、苯巴比妥、乙琥胺和氯硝西泮的血药浓度。丙戊酸钠与苯妥英钠、苯巴比妥、卡马西平和扑米酮合用,会降低本药的血药浓度和抗癫痫作用。

常见不良反应主要是胃肠道反应和神经系统反应,如消化不良、恶心、呕吐、眩晕、疲乏、共济失调等。40%用药病人可出现无症状性的氨基转移酶升高,10岁以下儿童多药合用甚至可发生致死性肝衰竭,服药期间应定期检查肝功能。偶见皮疹、血小板减少及听力下降。

拉莫三嗪(lamotrigine)

拉莫三嗪,是新型抗癫痫药,适用于12岁以上的儿童及成人的单药治疗。其不良反应有头痛、疲倦、恶心、头晕、嗜睡、皮疹等。

二、抗癫痫药的用药原则

癫痫是一种慢性疾病,需坚持长期用药,应用抗癫痫药治疗总的原则是使用最少的药物和最小剂量,最大限度地控制癫痫发作,同时使不良反应降到最低。临床要做到早期治疗、合理选药、单药为主、剂量个体化、长期及规律用药、缓慢停药、定期复查。

（1）根据发作类型,合理选择药物。

（2）抗癫痫药物的有效剂量个体差异很大,应从小剂量开始逐渐增加剂量,直到获得最佳疗效,且不出现严重不良反应为宜,必要时监测血药浓度,调整剂量。

（3）单一类型的癫痫,最好选用一种有效的药物,如果一种药物难以奏效的或者混合类型的癫痫,常需两种或两种以上药物合用,联合用药切忌过多,毒性相近的避免合用,并应注意药物间的相互作用,及时调整剂量。

（4）停药应缓慢进行,治疗中不可突然停药,应在控制癫痫发作 2 年后逐渐开始停药,且整个停药过程要在半年以上,否则易导致复发。在治疗过程中如需更换药物,应在原药基础上加用新药,待发挥疗效后,再逐渐减量直至停用原药。

（5）长期用药应定期检测血常规、肝功能等,防止发生严重不良反应。

🏥 常用制剂与用法

苯妥英钠 片剂:50 mg、100 mg。注射剂:250 mg/5 mL。抗癫痫,口服,开始每次 100 mg,2～3 次/天,数日后逐增至每天 600 mg。癫痫持续状态:静脉注射,每次 100～250 mg,必要时经 30 min 再注射 100～150 mg。

苯巴比妥 片剂:15 mg、30 mg。镇静:每次 15～30 mg,3 次/天。催眠:每次 30～90 mg,睡前服。抗癫痫:每次 15～30 mg,3 次/天,极量每天 180 mg。

扑米酮 片剂:50 mg、100 mg。口服,开始每次 0.15 g,逐渐增量至每次 0.2 g,3 次/天。极量不超过每天 1.5 g。

乙琥胺 胶囊剂:0.25 g。口服,每次 0.5 g,1 次/天。以后可酌情渐增剂量。剂量达每天 2 g 时,需分次服药。

卡马西平 片剂:100 mg。开始每次 0.1 g,2 次/天;以后逐渐增加剂量,直到出现疗效为止,极量不超过每天 1.2 g。

丙戊酸钠 片剂:200 mg;糖浆剂:300 mL(40 mg/mL)。每天 0.6～1.2 g,分 2～3 次服,极量每天 1.8～2.4 g。

🏥 随堂检测

一、选择题

（A₁ 型题）

1. 癫痫小发作首选（　　）。

A. 乙琥胺　　　B. 卡马西平　　　C. 苯巴比妥　　　D. 苯妥英钠　　　E. 丙戊酸钠

2. 癫痫持续状态首选（　　）。

A. 乙琥胺　　　　　　　　B. 卡马西平　　　　　　　　C. 苯巴比妥

D. 地西泮静脉滴注　　　　　　E. 丙戊酸钠

3. 对癫痫小发作无效,甚至使病情加重的药物是(　　　)。

A. 乙琥胺　　　B. 卡马西平　　　C. 苯巴比妥　　　D. 苯妥英钠　　　E. 丙戊酸钠

4. 具有广谱抗癫痫作用的药物是(　　　)。

A. 乙琥胺　　　B. 卡马西平　　　C. 苯巴比妥　　　D. 苯妥英钠　　　E. 丙戊酸钠

5. 除具有抗癫痫作用以外,还具有抗心律失常作用的药物是(　　　)。

A. 乙琥胺　　　B. 卡马西平　　　C. 苯巴比妥　　　D. 苯妥英钠　　　E. 丙戊酸钠

6. 治疗大发作和小发作混合型癫痫应选用(　　　)。

A. 乙琥胺　　　B. 卡马西平　　　C. 苯巴比妥　　　D. 苯妥英钠　　　E. 丙戊酸钠

7. 抗癫痫治疗中,错误的用药方法是(　　　)。

A. 正确选药　　　　　　　B. 长期用药　　　　　　　　　C. 从小剂量到大剂量

D. 逐渐停药　　　　　　　E. 从大剂量到小剂量

二、简答题

1. 各型癫痫的首选药是什么?

2. 王某,男,18岁。癫痫发作11年,近2年在院外接受了多种的"中成药"治疗,但最近半年来癫痫发作较前更为频繁,每周都有抽搐发作,甚至几日连续出现癫痫发作,并出现反应迟钝、头晕等情况,经检查病人血液中有5种抗癫痫药物成分,同时脑电图显示中毒性脑损伤,肝功能出现异常。

(1) 该病人的抗癫痫治疗是否恰当?

(2) 应如何制订正确的治疗方案?

3. 简述癫痫联合用药的原则。

任务三　抗精神失常药

 要点导航

重点:氯丙嗪的作用、临床应用、主要不良反应与用药监护。

难点:氯丙嗪对中枢神经系统的作用机制。

精神失常(psychiatric disorders)是由多种原因引起的以认知、思维、情感和行为等精神活动障碍为主的一类疾病,常见的类型有精神分裂症、躁狂症、抑郁症和焦虑症等。用于治疗这类疾病的药物称为抗精神失常药,包括抗精神病药(antipsychotic drugs)、抗躁狂症药(antimanic drugs)、抗抑郁症药(antidepressive drugs)和抗焦虑症药(antianxiety drugs)。

一、抗精神病药

抗精神病药主要用于精神分裂症的治疗,对其他精神失常的躁狂症状也有效。根据其化学结构,分为吩噻嗪类、硫杂蒽类、丁酰苯类和其他类。

(一) 吩噻嗪类

氯丙嗪(chlorpromazine)

氯丙嗪又名冬眠灵,是吩噻嗪类抗精神病药的代表药,也是第一个抗精神病药。口服吸收慢且不规则,肌内注射易吸收,易透过血脑屏障,脑组织内浓度可达血浆浓度的 10 倍。主要在肝代谢,由肾排泄。因氯丙嗪脂溶性高,易蓄积于脂肪组织,排泄缓慢,停药后数周甚至半年仍可在尿中检出其代谢产物。氯丙嗪在体内的消除随年龄增加而减慢,老年患者应减量服用。不同个体服用相同剂量的氯丙嗪其血药浓度可相差 10 倍以上,故给药剂量应个体化。

【药理作用】　阻断中枢多巴胺(DA)受体,也可阻断 α 受体和 M 受体,作用广泛。

1. 对中枢神经系统的作用

(1)镇静、安定和抗精神病作用　氯丙嗪对中枢神经系统有较强的抑制作用。正常人服用氯丙嗪后表现为安定、镇静、活动减少、感情淡漠、迟钝、对周围事物不感兴趣,有嗜睡感,在安静环境中易诱导入睡,但易觉醒。与巴比妥类药物不同,其加大剂量也不会产生麻醉效应。

知识链接

多巴胺能神经通路与氯丙嗪作用机制

脑内多巴胺能神经通路主要有 4 条:中脑-边缘通路、中脑-皮质通路与人的精神情绪及行为活动有关;黑质-纹状体通路与锥体外系的运动功能有关;结节-漏斗通路与神经内分泌活动和体温调节有关。氯丙嗪阻断前两条通路产生抗精神病作用,但阻断黑质-纹状体通路、结节-漏斗通路则分别产生锥体外系反应和内分泌紊乱等不良反应。

(2)镇吐作用　氯丙嗪具有强大镇吐作用,小剂量可阻断延髓催吐化学感受区的 DA 受体,大剂量则直接抑制呕吐中枢。

(3)对体温调节的影响　氯丙嗪对下丘脑体温调节中枢有很强的抑制作用,可使体温调节功能减弱,而使体温随外界温度变化而有所升降。

(4)加强中枢抑制药的作用　氯丙嗪与麻醉药、镇静催眠药、镇痛药等中枢抑制药合用时,可使中枢抑制加强,应适当减量,以免加深对中枢神经系统的抑制。

2. 对自主神经系统的作用

(1)α 受体阻断作用　氯丙嗪可阻断外周血管上的 α 受体,使血管扩张,血压下降,但不良反应较多,故不用于高血压的治疗。

(2)M 受体阻断作用　氯丙嗪对 M 受体阻断作用较弱,较大剂量时可出现类阿托品样作用,如口干、视物模糊、便秘等。

3. 对内分泌系统的作用　氯丙嗪阻断结节-漏斗通路的 DA 受体,可引起催乳素分泌增多,乳房肿大、溢乳;卵泡刺激素和黄体生成素分泌减少,引起排卵延迟、停经;抑制促皮质激素释放,使肾上腺皮质激素分泌减少;抑制垂体生长激素的释放,影响青少年生长发育,可适用于治疗巨人症。

【临床应用】

1. 精神分裂症 临床主要用于各型精神分裂症的治疗,可迅速控制兴奋、躁狂、妄想、幻觉等阳性症状,连续用药 6 周至 6 个月后,行为活动及精神运动性兴奋等逐渐消失,理智恢复、情绪安定、表现合作、生活自理,该作用无耐受性。氯丙嗪主要用于 Ⅰ 型患者的治疗,对急性期病人疗效较好,但不能根治,需要长期用药治疗;对慢性精神分裂症病人疗效较差;对 Ⅱ 型患者无效甚至使之加重;对其他精神病伴有的兴奋、躁狂、紧张及妄想等症状也有显著疗效;对各种器质性精神病和症状性精神病的兴奋、幻觉和妄想等症状也有明显缓解作用,但症状控制后应立即停药。

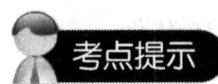 考点提示

氯丙嗪的临床应用和不良反应。

知识链接

精神分裂症的临床类型

精神分裂症临床可分为 Ⅰ 型和 Ⅱ 型,Ⅰ 型主要表现为阳性症状(幻觉、妄想、躁狂等)为主;Ⅱ 型则以阴性症状(情感迟钝、意识减退、主动性缺乏)为主。

2. 呕吐和顽固性呃逆 氯丙嗪有强大镇吐作用,对各种药物(如吗啡、洋地黄、抗肿瘤药等)和疾病(如恶性肿瘤、尿毒症等)引起的呕吐均有显著疗效。因不能对抗前庭刺激引起的呕吐,对晕动病无效。氯丙嗪还可抑制位于延髓催吐化学感受区旁的呃逆调解中心,故对顽固性呃逆有效。

3. 人工冬眠和低温麻醉 临床上应用氯丙嗪与其他中枢抑制药(异丙嗪、哌替啶)合用,配合物理降温,使机体处于冬眠状态,称为人工冬眠。人工冬眠疗法减轻了机体的过度应激反应,改善了微循环,为其原发病的治疗争取了时间,可用于严重的创伤性休克、中毒性休克、重症感染所致的持续高热不退或伴惊厥者及甲状腺危象等病症的辅助治疗,也可用于低温麻醉。

【不良反应与用药监护】

1. 一般不良反应 中枢抑制作用,如嗜睡、无力等;阻断 M 受体,引起口干、便秘、视物模糊等;阻断 α 受体,出现体位性低血压。为防止出现体位性低血压,注射给药后应卧床休息 1~2 h,必要时静脉滴注去甲肾上腺素纠正低血压。氯丙嗪局部刺激性较强,应进行深部肌内注射;静脉注射可引起血栓性静脉炎,应用生理盐水或葡萄糖溶液稀释后缓慢注射。

2. 锥体外系反应 长期大量应用氯丙嗪治疗精神分裂症时,因阻断黑质-纹状体通路的DA 受体,而出现锥体外系反应,主要表现为:

(1)帕金森综合征 多见于中老年,表现为肌张力增高、面容呆板、动作迟缓、流涎、肌肉震颤等,发生于用药 3 个月内。

(2)静坐不能 多见于中年,表现为坐立不安、反复徘徊、心烦意乱。

(3)急性肌张力障碍 多见于青少年,表现为强迫性张口、伸舌、斜颈、呼吸运动障碍及吞咽困难等。多发生于用药后 1~5 日。

以上三种表现减量或停药后可缓解,必要时可应用中枢抗胆碱药(如苯海索、东莨菪碱)治疗。

（4）迟发性运动障碍　表现口-面部不自主的刻板运动（口-舌-颊三联症），可伴有舞蹈样手足徐动症，有器质性脑病病人容易发生。此类表现减量或停药后不易消失，应用中枢抗胆碱药无效甚至加重症状。

3. 过敏反应　常见皮疹、光敏性皮炎、哮喘等。

4. 内分泌系统反应　因长期应用氯丙嗪阻断了结节-漏斗通路的 DA 受体，可引起内分泌紊乱，如乳腺增大、溢乳、闭经、性功能障碍、抑制儿童生长等。

5. 急性中毒　一次服用超大剂量氯丙嗪可发生急性中毒，出现昏睡、血压迅速下降，甚至休克、心动过速、心肌损害、心电图异常等。目前无特效解毒药，应立即采取对症治疗。

6. 其他　氯丙嗪本身可引起精神异常，应与原有疾病鉴别；少数病人可出现惊厥和癫痫，必要时加用抗癫痫药物，偶见肝细胞损害、急性粒细胞减少、溶血性贫血和再生障碍性贫血等，应立即停药。

有癫痫病史、青光眼、严重肝功能损害、乳腺增生症、乳腺癌病人禁用。对冠心病病人易导致猝死，应慎用。

奋乃静（perphenazine）

药理作用与氯丙嗪相似，用于精神分裂症，也可用于器质性精神病、症状性精神病、老年性精神障碍及儿童攻击性行为障碍。对慢性精神分裂症病人疗效优于氯丙嗪。镇吐作用较强，可用于各种原因所致的呕吐或顽固性呃逆。镇静作用较弱，对血压的影响较小。锥体外系反应较易发生且严重。

氟奋乃静（fluphenazine）

抗精神病作用比奋乃静强，且较久，主要用于妄想、紧张型精神分裂症。镇静、降低血压作用微弱，锥体外系反应比奋乃静更多见。

三氟拉嗪（trifluoperazine）

抗精神病作用与镇吐作用均比氯丙嗪强，作用出现快而持久。主要用于治疗精神病，对急、慢性精神分裂症均有效，尤其对妄想型、紧张型精神分裂症效果较好。本品锥体外系反应发生率较高。

硫利达嗪（thioridazine）

镇静作用强，抗幻觉妄想作用不及氯丙嗪，药效缓和，锥体外系反应少见，老年人易耐受。临床用于治疗急、慢性精神分裂症、躁狂症、更年期精神病、神经官能症等。本品几乎没有止吐作用。

（二）硫杂蒽类

氯普噻吨（chlorprothixene）

氯普噻吨又名泰尔登，药理作用与氯丙嗪相似，其特点是：①镇静作用较氯丙嗪强；②抗精神病作用比氯丙嗪弱；③有抗抑郁和抗焦虑作用；④阻断 α 受体和 M 受体作用较弱。临床用于伴有焦虑或抑郁症状的精神分裂症、更年期抑郁症、焦虑性神经官能症等。不良反应与氯丙嗪相似但较轻。

（三）丁酰苯类

氟哌啶醇（haloperidol）

氟哌啶醇是一种典型的抗精神病药,药理作用和临床应用与吩噻嗪类相似,其特点是:①抗精神病作用强而久,有很好的抗幻觉、妄想和抗兴奋、躁动作用,主要用于治疗以兴奋、躁动、幻觉、妄想为主的精神分裂症、躁狂症;②镇吐作用较强,可用于呕吐和顽固性呃逆;③镇静、阻断α受体及M受体作用较弱;④锥体外系反应发生率高,程度严重。

氟哌利多（droperidol）

氟哌利多又名氟哌啶,体内代谢快,维持时间短,药理作用与氟哌啶醇相同,临床用于治疗精神分裂症的急性精神运动性兴奋躁狂状态。本品有神经安定作用及增强镇痛药的镇痛作用,将其与强镇痛药芬太尼一同静脉注射,可使病人产生一种特殊麻醉状态(精神恍惚、活动减少、痛觉消失等),称为"神经安定镇痛术",可用于某些小手术、烧伤大面积换药、各种内窥镜检查及造影等。

（四）其他类

五氟利多（penfluridol）

五氟利多为长效抗精神病药,口服吸收缓慢,每周口服1次即可维持疗效。抗精神病作用较强,用于治疗各型精神分裂症,更适用于病情缓解者的巩固和维持治疗。不良反应与氟哌啶醇类似。

舒必利（sulpiride）

舒必利又名止呕灵,临床用于治疗急、慢性精神分裂症,也可用于其他药物无效的难治病例。本品止吐效果强于氯丙嗪,无明显镇静作用,锥体外系反应较少。

氯氮平（clozapine）

氯氮平又名氯扎平,系苯二氮䓬类,为新型抗精神病药,抗精神病作用强而起效快。本品对精神病阳性症状及阴性症状均有一定效果,主要用于其他抗精神病药无效或锥体外系反应过强的病人。几乎没有锥体外系反应,可引起粒细胞减少,严重者可致粒细胞缺乏。

利培酮（risperidone）

利培酮,是新型的第二代非典型抗精神病药品,适用于治疗首发急性和慢性患者,对认知功能障碍和继发性抑郁也有治疗作用。应用方便、见效快、锥体外系反应轻,已成为治疗精神分裂症的一线用药。

二、抗躁狂症药

躁狂症是以情感的病理性高涨为特征的一种精神失常,又称情感性精神障碍,发作时患者情绪高涨、思维敏捷、动作增多。上述大多抗精神病药对躁狂症有效,卡马西平、丙戊酸钠等抗癫痫药也有抗躁狂症作用。目前临床最常用的抗躁狂症药是碳酸锂。

碳酸锂(lithium carbonate)

口服吸收快而完全,生物利用度为100%,但通过血脑屏障进入脑组织和神经细胞慢,按常规给药6～7日达稳态血药浓度,脑脊液达稳态血药浓度则更慢,故显效较慢。随着年龄的增加,$t_{1/2}$逐渐延长,排泄减慢,故肾衰竭及老年病人,需调整给药剂量。

【药理作用与临床应用】 治疗量锂盐对正常人精神活动无明显影响,但对躁狂症发作者则有明显稳定情绪的作用,对抑郁也有效。临床主要用于治疗躁狂症;对精神分裂症的兴奋躁动有效;对躁狂和抑郁交替循环发作的双相情感性精神障碍也有很好的治疗作用。

【不良反应与用药监护】 锂盐的治疗指数低,安全范围窄。早期可出现口干、口渴、恶心、呕吐、腹泻、上腹痛、肢体震颤等。久用可引起碘代谢异常,导致甲状腺功能低下或甲状腺肿大,停药后可恢复,重者可用甲状腺素治疗。超过2.0 mmol/L即可引起严重中毒反应,出现脑病综合征,如肌张力增高、深反射亢进、震颤、共济失调、癫痫发作、意识障碍直至昏迷。一旦发现中毒征象,应立即停药,并依病情给予对症治疗及支持疗法。老年人、肾功能不全者、严重心脏疾病患者禁用。

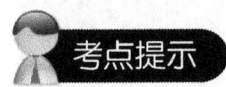
考点提示

抑郁症药的分类与代表药物。

三、抗抑郁症药

抑郁症是一种常见的精神疾病,主要表现为情绪低落、思维迟缓、缺乏主动性、自责自罪等,比较公认的发生机制是"单胺假说",其认为体内5-羟色胺(5-HT)和NA相对或绝对不足是导致抑郁的主要原因。目前治疗抑郁症的药物主要包括三环类抗抑郁症药、NA摄取抑制药、5-HT再摄取抑制药和其他抗抑郁症药。

(一) 三环类抗抑郁症药

三环类抗抑郁症药属于非选择性单胺摄取抑制药,主要通过抑制5-HT、NA的再摄取,使突触间这两种神经递质增多,而起到抗抑郁症的作用。代表药物有丙咪嗪、阿米替林等。

丙咪嗪(imipramine)

丙咪嗪又名米帕明,口服吸收迅速,通过阻断NA和5-HT在神经末梢的再摄取,使突触间隙的这两种神经递质浓度提高,从而发挥抗抑郁作用。

【药理作用与临床应用】 正常人服用丙咪嗪后会出现安静、嗜睡,连续服用甚至出现思维缓慢、注意力不集中。抑郁症病人连续用药后,可使情绪提高、思维敏捷、精神振奋,表现为明显的抗抑郁作用。主要用于各种原因引起的抑郁症,尤以情感障碍性抑郁症疗效显著,亦用于反应性抑郁症、更年期抑郁症,对精神病的抑郁症状效果较差。本药起效慢,连续用药2～3周后才见效,故不作应急药物使用。可用于儿童遗尿症的治疗。

【不良反应与用药监护】

1. M受体阻断作用 治疗量丙咪嗪有抗胆碱作用,而出现口干、便秘、视物模糊、扩瞳、排尿困难等,前列腺肥大及青光眼病人禁用。

2. 心血管系统反应 可引起体位性低血压、心律失常,大剂量可致心肌损伤,故心血管系统疾病病人慎用。

3. 中枢神经系统反应 表现为乏力、肌肉震颤。大剂量引起躁狂、精神紊乱,甚至癫痫发作等。

4. 其他 偶见荨麻疹、肝功能异常、粒细胞减少等。

阿米替林(amitriptyline)

本品口服吸收完全,其代谢产物去甲替林仍有抗抑郁作用,排泄慢,停药 3 周仍可在尿中检出。阿米替林抗抑郁作用与丙咪嗪相似,但其镇静作用与抗胆碱作用比丙咪嗪强,在三环类抗抑郁症药中镇静效应最强。临床适用于各类抑郁症,对兼有焦虑和抑郁症状的病人,疗效优于丙咪嗪,一般用药 7～10 日可产生明显疗效。本药也用于遗尿症。

不良反应与丙咪嗪相似,因其抗胆碱作用较强,治疗初期即可出现多汗、口干、视物模糊、排尿困难、便秘等症状;还可出现嗜睡、震颤、眩晕、癫痫、体位性低血压,偶见骨髓抑制及中毒性肝损害等,因此不能长期服用。

(二) NA 摄取抑制药

该类药物有选择性抑制 NA 再摄取的作用,而对5-HT 摄取影响较少,用于以脑内 NA 缺乏为主的抑郁症。

地昔帕明(desipramine)

地昔帕明又名去甲丙咪嗪,对 NA 摄取的抑制作用极强,为抑制 5-HT 再摄取的 100 倍以上,具有较强的抗抑郁作用,但镇静作用与抗胆碱作用弱,临床适用于轻、中度抑郁症的治疗,不良反应较丙咪嗪少而轻微,主要为口干、头晕、失眠等。

马普替林(maprotiline)

马普替林,为第二代抗抑郁药,可选择性抑制 NA 在神经末梢的再摄取,对5-HT的摄取几乎没有影响。作用类似丙咪嗪和阿米替林,其抗抑郁作用奏效较快,而抗 M 受体作用和镇静作用较轻。其优点是起效快、易耐受、副作用少、抗抑郁作用广。临床上可用于各型抑郁症的治疗,也可用于伴有抑郁或激越行为的儿童和夜尿者。不良反应与阿米替林相似,但抗 M 样作用和镇静副作用较少,偶见皮疹、皮炎和粒细胞缺乏。

(三) 5-HT 再摄取抑制药

该类药物是 70 年代才开始研制的一类新型抗抑郁症药物,其对神经末梢 5-HT 的再摄取的抑制作用选择性更高,而对其他神经递质的作用很小。故其不良反应相对较少,临床主要用于由于脑内 5-HT 减少所致的抑郁症,也用于病因不明但其他药物疗效不佳的抑郁症病人。

氟西汀(fluoxetine)

氟西汀,主要是通过选择性抑制中枢神经对 5-HT 的再摄取,而发挥抗抑郁作用。口服吸收良好,服药数周后达到稳态血药浓度,临床上广泛用于抑郁症,对强迫症、神经性厌食症也有疗效,不良反应较少,偶见厌食、恶心、腹泻、失眠、头痛、流汗、震颤、惊厥、性功能障碍等。

（四）其他抗抑郁症药

曲唑酮（trazodone）

口服吸收良好,其活性代谢产物在脑内浓度比血中浓度高。除抗抑郁作用外,有显著的镇静作用,几乎无 M 受体阻断作用,对心血管系统影响很小。临床用于治疗各种抑郁症及伴有抑郁症状的焦虑症。不良反应较少见,偶见粒细胞减少。孕妇、哺乳期妇女禁用。

反苯环丙胺（tranylcypromine）

反苯环丙胺是单胺氧化酶（MAO）抑制药,减少 NA 和 5-HT 的降解。主要用于抑郁症的治疗,也用于焦虑症和强迫症。常见的不良反应有口干、便秘、视物模糊、头晕、乏力、恶心、睡眠障碍、性功能障碍等,严重者可出现高血压危象和中毒性肝炎。癫痫和肝功能损害者慎用,心脑血管疾病患者禁用,不能与三环类抗抑郁症药同时使用。

知识链接

精神病患者如何防止病情复发

1. 督促患者按时服药　在复发患者中,自行停药者占 54%～77%。维持用药的病人复发率较低,而没有维持治疗的病人复发率高达 80% 以上。

2. 定期带病人到医院复查　一般情况下,应 1 个月复查一次,如果有特殊情况可随时就诊。

3. 注意发现复发的征兆,及时处理　注意观察病人是否有下列症状,如睡眠障碍、特别是昼夜节律颠倒——夜间看书、写字、听音乐等,白天卧床不起,情绪不稳定,烦躁易怒,或者发呆发愣;突然否认自己有精神病,拒绝服药、就诊。

4. 创造一个良好的环境　给予患者一个平静和有规律的生活环境;激励和陪伴他们参与活动;锻炼病人的生活、工作能力,接触社会、正视现实,勿过分照顾甚至监视,要对患者有信心,让他们学习独立。

常用制剂与用法

盐酸氯丙嗪　片剂:12.5 mg、50 mg。每次 12.5～50 mg,3 次/天,口服。注射剂:25 mg/mL、50 mg/2 mL。每次 25～50 mg,肌内注射。治疗精神病宜从小剂量开始,轻症每日 300 mg,重症每天 600～800 mg,好转后逐渐减至维持量（每天 50～100 mg）。拒服药者用每次 50～100 mg,加于 25% 葡萄糖注射液 20 mL 内,缓慢静脉注射。

奋乃静　片剂:2 mg、4 mg。每次 2～4 mg,3 次/天,口服。注射剂:5 mg/mL。每次 5～10 mg,肌内注射。治疗精神病:轻症每天 20～30 mg,重症每天 40～60 mg,分 2 次肌内注射。

盐酸氟奋乃静　片剂:2 mg、5 mg。治疗精神分裂症每天 10～20 mg,分 2～3 次服。

盐酸三氟拉嗪　片剂:1 mg、5 mg。每次 5～10 mg,3 次/天。

硫利达嗪　片剂:10 mg、25 mg。治疗精神病,每天 200～600 mg,口服。治疗神经官能症,每天 30～200 mg,口服。

氯普噻吨　片剂:12.5 mg、25 mg。每次 25～50 mg,3 次/天,口服;重症:每次 100～200

mg,3 次/天,口服。

氟哌啶醇　片剂:2 mg、5 mg。每次 2～10 mg,3 次/天,口服。注射剂:5 mg/mL。每次 5 mg,肌内注射。

舒必利　片剂:100 mg、400 mg。治疗精神病:每天 0.1～0.8 g,口服。注射剂:10 mg/mL、30 mg/2 mL。每天 0.2～0.6 g,分 2 次肌内注射。每天 0.3～0.6 g,稀释后缓慢静脉滴注,时间不少于 4 h。

氯氮平　片剂:25 mg、50 mg。开始每次 25 mg,1～2 次/天,以后增加每天 25～50 mg,递增至每天 150～300 mg,分 2～3 次口服。

碳酸锂　片剂:250 mg、300 mg。由小剂量开始,每天 0.5 g,逐渐增至每天 0.9～1.8 g,分 3～4 次口服。

丙咪嗪　片剂:10 mg、25 mg。每次 25～75 mg,3 次/天,口服。年老体弱者自每天 12.5 mg 开始,逐渐增量。

阿米替林　片剂:25 mg、50 mg。每次 25～50 mg,3 次/天,口服。

马普替林　片剂:25 mg。开始每天 25～75 mg,分次口服,至少 2 周,然后根据病情每日增加 25 mg,有效治疗量一般为每天 150 mg。

随堂检测

一、选择题

(A₁ 型题)

1. 氯丙嗪对下列哪种疾病疗效最好?( )

A. 精神分裂症　B. 躁狂症　　C. 抑郁症　　D. 焦虑症　　E. 强迫症

2. 氯丙嗪的特点不包括( )。

A. 镇静　　　　　B. 止吐　　　　　C. 抗精神病

D. 激动 DA 受体　E. 阻断 M 受体

3. 下列哪项不属于氯丙嗪的临床应用?( )

A. 人工冬眠疗法　　B. 放射病引起的呕吐　　C. 晕动病引起的呕吐

D. 精神分裂症　　　E. 顽固性呃逆

4. 长期应用氯丙嗪引起的主要不良反应是( )。

A. 体位性低血压　　B. 锥体外系反应　　C. 乳房肿大

D. 过敏反应　　　　E. 嗜睡

5. 氯丙嗪引起的锥体外系反应不包括( )。

A. 帕金森综合征　　B. 急性肌张力障碍　　C. 乳房肿大

D. 静坐不能　　　　E. 迟发性运动障碍

6. 氯丙嗪引起的体位性低血压应用哪种药物纠正?( )

A. 肾上腺素　　　　B. 多巴胺　　　　C. 去甲肾上腺素

D. 异丙肾上腺素　　E. 麻黄碱

7. 氯丙嗪引起的锥体外系反应可用哪种药物纠正?( )

A. 苯海索　　B. 溴隐亭　　C. 金刚烷胺　　D. 左旋多巴　　E. 阿托品

8. 碳酸锂可用于治疗( )。

A. 精神分裂症　B. 躁狂症　　　　C. 抑郁症　　　　D. 癫痫大发作　E. 焦虑症

9. 丙咪嗪可用于治疗（　　　）。

A. 精神分裂症　B. 躁狂症　　　　C. 抑郁症　　　　D. 癫痫大发作　E. 焦虑症

10. 下列药物哪种属于吩噻嗪类？（　　　）

A. 氟哌啶醇　　B. 泰尔登　　　　C. 舒必利　　　　D. 氯氮平　　　E. 氯丙嗪

二、简答题

1. 长期大剂量应用氯丙嗪所致锥体外系反应的表现有哪些？如何纠正？

2. 简述氯丙嗪的降温特点、机制及在降温方面的临床应用。

3. 简述氯丙嗪过量引起的低血压能否用肾上腺素治疗？为什么？应选用什么药物治疗？

任务四　抗帕金森病药与治疗阿尔茨海默病药

 要点导航

重点：左旋多巴的药理作用、临床应用、不良反应与用药监护。

难点：左旋多巴的不良反应。

一、抗帕金森病药

帕金森病（Parkinson's disease，PD）又称震颤麻痹，是一种常见于中、老年人的中枢神经系统退行性疾病。主要表现为运动迟缓、肌强直及震颤、共济失调，同时伴有知觉、识别及记忆障碍等症状。该病 1817 年首先由英国人詹姆斯·帕金森（James Parkinson）所描述，故得名。

知识链接

中枢神经系统退行性疾病

中枢神经系统退行性疾病是指一组由慢性进行性的中枢神经组织退行性变性而产生的疾病的总称。主要疾病包括帕金森病（Parkinson's disease，PD）、阿尔茨海默病（Alzheimer's disease，AD）、亨廷顿病（Huntington disease，HD）、肌萎缩侧索硬化症（Amyotrophic lateral sclerosis，ALS）等。本组疾病的病因和发病机制尚不清楚，其病理上均可见脑和（或）脊髓发生神经元退行性变性、丢失。随着人口老龄化问题的日益突出，该类疾病已成为仅次于心血管疾病和癌症的严重影响人类健康和生活质量的第三位因素。但是，到目前为止这类疾病（除帕金森病外）尚无确切有效的治疗措施。

抗帕金森病药主要包括拟多巴胺药和中枢抗胆碱药。前者通过增强多巴胺能神经功能，

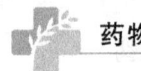

后者通过抑制胆碱能神经功能,使黑质-纹状体通路多巴胺能与胆碱能神经功能尽可能恢复平衡状态,达到减轻症状、减少并发症、改善预后、延长寿命的目的。另外,自由基清除剂、胚胎干细胞移植及基因干预治疗等也正在探索中。

（一）拟多巴胺药

Ⅰ.多巴胺前体药

左 旋 多 巴

左旋多巴口服后迅速经小肠吸收,吸收后绝大部分在肝脏及小肠等部位脱羧成多巴胺。多巴胺不易透过血脑屏障,在外周可引起不良反应。只有1‰左右的左旋多巴进入中枢神经系统脱羧成多巴胺,发挥中枢作用。因此,如同时应用外周脱羧酶抑制剂,可明显增加进入中枢神经系统的左旋多巴,提高疗效,减轻外周不良反应。

【药理作用与临床应用】

1. 抗帕金森病 左旋多巴对各个类型、不同性别、不同年龄的帕金森病病人均适用。其作用特点是:①对轻症病人疗效较好,重症病人疗效较差;对年轻病人疗效较好,对老年病人疗效差;②起效慢,用药2～3周临床症状开始改善,用药1～6个月后方可获得最大疗效,随着用药时间的延长,疗效逐渐下降;③用药后肌肉强直和运动迟缓症状首先得到改善,随后肌肉震颤、共济失调及认知障碍等症状也逐渐缓解;④对吩噻嗪类等抗精神病药所引起的帕金森综合征无效,因该类药物有阻断多巴胺受体的作用。

2. 治疗肝昏迷 应用左旋多巴后,可改善中枢功能,使正常神经活动得以恢复,病人可由昏迷转为苏醒,但只是暂时缓解症状,并不能改善肝功能。

【不良反应与用药监护】

1. 初期反应 主要因为外周组织中多巴胺增多所致。治疗初期约80%患者出现恶心、呕吐、厌食、食欲减退等症状,继续用药数周后可耐受。偶见溃疡、出血或穿孔。约30%患者出现体位性低血压,少数病人可引起心律失常。

2. 长期反应 与中枢多巴胺受体调节及功能增强有一定关系。

（1）运动障碍 服药2年以上的病人90%会出现面部、手足、躯体等处不自主运动过多,服用多巴胺受体拮抗剂可减轻此类症状。

（2）开-关现象 "开"指的是病人活动基本正常;"关"指病人突然出现症状加重,全身性肌强直,运动不能。服药3～5年后,有半数左右病人可出现。此现象可以在病人日常生活的任何时间和状态下发生,严重影响了病人的日常生活。为减轻症状波动,可增加给药次数而不改变给药剂量,也可加用其他拟多巴胺类药物。

（3）精神异常 病人长期服药后,可出现失眠、幻觉、妄想等症状,甚至出现焦虑症、抑郁症等精神失常症状,故精神病病人慎用。

维生素B_6是多巴脱羧酶的辅基,与左旋多巴合用,可加重其外周不良反应;抗精神病药（如吩噻嗪类和丁酰苯类）和利血平等均可引起锥体外系运动失调,出现药源性PD,故不宜与左旋多巴合用。

Ⅱ.左旋多巴增效药

卡比多巴（carbidopa）

卡比多巴又名α-甲基多巴肼,是较强的L-芳香氨基酸脱羧酶抑制剂,不易通过血脑屏障,故单独应用基本无药理作用。卡比多巴与左旋多巴合用时，通过抑制外周多巴脱羧酶的活性，减少左旋多巴在外周的脱羧作用，使进入中枢神经系统的左旋多巴明显增多。这样，既减少了左旋多巴的用量，提高了疗效，又减轻了其外周不良反应，是左旋多巴的重要辅助药。目前该药与左旋多巴的复方制剂息宁控释片（混合比例为 1∶4 或 1∶10）已成为临床治疗 PD 的最主要药物之一。

苄丝肼（benserazide）

苄丝肼又名色丝肼，为脱羧酶抑制剂，与卡比多巴有相似的药理作用，其与左旋多巴制成的复方制剂（混合比例为 1∶4）称美多巴（madopar）。

司来吉兰（selegiline）

司来吉兰是选择性单胺氧化酶 MAO-B 抑制剂，可迅速透过血脑屏障，抑制脑内多巴胺的降解，使纹状体内多巴胺含量增多，可明显改善 PD 病人的症状。该药与左旋多巴合用，能增加疗效，减少后者的药量和不良反应，还可消除开-关现象，明显改善了病人的生存质量、延长了寿命。近年发现司来吉兰还是一种有效的自由基清除剂，可延迟神经元变性和 PD 的发展，目前其与抗氧化剂维生素 E 合用方案，已应用于 PD 的临床治疗中。

知识链接

单胺氧化酶（MAO）

人体内 MAO 分 A、B 两种，MAO-A 主要分布于肠道，催化单胺（如肾上腺素或去甲肾上腺素）的氧化脱氨作用生成相应的醛类。MAO-B 主要分布于黑质-纹状体，降解多巴胺。

硝替卡朋（nitecapone）

硝替卡朋是儿茶酚-O-甲基转移酶（COMT）抑制剂，硝替卡朋既可抑制左旋多巴经 COMT 途径的降解，又可降低 3-O 甲基多巴对左旋多巴运载载体的竞争性抑制，提高了左旋多巴的疗效。

（二）中枢抗胆碱药

苯海索（trihexyphenidyl）

苯海索又名安坦，可透过血脑屏障，选择性阻断纹状体的胆碱能神经通路，纠正帕金森病患者脑内多巴胺和乙酰胆碱的平衡失调。故可减轻 PD 病人的症状，且对药物引起的帕金森综合征有效。该类药物与左旋多巴合用，可提高疗效。其外周抗胆碱作用较弱，仅是阿托品的 1/10～1/3。不良反应与阿托品相似且较轻，青光眼、尿潴留、前列腺肥大病人禁用。

二、治疗阿尔茨海默病药

阿尔茨海默病（Alzheimer's disease，AD）又称为原发性老年性痴呆症，是一种与年龄高度相关的、以进行性认知障碍和记忆力损害为主的中枢神经系统退行性疾病。表现为记忆力、判断力、抽象思维等一般智力的丧失,但视力、运动能力等则不受影响。随着人口老龄化的快速发展,AD 的发病率正日益增高,已成为危及老年人生命的第四大病因。治疗方法主要是通过药物作用于不同的神经递质系统,增强中枢神经系统的高级活动,减轻疾病过程中出现的各种症状,延缓痴呆的进一步发展。临床上常用的药物有胆碱酯酶抑制药、M 受体激动药与促进脑代谢药等。

（一）胆碱酯酶抑制药

他克林(tacrine)

他克林是 1993 年第一个被美国食品药品监督管理局(FDA)批准上市的 AD 治疗药物,为非选择性可逆性 AchE 抑制剂,易透过血脑屏障,可改善轻度 AD 患者的临床症状,但因其对肝脏的毒副作用较大,现已很少应用。

多奈哌齐(donepezil)

多奈哌齐,为第二代可逆性中枢 AchE 抑制药。通过抑制 AchE 来增加中枢 Ach 的含量,对丁酰胆碱酯酶无作用。与第一代他克林相比,多奈哌齐对中枢 AchE 有更高的选择性和专属性,半衰期较长,能改善轻度至中度 AD 病人的认知能力和临床综合功能。不良反应多于给药时出现,维持治疗阶段较少见,肝毒性及外周抗胆碱副作用较同类药物他克林轻。

加兰他敏(galantamine)

加兰他敏为第二代可逆性竞争性 AchE 抑制剂,又是烟碱受体调节剂,具有双重作用。其选择性高,对神经元中的 AchE 抑制活性是血浆中丁酰胆碱酯酶的 50 倍。本品可能成为 AD 治疗的首选药,用于治疗轻、中度 AD。未见肝毒性,主要不良反应为早期(2～3 周)患者可有恶心、呕吐及腹泻等胃肠道反应,稍后即消失。

石杉碱甲(huperzine A)

石杉碱甲,是我国科研人员从中草药千层塔中分离得到的石杉碱类生物碱,是一种高效可逆性的竞争性 AchE 抑制剂。易通过血脑屏障,可明显提高脑区的 Ach 含量,有效时间长,其作用强度仅次于多奈哌齐,重复使用并不增加 AchE 的耐受性,为强效、可逆性胆碱酯酶抑制药,能易化神经肌肉接头递质传递。对改善衰老性记忆障碍及老年痴呆患者的记忆功能有良好作用;在改善认知功能方面,与高压氧治疗效果相比效果显著。用于老年性记忆功能减退及AD 患者,改善其记忆和认知能力。常见不良反应有口干、嗜睡、胃肠道反应、视物模糊等,一般减量或停药后可缓解或消失。目前该药已成为国内研发最成功和最有前途的治疗 AD 的药物。

利斯的明(rivastigmine)

利斯的明为第二代 AchE 抑制药,适用于伴有心、肝、肾等疾病的轻、中度 AD 病人。常见不良反应有胃肠道反应、乏力、眩晕、嗜睡、精神错乱等,继续用药一段时间或减量一般可消失。

（二）M 受体激动药

占诺美林（xanomeline）

占诺美林是 M_1 受体选择性激动药，口服易吸收，易通过血脑屏障，大脑皮层和纹状体摄取率较高。临床试验表明，本品高剂量口服可明显改善 AD 患者的认知功能和行为能力，但因易引起胃肠道和心血管方面的不良反应，现拟改为皮肤给药。本品将成为第一个能有效治疗 AD 的 M 受体激动药。

（三）N-甲基-D-天冬氨酸(NMDA)受体非竞争性阻断药

美金刚（memantine）

美金刚可阻断谷氨酸浓度过高导致的神经元损伤，对妄想、攻击性和易激惹改善最明显，主要治疗中、重度 AD。不良反应少，常见幻觉、头晕、头痛等，也可见焦虑、肌张力增加、膀胱炎、性欲增加等。慎用于癫痫、有惊厥病史或癫痫易感体质的患者。对本药过敏者禁用。

（四）促进脑代谢药

阿尔茨海默病患者大脑局部存在葡萄糖利用下降和氧代谢异常，引起海马皮质部分神经元变性坏死。目前临床应用甲磺酸双氢麦角毒碱、银杏叶制剂等来改善大脑血液循环，扩张脑血管，增加脑血流量和对葡萄糖的利用，促进脑代谢，改善大脑功能。

常用制剂与用法

左旋多巴　片剂:250 mg。开始每次 250 mg，2～4 次/天，饭后服用。以后逐渐增加剂量至最佳疗效。极量每天 6 g，分 4～6 次服用。

卡比多巴　片剂:25 mg。口服，每次 10 mg，3～4 次/天。每隔 1～2 天逐渐增加剂量，极量每天 100 mg。

复方苄丝肼　胶囊:125 mg(含苄丝肼 25 mg 及左旋多巴 100 mg)、250 mg(含苄丝肼 50 mg 及左旋多巴 200 mg)。开始时用 125 mg 胶囊，3 次/天，3～4 天后增加剂量，增加 1 粒/天，至每天用左旋多巴及苄丝肼分别达 1 000 mg 及 250 mg 为止。

盐酸司来吉兰　片剂:5 mg、10 mg。口服，每次 5 mg，不超过每天 10 mg，早饭顿服，2～3 天后可降低左旋多巴剂量。

盐酸苯海索　片剂:2 mg。口服，开始每次 1～2 mg，3 次/天，以后逐渐增加剂量，极量每天 20 mg。

他克林　肌内注射每次 15～30 mg，口服每次 10 mg，3 次/天，最高每天 160 mg，宜每周检查肝功能。

多奈哌齐　口服每天 0.03、0.1 或 0.3 mg，每晚 1 次，3～6 月为 1 个疗程。

加兰他敏　口服每天 20～60 mg，分 3～4 次服，每个疗程 8～10 周。

石杉碱甲　每次 0.15～0.25 mg，3 次/天，剂量超过 0.25 mg 时记忆功能反而减退。

随堂检测

一、选择题

（A₁型题）

1. 左旋多巴治疗帕金森病的机制是（　　）。
A.直接激动中枢的多巴胺受体　　　　　　B.阻断中枢胆碱受体
C.激动中枢胆碱受体　　　　　　　　　　D.补充黑质-纹状体中多巴胺的不足
E.抑制多巴胺的再摄取

2. 卡比多巴治疗帕金森病的机制是（　　）。
A.直接激动中枢多巴胺受体　　　　　　　B.抑制外周多巴脱羧酶活性
C.阻断中枢胆碱受体　　　　　　　　　　D.抑制多巴胺的再摄取
E.激动中枢胆碱受体

3. 左旋多巴与卡比多巴合用的理由是（　　）。
A.卡比多巴直接激动多巴胺受体,增强左旋多巴的疗效
B.卡比多巴激动胆碱受体,增强左旋多巴的疗效
C.提高脑内多巴胺的浓度,增强左旋多巴的疗效
D.抑制多巴胺的再摄取,增强左旋多巴的疗效
E.卡比多巴阻断胆碱受体,增强左旋多巴的疗效

4. 左旋多巴不良反应较多的原因是（　　）。
A.直接激动多巴胺受体　　　　　　　　　B.对 α 受体有激动作用
C.对 β 受体有激动作用　　　　　　　　　D.在体内转变为大量多巴胺
E.在脑内转变为去甲肾上腺素

5. 苯海索治疗帕金森病的机制是（　　）。
A.补充黑质-纹状体中的多巴胺　　　　　B.直接激动中枢多巴胺受体
C.抑制多巴脱羧酶活性　　　　　　　　　D.阻断中枢胆碱受体
E.兴奋中枢胆碱受体

6. 关于左旋多巴治疗帕金森病的特点,下列哪项是错误的?（　　）
A.对吩噻嗪类抗精神病药引起的帕金森综合征有效
B.服药后首先改善肌肉强直
C.随着用药时间的延长,疗效逐渐下降
D.对重症病人疗效较差
E.对轻症病人疗效较好

7. 能增强左旋多巴的外周副作用,降低疗效的是下列哪种药物?（　　）
A.地西泮　　　B.维生素 B_6　　　C.苯海索　　　D.多潘立酮　　　E.维生素 B_{12}

二、简答题

1. 为什么治疗 PD 应用左旋多巴,而不直接应用多巴胺?
2. 左旋多巴的主要不良反应有哪些?

任务五 镇 痛 药

 要点导航

重点：吗啡、哌替啶的临床应用、不良反应与用药监护。

难点：吗啡治疗心源性哮喘的机制。

镇痛药（analgesics）是一类作用于中枢神经系统，主要通过激动阿片受体，在不影响意识及其他感觉的情况下选择性地消除或缓解疼痛的药物。同时，还可减轻因疼痛所致的恐惧、紧张、焦虑和不安等情绪反应。因本类药有明显的呼吸抑制和依赖性，又称为麻醉性镇痛药（narcotic analgesics），需严格控制使用。

一、阿片生物碱类镇痛药

阿片（opium）为罂粟科植物罂粟未成熟蒴果浆汁的干燥物。现已知阿片中含有 20 余种生物碱，以吗啡、可待因等菲类生物碱为代表。吗啡占总生物碱的 1/10，为主要有效成分，可待因镇痛作用较弱，主要用于止咳。

吗啡（morphine，MOP）

口服后由胃肠道吸收，但首关消除明显，生物利用度低，故常注射给药。皮下注射 30 min 后可吸收 60%，因其脂溶性较低，仅有少量通过血脑屏障，但足以发挥中枢性镇痛作用。少量经乳汁排泄，也可通过胎盘屏障进入胎儿体内。

 **考点提示**

吗啡的作用与临床应用。

【药理作用】

1. 中枢神经系统

（1）镇痛、镇静 吗啡有强大的镇痛作用，对各种疼痛均有效，对持续性慢性钝痛的作用强于间断性锐痛，镇痛同时不影响意识和其他感觉。有明显的镇静作用，可消除由疼痛引起的焦虑、紧张、恐惧等情绪反应，并可产生欣快感，患者渴望再次用药。这是造成强迫性用药，导致依赖性的重要原因。

（2）抑制呼吸 治疗量的吗啡可明显降低呼吸中枢对 CO_2 张力的敏感性，抑制呼吸调节中枢，使呼吸频率减慢，潮气量降低，肺通气量减少。随剂量增加，呼吸抑制程度加深。急性中毒时呼吸频率可减慢至 3～4 次/分，严重者可因缺氧、呼吸骤停而死亡。呼吸抑制是吗啡急性中毒致死的主要原因。

（3）镇咳 直接抑制咳嗽中枢,使咳嗽反射减弱或消失,具有强大的镇咳作用。但因易产生依赖性,临床常用可待因替代。

（4）其他 吗啡具有缩瞳作用,中毒时瞳孔可呈针尖样,是判断吗啡中毒的重要体征;还可引起恶心和呕吐。

2. 心血管系统 吗啡可抑制血管平滑肌,扩张全身血管,引起体位性低血压。此外吗啡对呼吸的抑制作用可致 CO_2 积聚,使脑血管扩张,颅内压增高。

3. 平滑肌

（1）胃肠平滑肌 治疗量的吗啡兴奋胃肠平滑肌,可使胃窦张力增加,胃排空速度减慢;增加小肠和结肠的张力,可导致胃肠推进性蠕动减弱;抑制胆汁、胰液和肠液分泌,使食物消化减慢;抑制中枢,减轻便意,可引起便秘。

（2）胆道平滑肌 吗啡还能兴奋胆道奥狄括约肌,使胆道和胆囊内压增加,诱发或加重胆绞痛。

（3）其他平滑肌 治疗量吗啡能提高膀胱括约肌张力,引起尿潴留;也可对抗缩宫素的作用而延长产程;大剂量吗啡还可收缩支气管,诱发或加重哮喘。

4. 免疫系统 对免疫系统有抑制作用,包括抑制淋巴细胞的增殖,减少淋巴细胞的分泌,减弱自然杀伤细胞的细胞毒作用,也可抑制人类免疫缺陷病毒（human immunodeficiency virus,HIV）蛋白诱导的免疫反应,这可能是吗啡吸食者易感 HIV 病毒的主要原因。

【临床应用】

1. 镇痛 吗啡对各种疼痛均有效,但主要用于其他镇痛药无效的剧痛,如严重创伤、烧伤及癌症晚期疼痛等;对心肌梗死引起的剧痛也可用,除能缓解疼痛和减轻焦虑外,其扩张血管作用还可减轻患者的心脏负担;对胆和肾等内脏平滑肌绞痛需加用解痉药如阿托品等;久用易致药物依赖性,故慢性钝痛不宜应用。

2. 心源性哮喘 心源性哮喘是因左心衰竭,引起突发性的急性肺水肿而导致的呼吸困难、气促和窒息。临床常需进行综合性治疗（包括强心、利尿、扩张血管等）。静脉注射吗啡也是治疗的主要措施,这是因为:①吗啡具有镇静作用,可迅速缓解患者的紧张、恐惧的情绪和窒息感;②抑制呼吸中枢对 CO_2 的敏感性,可使呼吸由浅而快变得深而慢,提高呼吸质量;③扩张外周血管,降低外周阻力,减少回心血量,有利于缓解左心衰竭和消除肺水肿。但若伴有休克、昏迷、严重肺部疾病或痰液过多者应禁用。

3. 止泻 含少量吗啡的阿片酊或复方樟脑酊,可用于严重的非细菌性、消耗性腹泻。

【不良反应与用药监护】

1. 一般反应 治疗量的吗啡可引起恶心、呕吐、呼吸抑制、嗜睡、眩晕、便秘、排尿困难（老年人多见）、体位性低血压（低血容量或体位改变者易发生）等不良反应。

2. 耐受性及依赖性 反复多次应用吗啡（常规剂量连用 2～3 周）易引起耐受性和依赖性。此时除需增加剂量才能获得原来的镇痛效应外,一旦停药则可出现戒断症状,表现为兴奋、失眠、肌肉震颤、流泪、流涕、出汗、呕吐、腹泻,甚至虚脱、意识丧失等。因此用于急性剧痛时一般不宜超过 1 周。

3. 急性中毒 剂量过大可引起中毒,表现为昏迷、针尖样瞳孔（严重缺氧时则瞳孔散大）、呼吸深度抑制、血压降低,甚至休克。呼吸麻痹是中毒致死的主要原因。中毒时需采取人工呼吸、给氧、应用阿片受体拮抗药纳洛酮等抢救措施。

4. 禁忌证　吗啡能通过胎盘进入胎儿体内,并能对抗催产素对子宫的兴奋作用而延长产程,故禁用于分娩止痛;因可经乳汁分泌,抑制新生儿呼吸,故禁用于哺乳期妇女;因可抑制呼吸及收缩支气管,故支气管哮喘及肺心病患者禁用;因可导致颅内压增高,故颅脑损伤的患者禁用;肝功能严重减退患者禁用。

可待因(codeine)

可待因又名甲基吗啡,在阿片中含量约为 0.5%。其镇痛作用仅为吗啡的 1/10,作用持续时间与吗啡相似;镇咳作用是吗啡的 1/4;镇静作用不明显,欣快感及依赖性弱于吗啡。临床主要用于抑制中等程度疼痛,与解热镇痛药有协同作用;此外可作为中枢性镇咳药,用于干咳。一般剂量时,由于呼吸抑制作用较轻,无明显的便秘、尿潴留及体位性低血压等不良反应。

二、人工合成镇痛药

哌替啶(pethidine)

哌替啶又名杜冷丁,为临床常用的吗啡替代品。口服易吸收,皮下或肌内注射吸收更迅速,起效更快,故临床常用注射给药。

【药理作用】　激动阿片受体,产生与吗啡相似的药理作用,其镇痛作用虽弱于吗啡,但本品的常用量与 10 mg 吗啡的作用强度基本相似。欣快感、镇静、呼吸抑制和扩张血管作用与吗啡相当,也可以提高平滑肌和括约肌张力,但因作用时间短,较少引起便秘和尿潴留。镇咳、缩瞳作用不明显。本品有较弱的兴奋子宫平滑肌作用,但对妊娠末期子宫正常收缩无影响,也不对抗缩宫素的作用,故不影响产程。

【临床应用】

1. 镇痛　可替代吗啡用于创伤、烧伤、术后等各种剧痛,用于内脏绞痛时需与阿托品合用。由于新生儿对哌替啶呼吸抑制作用非常敏感,临产前 2~4 h 不宜使用。

2. 心源性哮喘　哌替啶可替代吗啡用于治疗心源性哮喘。

3. 麻醉前给药　其镇静作用可消除患者术前紧张、恐惧等不良情绪,并可减少麻醉药用量及缩短诱导期。

4. 人工冬眠　本品与氯丙嗪、异丙嗪合用组成冬眠合剂,用于人工冬眠疗法。但老年人、婴幼儿及呼吸功能不全者冬眠合剂中不宜加用哌替啶,以免加重呼吸抑制。

【不良反应与用药监护】　治疗量可引起眩晕、恶心、呕吐、口干、心悸、体位性低血压,较少引起便秘和尿潴留。偶可致中枢兴奋,如震颤、肌肉痉挛和惊厥。长期反复应用也会产生耐受性和依赖性,过量也可明显抑制呼吸。支气管哮喘和颅脑外伤患者禁用。

美沙酮(methadone)

【药理作用】　镇痛作用强度与吗啡相当,持续时间较长,镇静作用较弱,抑制呼吸、缩瞳、引起便秘等作用较吗啡弱。由于该药所致欣快感弱于吗啡,故依赖性产生较慢,程度较轻,可使吗啡的成瘾性减弱。

【临床应用】　用于创伤、手术、晚期癌症等引起的剧痛,广泛用于吗啡和海洛因等成瘾的脱毒治疗。

【不良反应与用药监护】　可致恶心、呕吐、便秘、口干、头晕和抑郁等。长期应用可致多汗、淋巴细胞增多、血浆白蛋白、糖蛋白及催乳素增高。有抑制呼吸作用,故呼吸功能不全者、婴幼儿及临产妇禁用。

芬太尼(fentanyl)

芬太尼化学结构与哌替啶相似,其效价强度约为吗啡的 80 倍。主要用于各种原因引起的剧痛。与氟哌利多(droperidol)合用于神经安定镇痛术;与氧化亚氮或其他吸入麻醉剂合用,可增强麻醉效果。可产生明显欣快感、呼吸抑制和依赖性,大剂量可致肌肉强直。禁忌证同吗啡。

喷他佐辛(pentazocine)

喷他佐辛又名镇痛新,为阿片受体部分激动药。镇痛作用为吗啡的 1/3,呼吸抑制作用为吗啡的 1/2,对胃肠平滑肌的兴奋作用比吗啡弱。大剂量可加快心率和升高血压。临床主要用于慢性疼痛患者,并已列为非麻醉性镇痛药。常见不良反应有镇静、嗜睡、眩晕、出汗、头痛等,大剂量(60~90 mg)致烦躁、焦虑、幻觉等精神症状,并可使血压升高、心率增快、思维障碍等。局部反复注射可使局部组织产生无菌性脓肿、溃疡和瘢痕形成,因此注射时应经常更换注射部位。

二氢埃托啡(dihydroetorphine)

二氢埃托啡,是我国生产的镇痛药。其镇痛作用是吗啡的 8000~12000 倍。镇痛作用起效快,持续时间短。临床上用于哌替啶、吗啡等无效的慢性顽固性疼痛和晚期癌症疼痛,也可用于诱导麻醉、复合麻醉及内镜检查术前用药。小剂量间断用药不易产生耐受性,但大剂量持续用药则易出现,也可产生依赖性。过量中毒可致呼吸抑制、瞳孔缩小甚至昏迷等。呼吸抑制为主要致死原因。

三、其他镇痛药

罗通定(rotundine)

罗通定又名延胡索乙素,为罂粟科草本植物玄胡(元胡)的有效成分。罗通定有镇静、镇痛和中枢性肌肉松弛作用。其作用机制与阿片受体无关,也没有明显的依赖性。主要用于治疗各种钝痛、痛经等,也可用于分娩止痛(对产程及胎儿均无不良影响)。一次口服 60~100 mg,10~30 min 后出现镇痛作用,并可维持 2~5 h。对创伤、手术及晚期恶性肿瘤疼痛的疗效较差。用于镇痛时可出现嗜睡、眩晕、乏力、恶心等症状。

曲马多(tramadol)

曲马多为中枢性镇痛药。镇痛强度与喷他佐辛相当,呼吸抑制作用较弱,无明显扩张血管和降压作用,耐受性和依赖性不明显。适用于中度及重度急慢性疼痛及外科手术,不宜用于轻度疼痛;也可用于术后疼痛、创伤痛、晚期肿瘤、关节痛、神经痛及分娩痛等。常见不良反应有多汗、头晕、恶心、呕吐等,剂量过大也可抑制呼吸。静脉注射过快可致心悸、出汗等。长期应用可产生依赖性。禁与酒精、巴比妥类镇静催眠药、其他镇痛药合用,亦禁用于中枢抑制药急性中毒患者。

布桂嗪(bucinnazine)

布桂嗪又名强痛定,镇痛作用约为吗啡的 1/3。临床多用于偏头痛、神经痛以及炎症性、外伤性疼痛和癌症疼痛。不良反应偶有恶心、头晕、困倦等症状。少数病例可出现依赖性。

四、阿片受体拮抗药

纳洛酮(naloxone)

纳洛酮化学结构与吗啡相似,与阿片受体有较强亲和力,但无明显内在活性,能完全阻断吗啡与阿片受体结合。小剂量(0.4~0.8 mg)肌内注射或静脉注射能迅速翻转吗啡的作用,1~2 min 即可消除吗啡中毒引起的呼吸抑制,增加呼吸频率,使血压回升及迅速苏醒,但对吗啡类药物依赖者可迅速诱发戒断症状。

临床主要用于阿片类及酒精急性中毒所致的呼吸抑制、休克、循环衰竭等症状的解救(可使昏迷患者迅速复苏),也可用于对吸毒成瘾患者的诊断。不良反应少,大剂量偶致烦躁不安。

纳曲酮(naltrexone)

纳曲酮作用、临床应用与纳洛酮相似。

常用制剂与用法

吗啡 片剂:5 mg,10 mg。每次 5~15 mg,3~4 次/天。注射剂:5 mg/0.5 mL,10 mg/1 mL。皮内注射,每次 5~15 mg,每天 15~40 mg;静脉注射,5~10 mg。

哌替啶 片剂:25 mg,50 mg。每次 50~100 mg,每天 200~400 mg。注射剂:50 mg/1 mL,100 mg/2 mL。皮下注射或肌内注射,每次 25~100 mg,每天 100~400 mg;静脉注射,成人不超过每次 0.3 mg。

美沙酮 片剂:2.5 mg,7.5 mg,10 mg。成人每次 2.5~5 mg,2~3 次/天。儿童每天每千克体重 0.7 mg,分 4~6 次服。注射剂:5 mg/1 mL,7.5 mg/2 mL。皮下注射或肌内注射,每次 2.5~5 mg,每天 10~15 mg。

芬太尼 注射剂:0.1 mg/2 mL。麻醉前给药,0.05~0.1 mg,手术前 30~60 min 肌内注射;诱导麻醉,静脉注射 0.05~0.1 mg,间隔 2~3 min 重复注射,直至达到要求;一般镇痛及术后镇痛,肌内注射 0.05~0.1 mg。

喷他佐辛 片剂:25 mg,50 mg。每次 25~50 mg,必要时每 3~4 h 重复一次。注射剂:15 mg/1 mL,30 mg/1 mL。静脉注射、皮下注射或肌内注射,每次 30 mg。

二氢埃托啡 片剂:20 μg,40 μg。用于镇痛,舌下含化 20~40 μg。注射剂:20 μg/1 mL。用于镇痛,肌内注射,10~20 μg,根据需要可 3~4 h 后重复给药;用于麻醉前诱导,静脉内缓慢推注 0.2~0.4 μg/kg;复合麻醉,首次缓慢静脉推注 0.3~0.6 μg/kg,以后每 30~40 min 追加首次剂量的半量,手术结束前 40 min 停止用药。

罗通定 片剂:30 mg,60 mg。镇痛,每次 60~120 mg,1~4 次/天;催眠,于睡前服 30~90 mg。注射剂:60 mg/2 mL。肌内注射,每次 60~90 mg。

曲马多 胶囊剂:50 mg。成人用量不超过每次 100 mg,每天 400 mg,连续用药不超过 48 h,累计用药不超过 800 mg。注射剂:50 mg/2 mL,100 mg/2 mL。静脉注射、皮下注射、肌内注射,每次 50～100 mg,不超过每天 400 mg。

布桂嗪　片剂:30 mg,60 mg。成人每次 60 mg,1～3 次/天;小儿每次 1 mg/kg。注射剂:50 mg/2 mL,100 mg/2 mL。皮下注射或肌内注射,成人每次 50～100 mg,1～2 次/天。

纳洛酮　注射剂:0.4 mg/1 mL。肌内注射或静脉注射,每次 0.4～0.8 mg。

随堂检测

一、选择题

（A_1 型题）

1. 吗啡常用注射给药的原因是（　　　）。

A. 口服不吸收　　　　　　B. 片剂不稳定　　　　　　C. 易被肠道破坏

D. 首关消除明显　　　　　E. 口服刺激性大

2. 吗啡的镇痛作用最适用于（　　　）。

A. 其他镇痛药无效时的急性锐痛　　　　　　B. 神经痛

C. 脑外伤疼痛　　　　　　　　　　　　　　D. 分娩止痛

E. 诊断未明的急腹症疼痛

3. 人工冬眠合剂的组成是（　　　）。

A. 哌替啶、氯丙嗪、异丙嗪　　　　　　　　B. 哌替啶、吗啡、异丙嗪

C. 哌替啶、芬太尼、氯丙嗪　　　　　　　　D. 哌替啶、芬太尼、异丙嗪

E. 芬太尼、氯丙嗪、异丙嗪

4. 下列哪种情况不宜用哌替啶镇痛?（　　　）

A. 创伤性疼痛　B. 烧伤后疼痛　C. 慢性钝痛　　D. 内脏绞痛　　E. 癌症晚期疼痛

5. 吗啡禁用于下列哪种病症的止痛?（　　　）

A. 创伤性疼痛　　　　　　B. 癌症晚期疼痛　　　　　C. 胆绞痛、肾绞痛

D. 分娩止痛　　　　　　　E. 烧伤后疼痛

6. 阿片类中毒的治疗药物是（　　　）。

A. 尼可刹米　　B. 洛贝林　　C. 氟马西尼　　D. 纳洛酮　　E. 地西泮

二、简答题

1. 吗啡的药理作用与临床应用有哪些?

2. 吗啡急性中毒有哪些表现? 如何防治?

3. 简述哌替啶的药理作用与临床应用。

任务六　解热镇痛抗炎药和抗痛风药

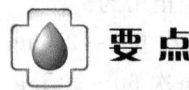 **要点导航**

重点:解热镇痛抗炎药的药物分类、药理作用、临床应用、不良反应与用药监护。

难点:解热镇痛抗炎药的作用机制。

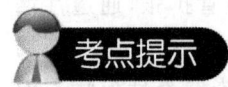考点提示

解热、镇痛、抗炎作用的特点与应用。

一、解热镇痛抗炎药概述

解热镇痛抗炎药是一类具有解热、镇痛作用,大多数还有抗炎、抗风湿作用的药物。鉴于其抗炎作用与糖皮质激素不同,又称为非甾体类抗炎药。该类药物的化学结构虽属不同类别,但都有共同的作用机制,即通过抑制花生四烯酸(arachidonic acid,AA)代谢过程中的环氧酶(cyclo-oxygenase,COX),使前列腺素(prostaglandin,PG)合成减少,发挥解热、镇痛、抗炎等共同的药理作用。

1. 解热作用　人体下丘脑体温调节中枢通过对产热和散热过程进行调节,使体温维持在37 ℃左右。当外源性致热原进入机体后,可刺激中性粒细胞产生和释放内热原(白介素-1)。内热原可通过血脑屏障,作用于下丘脑体温调节中枢,使 PG 合成与释放增多,导致体温调定点上调,产热增加,散热减少,引起发热。而解热镇痛药可抑制下丘脑体温调节中枢的环氧酶,减少 PG 的合成,使发热者的体温降至正常。其解热作用的强弱与抑制环氧酶的活性程度相关(图 4-1)。

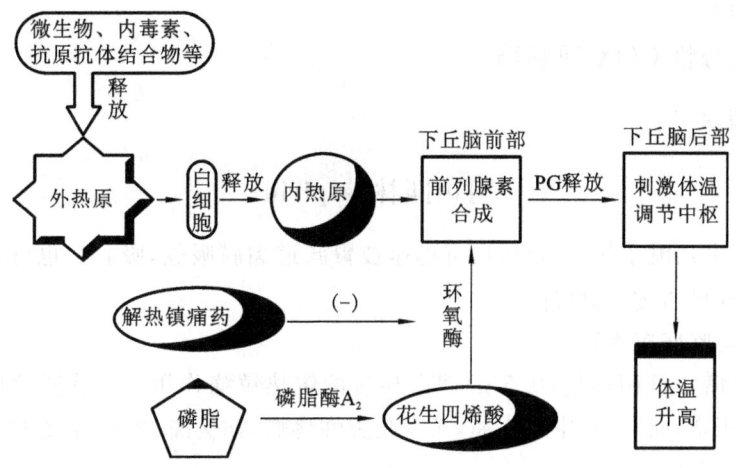

图 4-1　解热镇痛抗炎药的解热作用机制

解热镇痛抗炎药的解热作用与氯丙嗪不同,后者直接抑制下丘脑体温调节中枢的调节功能,配合物理降温,能使正常人的体温下降,而解热镇痛抗炎药对正常体温几乎没有影响。

2. 镇痛作用　当组织受损或发生炎症时,局部产生并释放如缓激肽、PG 和组胺等致痛物质;此外,PG 除本身致痛外,还可增加缓激肽等致痛物质的敏感性。解热镇痛抗炎药通过抑制炎症局部 PG 的合成,降低痛觉感受器对致痛物质的敏感性而发挥镇痛作用。

其镇痛作用与阿片类镇痛药不同,后者主要通过激动中枢内的阿片受体产生强大的镇痛作用,故多用于各种锐痛,但长期应用容易产生依赖性。而解热镇痛抗炎药对各种慢性钝痛,如牙痛、头痛、神经痛、肌肉痛、关节痛及月经痛等有较好的效果;对各种急性锐痛或剧痛及内脏平滑肌绞痛无效。

3. 抗炎作用　PG 是参与炎症反应的重要生物活性物质,它不仅能使血管扩张,通透性增加,引起局部充血、肿胀和疼痛,还能增强缓激肽等的致炎作用。解热镇痛抗炎药通过抑制局部 PG 的合成,可明显减轻局部的炎症反应,故常用于风湿及类风湿性关节炎等炎性疾病。但不能根除病因,也不能阻止病程的发展或并发症的出现。本类药中,除苯胺类外,均具有抗炎作用。

二、常用解热镇痛抗炎药

知识链接

环 氧 酶

环氧酶(COX)有两种同工酶,简称 COX-1 与 COX-2。其中 COX-1 主要存在于血管、胃和肾脏等正常组织,参与并调节这些部位的正常生理生化功能活动,本类药物抗血栓和容易诱发胃出血等不良反应与抑制 COX-1 有关。COX-2 则主要存在于受损组织中,即由细胞因子和炎症介质等诱导产生。故本类药物的解热、镇痛、抗炎作用主要与抑制 COX-2 有关。

根据对 COX 的选择性不同,可将常用的解热镇痛抗炎药分为非选择性 COX 抑制药和选择性 COX 抑制药。

(一) 非选择性 COX 抑制药

Ⅰ.水杨酸类

阿司匹林(aspirin)

阿司匹林又名乙酰水杨酸,口服后可迅速被胃肠道黏膜吸收,吸收后也可进入关节腔、脑脊液及乳汁中,并可通过胎盘屏障。

【药理作用与临床应用】

1. 解热、镇痛　常用剂量(0.5 g)即有显著的解热镇痛作用。对感冒发热,通过增强散热,使体温降到正常,而对轻、中度疼痛,尤其是炎性疼痛,如头痛、牙痛、神经痛、月经痛和术后创口痛等效果也较好。

2. 抗炎、抗风湿　较大剂量(每日 3～5 g)可有抗炎、抗风湿作用,且作用随剂量加大而增强。治疗风湿性或类风湿性关节炎时,需达到 150～300 $\mu g/mL$,而一般的解热镇痛作用只需 20～100 $\mu g/mL$。急性风湿热患者用药后 24～48 h 即可退热,关节红肿、疼痛症状也明显缓解,是控制急性风湿热的首选药。

3. 抗血栓形成　小剂量(40～80 mg)阿司匹林即可显著减少血小板中血栓素 A_2(TXA_2)的水平,最大限度地抑制血小板聚集,作用持续 2～3 天,较大剂量(0.3 g)的阿司匹林则抑制血管壁内 PGI_2 的合成,PGI_2 是 TXA_2 的生理对抗物,其合成减少可能促进凝血及血栓形成。因此,每日给予小剂量阿司匹林可防治血栓性疾病,如冠状动脉粥样硬化性疾病、心肌梗死、脑血栓形成及手术后有静脉血栓形成倾向的患者,能减少缺血性心脏病发作和复发的危险,也可使一过性脑缺血发作患者的脑卒中发生率和病死率降低。

知识链接

花生四烯酸的代谢途径、主要代谢产物的活性及药物作用环节

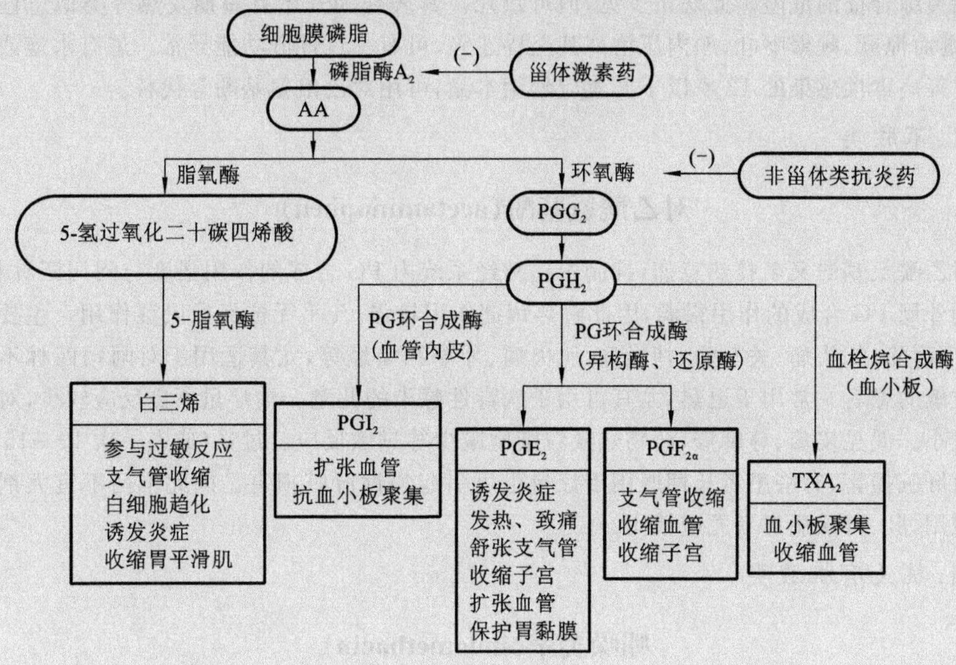

```
                        细胞膜磷脂
                           │
                        磷脂酶A₂  ◄──(-)── 甾体激素药
                           │
                          AA
                           │
            ┌──────────────┴──────────────────┐
          脂氧酶                            环氧酶  ◄──(-)── 非甾体类抗炎药
            │                                 │
   5-氢过氧化二十碳四烯酸                      PGG₂
            │                                 │
          5-脂氧酶                            PGH₂
            │            ┌──────────┬─────────┴──────────┬──────────────┐
            │       PG环合成酶              PG环合成酶              血栓烷合成酶
            │       （血管内皮）           （异构酶、还原酶）         （血小板）
            │            │                  │                         │
   ┌────────┴───┐  ┌─────┴────┐  ┌──────────┴──┐  ┌─────────┐  ┌──────┴──┐
   │   白三烯   │  │   PGI₂   │  │    PGE₂     │  │  PGF₂ₐ  │  │  TXA₂   │
   │参与过敏反应 │  │ 扩张血管  │  │  诱发炎症    │  │支气管收缩│  │血小板聚集│
   │支气管收缩  │  │抗血小板聚集│  │ 发热、致痛   │  │收缩血管 │  │收缩血管  │
   │白细胞趋化  │  └──────────┘  │ 舒张支气管   │  │收缩子宫 │  └─────────┘
   │诱发炎症    │                │  收缩子宫    │  └─────────┘
   │收缩胃平滑肌 │                │  扩张血管    │
   └───────────┘                │ 保护胃黏膜   │
                                └─────────────┘
```

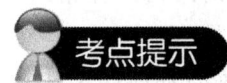

考点提示

阿司匹林的不良反应与用药监护。

【不良反应与用药监护】

1. 胃肠道反应　口服刺激胃黏膜,引起恶心、呕吐、上腹部不适等,较大剂量时能兴奋延髓催吐化学感受区引起呕吐。长期服用阿司匹林可致不同程度的胃黏膜损伤如糜烂性胃炎、胃溃疡和出血,也可使原有溃疡病加重。除了药物对胃肠黏膜的直接刺激外,也与药物抑制对胃黏膜有保护作用的 PG 的合成有关。应餐后给药、同服抗酸药或服用肠溶阿司匹林片均可以减轻上述反应。

2. 凝血障碍　长期或大剂量应用可抑制凝血酶原合成,使凝血时间延长,增加出血倾向,故使用期间应监测凝血指标。严重肝损害、低凝血酶原血症、维生素 K 缺乏和血友病患者禁用,需手术者,手术前 1 周应停用,以防出血。此外临产妇不宜应用,以免延长产程和增加产后出血倾向。

3. 过敏反应　偶见皮疹、荨麻疹、血管神经性水肿和过敏性休克等过敏反应。有些哮喘患者服用阿司匹林后可诱发支气管哮喘,称为"阿司匹林哮喘"。用肾上腺素治疗无效,可用糖皮质激素雾化吸入。用药前应询问用药史,哮喘、鼻息肉及慢性荨麻疹患者禁用。

4. 水杨酸反应　水杨酸反应是剂量过大(每日 5 g 以上)引起的中毒反应,表现为头痛、眩晕、恶心、呕吐、耳鸣以及视力和听力减退等,严重者可致过度换气、酸碱平衡失调、高热、精

神错乱、昏迷等,一旦出现应立即停药,静脉滴注碳酸氢钠以碱化尿液,加速水杨酸盐从尿排出。

5. 瑞夷综合征(Reye syndrome) 病毒性感染伴有发热的儿童和青少年,服用阿司匹林有发生瑞夷综合征的危险。此病虽少见,但可致死。其表现为开始有短期发热等类似急性感染症状,继而惊厥、频繁呕吐、颅内压增高甚至昏迷等,可有一过性肝功能异常。患有水痘或流行性感冒等病毒性感染的 12 岁以下儿童应禁用本品,可用对乙酰氨基酚等代替。

Ⅱ. 苯胺类

对乙酰氨基酚(acetaminophen)

对乙酰氨基酚又名扑热息痛,抑制中枢神经系统内 PG 合成的作用强度与阿司匹林相似,但抑制外周 PG 合成的作用很弱,因此解热镇痛作用较强,几乎无抗炎抗风湿作用。主要缓解轻、中度疼痛,如头痛、关节痛、神经痛、肌肉痛、牙痛和痛经等,尤其适用于对阿司匹林不能耐受或过敏的患者。常用于退热,尤其可用于病毒性感染的儿童。治疗量不良反应较少,对胃刺激性较小。偶见皮疹、荨麻疹、药物热及粒细胞减少等过敏反应。过量(成人一次 10～15 g)可致严重肝脏损害,有些患者长期服用治疗量也可引起慢性肝脏损害。因此本药不宜大剂量或长期服用,肝、肾疾病患者尤应慎用。

Ⅲ. 抗炎有机酸类

吲哚美辛(indomethacin)

【药理作用与临床应用】 吲哚美辛又名消炎痛,是最强的 PG 合成酶抑制药,具有显著的抗炎抗风湿和解热镇痛作用。50 mg 吲哚美辛的抗炎镇痛效果与 600 mg 的阿司匹林相当。抗急性风湿病及类风湿性关节炎的疗效与保泰松相似。

主要用于急性风湿病及类风湿性关节炎,对强直性脊柱炎、骨关节炎和急性痛风性关节炎也有效。此外还可用于恶性肿瘤引起的发热及其他难以控制的发热。由于该药不良反应多且严重,故仅用于其他药物疗效不显著的病例。

【不良反应与用药监护】

(1)常见不良反应:如恶心、呕吐、腹痛、腹泻、食欲不振、溃疡等消化道反应,甚至可诱发胃出血及胃穿孔,不宜与水杨酸盐类合用;此外常见皮疹、哮喘及"阿司匹林哮喘"等过敏反应。

(2)中枢神经系统症状:如头痛、眩晕等,偶有精神失常。

(3)肝及造血功能损害:偶发再生障碍性贫血等。

(4)吲哚美辛与阿司匹林有交叉过敏性,对阿司匹林过敏者不宜使用;与氨苯蝶啶合用可引起肾损害。因此患有哮喘、溃疡、精神失常、癫痫、震颤麻痹及肾功能不全的患者以及孕妇和儿童禁用。

布洛芬(ibuprofen)

布洛芬,有较强的抗炎抗风湿及解热镇痛作用,其效力与阿司匹林相近。主要用于风湿性、类风湿性关节炎和骨关节炎,也可用于一般的高热和疼痛。不良反应主要是胃肠道反应,较阿司匹林轻,患者较易耐受,但长期服用仍应注意胃肠溃疡和出血;偶见头痛、眩晕和视物模糊,其他不良反应较少见。孕妇、哺乳期妇女及哮喘患者禁用。

双氯芬酸(diclofenac)

双氯芬酸,有良好的抗炎、镇痛、解热作用。主要用于类风湿性关节炎、骨关节炎、强直性脊柱炎、痛风性关节炎及非关节性的软组织风湿痛(如肩痛、腱鞘痛、滑囊炎、肌痛),也可用于一些急性疼痛,如术后疼痛、扭伤、劳损、原发性痛经、头痛、牙痛等。

可见腹泻、纳差、反酸、一过性转氨酶升高、黄疸等,停药后均可消失。少数患者可出现消化性溃疡、胃黏膜出血、穿孔、头痛、眩晕、嗜睡、失眠、兴奋等;偶见视听障碍、尿少、水肿、一过性皮疹等。该药与地高辛、水杨酸类、抗凝血药、降血糖药、利尿药合用,可降低后者的疗效并增加其不良反应的发生。活动性消化性溃疡、哮喘、急性鼻炎者禁用。

萘普生(naproxen)

萘普生具有较强的抗炎抗风湿和解热镇痛作用。适用于治疗风湿性和类风湿性关节炎、骨关节炎及急性痛风等,对三叉神经痛、头痛也有较好的疗效。胃肠道不良反应较阿司匹林和保泰松轻,患者较易耐受。其他副作用还有眩晕、乏力,偶见过敏反应和黄疸,也可诱发哮喘。

吡罗昔康(piroxicam)

吡罗昔康又名炎痛喜康,对 PG 合成酶有强大的抑制作用。特点为用药量小,作用持续时间长,每天 1 次 20 mg 与每天 3.9 g 的阿司匹林抗风湿作用相当。适用于风湿性及类风湿性关节炎、强直性脊柱炎及急性痛风等。吡罗昔康对 COX-2 具有选择性的抑制作用,因而其抗炎作用强,不良反应较少,患者易耐受。但每日剂量超过 30 mg 时,胃肠溃疡的发生率明显上升。

Ⅳ. 吡唑酮类

保泰松(phenylbutazone)

保泰松解热作用较弱,抗炎作用较强,对炎性疼痛效果较好,也有促进尿酸排泄作用。适用于风湿性关节炎、类风湿性关节炎及痛风。不良反应有胃肠道反应、骨髓抑制及黄疸、钠水潴留等。故用药超过 1 周者应定期检查血常规,并且高血压、水肿、心力衰竭患者禁用。用药期间宜限制食盐摄入。

(二) 选择性 COX 抑制药

由于解热镇痛抗炎药治疗作用的主要机制与抑制 COX-2 有关,传统的非选择性 COX 抑制药不良反应较多,故近年来,选择性 COX 抑制药的应用逐渐受到重视。

美洛昔康(meloxicam)

美洛昔康对 PG 合成酶有强大的抑制作用,对 COX-2 具有选择性的抑制作用,因而其抗炎作用强而不良反应较轻。适应证同吡罗昔康,但剂量过大或长期应用也可致消化道出血、溃疡,应予注意。溃疡病及肝、肾功能不良患者禁用。

塞来昔布(celecoxib)

塞来昔布具有抗炎、镇痛和解热作用。治疗剂量时对 COX-1 无明显影响,亦不影响

TXA₂的合成,但可抑制 PGI₂ 合成。临床用于风湿性、类风湿性关节炎和骨关节炎,也可用于手术后疼痛、牙痛、痛经等。不良反应较轻,胃肠道反应、出血、消化性溃疡发生率较其他非选择性 COX 抑制剂少。少数患者可引起水肿、多尿以及肾损害。有出血倾向者慎用,磺胺类过敏者禁用。

尼美舒利(nimesulide)

尼美舒利又名美舒宁,是新型的非甾体类抗炎药,具有抗炎、镇痛和解热作用。对 COX-2 有较高的选择性。其抗炎作用较阿司匹林、吲哚美辛强,一次给药药效持续时间为 6 h。常用于类风湿性关节炎、骨关节炎、发热、痛经、手术后疼痛和其他炎症性疾病。不良反应有胃肠道反应、睡眠障碍、眩晕、过度兴奋、嗜睡、出汗等。肝肾功能障碍、凝血障碍、消化性溃疡者应慎用。儿童、妊娠及哺乳期妇女需禁用。此外该药与抗凝血药如华法林、肝素等合用可延长出血时间,与甲氨蝶呤合用可增加血液系统毒性、肾毒性和黏膜溃疡等不良反应的发生。

三、抗痛风药

痛风是一种以高尿酸血症为特征的疾病。尿酸是嘌呤代谢的终末产物,如产生过多或排泄减少易沉积于关节、结缔组织和肾脏,引起炎症反应。急性痛风发作时外周关节(常为大拇指关节)可出现红、肿、热和剧烈疼痛;慢性痛风则表现为反复间歇发作的关节炎性疼痛。由于尿酸盐在手指、耳廓及肾脏等软组织中长期沉积易形成痛风石,故可造成关节的畸形、功能障碍及肾脏的慢性损害。

目前临床上常用的抗痛风药主要通过抑制尿酸的生成或促进尿酸的排泄,降低血中的尿酸水平,以减少反复间歇发作,防止关节和肾脏损害。

别嘌醇(allopurinol)

别嘌醇又名别嘌呤醇,可抑制黄嘌呤氧化酶,减少尿酸生成,进而降低血中尿酸浓度,减少尿酸盐在骨、关节及肾脏的沉积。临床主要用于慢性痛风、痛风性肾病。不良反应有皮疹、腹泻、腹痛、低热、暂时性转氨酶升高、粒细胞减少等,亦可引起过敏性肝坏死、胆管周围炎、剥脱性皮炎等。肝肾功能不良者及老年人慎用。

丙磺舒(probenecid)

丙磺舒又名羧苯磺胺,可抑制尿酸盐在近曲小管的重吸收,增加尿酸盐的排泄以降低血中尿酸盐的水平。本品无抗炎镇痛作用,主要用于慢性痛风。少数病人可见胃肠道反应、皮疹、发热、肾绞痛及诱发急性痛风等。故患有急性痛风、肾功能不全、肿瘤、消化性溃疡及肾结石的患者不宜使用。

秋水仙碱(colchicine)

秋水仙碱能迅速缓解关节红、肿、热、痛的作用,但对一般性疼痛及其他类型关节炎无效。由于不影响尿酸盐的生成、溶解及排泄,因而无降低高尿酸血症的作用。

主要用于痛风性关节炎急性发作、预防复发性痛风性关节炎的急性发作,还可用于家族性地中海热、血清病、结节红斑、羟基磷灰石钙化性肌腱炎、白血病和肿瘤等。

不良反应主要为胃肠道反应,表现为腹痛或痉挛性腹痛、腹泻、恶心、呕吐、纳差等,常是本品中毒的早期反应,一旦出现应立即停药。长期用药可有粒细胞或血小板减少、骨髓抑制或再生障碍性贫血。大剂量或误服过量可发生口腔、咽喉、胃部烧灼感,吞咽梗阻感以及恶心、呕吐、肠绞痛、腹泻或血性腹泻、发热、皮疹、电解质紊乱、代谢性酸中毒、脱水、感染、休克、白细胞减少或增多、抽搐、癫痫、上行性麻痹、广泛血管损伤和肝肾衰竭。孕妇和哺乳期妇女、骨髓增生低下及肝肾功能不全者禁用。用药期间应定期检查白细胞数及其分类、血小板计数及肝肾功能。故消化性溃疡、肠炎、心功能不全、年老体弱者等慎用。

常用制剂与用法

阿司匹林　片剂:0.05 g,0.1 g,0.3 g,0.5 g。泡腾片:0.3 g,0.5 g。肠溶片(胶囊):40 mg。解热镇痛,每次0.3～0.6 g,3次/天。抗风湿,每次0.6～1 g,每天3～4 g。抑制血小板聚集,预防心肌梗死、血栓形成、动脉粥样硬化,每次40～300 mg,每天1次。

对乙酰氨基酚　片剂:0.3 g,0.5 g。胶囊剂:0.3 g。每次0.3～0.6 g,每天0.6～1.8 g,一天不宜超过2 g,疗程不宜超过10天。12岁以下儿童按每天1.5 g/m² 分次服。注射剂:0.075 g/1 mL,0.25 g/2 mL。肌内注射,每次0.15～0.25 g。

吲哚美辛　肠溶片剂:25 mg。胶囊剂:25 mg。胶丸:25 mg。开始时每次25 mg,2～3次/天,无副作用则可渐增至一天100～150 mg,分3～4次服。

布洛芬　片剂:0.1 g,0.2 g。胶囊剂:0.1 g,0.2 g。抗风湿,每次0.4～0.8 g,3～4次/天。止痛,每次0.2～0.4 g,3～4次/天,成人一天最大量不超过2.4 g。

双氯芬酸　片剂:25 mg。每次25～50 mg,2～3次/天,饭前服。

萘普生　片剂:0.1 g,0.125 g,0.25 g。每次0.2～0.3 g,2～3次/天,注射剂:100 mg/2 mL,200 mg/2 mL。肌内注射,每次100～200 mg,1次/天。

保泰松　片剂:0.1 g,0.2 g。开始量每天0.3～0.6 g,分3次饭后服。不超过每天0.8 g。注射剂:600 mg/3 mL。

吡罗昔康　片剂:10 mg,20 mg。抗风湿,每天20 mg;抗痛风,每天40 mg,连用4～6天。注射剂:10 mg/1 mL,20 mg/2 mL。肌内注射,每次10～20 mg,1次/天。

美洛昔康　片剂:7.5 mg。类风湿性关节炎,每次15 mg,1次/天;骨关节炎,每天7.5 mg。

塞来昔布　胶囊剂:25 mg。骨关节炎,每天200 mg。类风湿性关节炎,每次100～200 mg,2次/天。

尼美舒利　片剂:100 mg。成人每次100 mg,2次/天。

别嘌醇　片剂:0.1 g。成人:口服,开始每次0.05 g,1～2次/天,逐渐增量,2～3周后增至每次0.1 g,2～3次/天。最大剂量不能超过每天0.6 g。儿童治疗继发性高尿酸血症,口服,6岁以内每次50 mg,1～3次/天;6～10岁,每次0.1 g,1～3次/天。

丙磺舒　片剂0.25 g,0.5 g。慢性痛风,每次0.25 g,2～4次/天,1周后可增至每次0.5～1 g,2次/天;增强青霉素类的作用,每次0.5 g,4次/天。儿童:25 mg/kg,每3～9 h一次。

秋水仙碱　片剂:0.5 mg,1 mg。首次剂量为0.5～1 mg,以后每1～2 h给药0.5～1 mg,直至关节症状缓解或出现消化系统症状时(呕吐、腹痛、腹泻)应停药。当天全剂量不得超过5 mg。以后2～3次/天,每次0.5～1 mg,疗程10～14天。有肾功能不全者应减量为每次0.5～0.6 mg,1～2次/天。预防痛风急性发作的剂量为口服每次0.5～0.6 mg,1～2次/天。

随堂检测

一、选择题

（A₁型题）

1. 解热镇痛药的解热作用机制是（　　）。

A. 抑制中枢 PG 合成　　　　B. 抑制外周 PG 合成　　　　C. 抑制中枢 PG 降解

D. 抑制外周 PG 降解　　　　E. 增加中枢 PG 释放

2. 解热镇痛药镇痛的主要作用部位在（　　）。

A. 导水管周围灰质　　　　B. 脊髓　　　　C. 丘脑

D. 脑干　　　　E. 外周

3. 解热镇痛药的镇痛作用机制是（　　）。

A. 阻断传入神经的冲动传导　　　　B. 降低感觉纤维感受器的敏感性

C. 阻止炎症时 PG 的合成　　　　D. 激动阿片受体

E. 阻断阿片受体

4. 治疗类风湿性关节炎的首选药是（　　）。

A. 水杨酸钠　　B. 阿司匹林　　C. 保泰松　　D. 吲哚美辛　　E. 对乙酰氨基酚

5. 可防止脑血栓形成的药物是（　　）。

A. 水杨酸钠　　B. 阿司匹林　　C. 保泰松　　D. 吲哚美辛　　E. 布洛芬

6. 下列哪种药物能诱发哮喘发作？（　　）

A. 阿司匹林　　　　B. 布洛芬　　　　C. 吲哚美辛

D. 对乙酰氨基酚　　　　E. 吲哚美辛

二、简答题

1. 简述解热镇痛抗炎药的共同作用及作用机制。

2. 阿司匹林的药理作用与临床应用有哪些？

3. 简述阿司匹林的不良反应及其防治措施。

任务七　中枢兴奋药

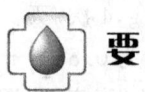 要点导航

重点：咖啡因、尼可刹米的临床应用、不良反应与用药监护。

难点：中枢兴奋药的临床合理应用。

中枢兴奋药(central stimulants)是指能够选择性兴奋中枢神经系统,提高中枢神经系统功能活动的药物,其作用强弱与药物剂量及中枢神经功能状态有关。中枢兴奋药对中枢神经不同部位虽具有选择性,但随剂量增加,其作用强度和范围也随之扩大,可引起中枢神经系统广泛兴奋,甚至引起惊厥。根据其作用部位和功能不同,可分为三类。

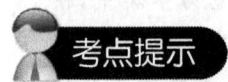

考点提示

中枢兴奋药的分类及代表药物。

一、主要兴奋大脑皮层药

咖啡因(caffeine)

咖啡因是从茶叶或咖啡豆中提取的一种生物碱,现已可人工合成。口服或直肠给药吸收不规则,注射给药吸收良好。

【药理作用】

1. 兴奋中枢神经系统　咖啡因对中枢神经系统的作用强度和范围与剂量有关:①小剂量(50～200 mg)可选择性兴奋大脑皮层,使精神振奋,疲劳减轻,睡意消失,提高工作效率;②较大剂量(250～500 mg)可直接兴奋延髓呼吸中枢和血管运动中枢,使呼吸加深、加快,血压升高,特别是中枢处于抑制状态时作用尤为明显;③中毒量可兴奋脊髓,导致惊厥。

2. 收缩脑血管　咖啡因对脑血管有收缩作用,可减少脑血管搏动的幅度,缓解因脑血管扩张所致搏动性头痛症状。

3. 其他　具有舒张胆道和支气管平滑肌、利尿及促进胃酸、胃蛋白酶分泌等作用。

【临床应用】　较大剂量用于严重传染病及中枢抑制药过量所致呼吸抑制或呼吸衰竭。常与阿司匹林或对乙酰氨基酚配伍,治疗一般性头痛;与麦角胺配伍,治疗偏头痛。

【不良反应与用药监护】　咖啡因不良反应较少,较大剂量可引起激动、不安、失眠、头痛、心悸;过量(>800 mg)中毒引起中枢神经系统广泛兴奋,可致惊厥。婴幼儿神经系统抑制机能较差,易发生惊厥,因此婴幼儿退热时应使用不含咖啡因的复方退热制剂。消化性溃疡患者禁用。

哌醋甲酯(methylphenidate)

哌醋甲酯又名利他林,治疗量可温和地兴奋大脑皮层,改善精神活动,振奋精神,解除轻度中枢神经抑制,消除疲劳。较大剂量能兴奋呼吸中枢,过量可致惊厥。临床主要用于巴比妥类及其他中枢抑制药过量所致的昏迷及发作性睡眠病。对小儿遗尿症有一定疗效,对儿童多动综合征有较好疗效。该药可使50%～75%的患儿多动症状得到改善,学习成绩提高。此外,对重症呼吸衰竭需持续给药者,可采用呼吸三联针(哌醋甲酯20 mg、洛贝林12 mg、二甲弗林16 mg溶于5%葡萄糖注射液250 mL中)静脉滴注。

治疗量不良反应少,大剂量可引起血压升高而出现眩晕、头痛,甚至惊厥。癫痫及高血压患者禁用。

儿童多动综合征

儿童多动综合征又称"轻微脑功能障碍综合征",是儿童时期一种较常见的行为异常性疾病。患儿智力正常或接近正常,以难以控制的动作过多,注意力不集中,情绪不稳,冲动任性,并有不同程度学习困难为临床特征。本病男孩多发于女孩,好发年龄为6~14岁。据国内外文献报道,其占学龄儿童的5%~10%。本病发病与遗传、环境、产伤等有一定关系。儿童多动综合征预后良好,绝大多数患儿到青春期逐渐好转而痊愈。

二、主要兴奋延髓呼吸中枢药

尼可刹米(nikethamide)

尼可刹米又名可拉明,吸收好,起效快,作用时间短暂,一次静脉注射只能维持5~10 min。

【药理作用】 治疗量可主要直接兴奋延髓呼吸中枢,也可通过刺激颈动脉体和主动脉体化学感受器,反射性兴奋呼吸中枢,并能提高呼吸中枢对二氧化碳的敏感性,使呼吸加深、加快,当呼吸处于抑制状态时其作用更为明显。

【临床应用】 临床用于各种原因引起的中枢性呼吸抑制,对吗啡中毒引起的呼吸抑制及肺心病引起的呼吸衰竭疗效较好,对巴比妥类药物中毒引起的呼吸抑制效果较差。

【不良反应】 治疗量不良反应少。大剂量可引起血压升高、心动过速、心律失常、咳嗽、呕吐、出汗、肌肉震颤等。中毒时可出现惊厥。

二甲弗林(dimefline)

二甲弗林又名回苏灵,可直接兴奋延髓呼吸中枢,其作用比尼可刹米强,起效快,维持时间短,能显著改善呼吸,使呼吸加深、加快。临床用于治疗各种原因引起的中枢性呼吸抑制,对肺性脑病有较好的促苏醒作用。

二甲弗林安全范围小,过量易引起肌肉抽搐和惊厥,小儿尤易发生。静脉给药时需稀释后缓慢注射。本品孕妇禁用。

洛贝林(lobeline)

洛贝林又名山梗菜碱,通过刺激颈动脉体和主动脉体化学感受器,反射性兴奋呼吸中枢。其作用快、弱、短暂,仅维持数分钟。临床用于治疗新生儿窒息、小儿感染性疾病所致的呼吸衰竭和一氧化碳中毒。

洛贝林大剂量可兴奋迷走中枢,引起心动过缓和传导阻滞;过量可兴奋神经节及肾上腺髓质,使肾上腺素能神经递质释放增加而致心动过速;严重者也可出现惊厥。

贝美格(megimide)

贝美格又名美解眠,直接兴奋呼吸中枢及血管运动中枢,使呼吸加快,作用迅速而短暂。

临床用于巴比妥类药中毒。过量或静脉注射太快,可引起呕吐、肌肉抽搐、惊厥等。

多沙普仑(doxapram)

多沙普仑为新型较为理想的呼吸兴奋药。具有作用强、起效快、疗效确切、安全范围大的特点。小剂量时,可通过刺激颈动脉体和主动脉体化学感受器,反射性兴奋呼吸中枢,较大剂量则直接兴奋呼吸中枢。大剂量还可兴奋脊髓及脑干,引起惊厥和心律失常。临床用于慢性阻塞性肺疾病引起的急性呼吸衰竭、麻醉药及中枢抑制药引起的呼吸抑制。

不良反应轻,偶见头痛、乏力、脉搏加快、血压轻度升高等。高血压、冠心病患者禁用。大剂量也可发生惊厥。

三、大脑功能恢复药

吡拉西坦(piracetam)

吡拉西坦又名脑复康,直接作用于大脑皮层,具有激活、保护、修复脑细胞的作用,能提高记忆力,保护缺氧脑组织。临床用于脑动脉硬化、阿尔茨海默病、脑外伤后遗症、药物及一氧化碳中毒所致的思维障碍及儿童智力低下等。不良反应主要有口干、食欲减退、呕吐等。

胞磷胆碱(citicoline)

胞磷胆碱又名胞二磷胆碱,通过增加脑损伤部位对氧的摄入和利用,促进卵磷脂的合成而改善细胞代谢,增加脑组织血流量,促进脑组织功能恢复和促进苏醒。临床用于急性脑外伤和脑部手术后的意识障碍、脑梗死急性期的意识障碍等。

甲氯芬酯(meclofenoxate)

甲氯芬酯又名氯酯醒,主要兴奋大脑皮层,能促进脑细胞的氧化还原代谢,增加脑细胞对糖类的利用,对中枢抑制状态的兴奋作用更为明显。临床用于颅脑外伤性昏迷、新生儿缺氧症、酒精中毒和脑动脉硬化引起的意识障碍、阿尔茨海默病、小儿遗尿症等疾病的治疗。

四、中枢兴奋药的合理应用

1. **合理选药** 本类药物主要用于严重疾病或药物中毒引起的呼吸衰竭、呼吸中枢抑制及中枢抑制状态。常选用安全范围较大的尼可刹米和洛贝林。对呼吸肌麻痹引起的呼吸功能不全,中枢兴奋药往往无效,宜用新斯的明解救。对循环衰竭、心搏骤停引起的呼吸功能不全,应少用或者不用中枢兴奋药,因为中枢兴奋药可提高脑组织细胞代谢,增加其耗氧量,在呼吸不良状态下更加重脑组织细胞的缺氧状态。

2. **严格掌握剂量** 多数中枢兴奋药作用不持久,安全范围也有限,剂量过大都可引起中枢神经系统各部位广泛兴奋,导致惊厥,甚至转化为超限抑制。因此临床抢救呼吸衰竭,特别是抢救中枢抑制药中毒时,多采用人工呼吸、吸氧等综合措施,中枢兴奋药,仅作为辅助治疗。另外,药物中毒时还应同时采用有效的排毒、解毒措施。

常用制剂与用法

苯甲酸钠咖啡因(安钠咖) 注射剂:0.25 g/1 mL,0.5 g/2 mL。每次 0.25~0.5 g,皮下

注射或肌内注射。极量:每次 0.75 g,每天 3 g,皮下注射或肌内注射。

盐酸哌醋甲酯　片剂:10 mg。每次 10 mg,2～3 次/天。6 岁以上小儿开始每次 5 mg,每天 5～10 mg,以后视病情每隔一周每天增加 5～10 mg,剂量不超过每天 60 mg。注射剂:20 mg/1 mL。每次 10～20 mg,1～3 次/天,皮下注射、肌内注射或静脉注射。

尼可刹米　注射剂:0.25 g/1 mL,0.375 g/1.5 mL,0.5 g/2 mL。每次 0.25～0.5 g,必要时每 1～2 h 重复一次,或与其他中枢兴奋药交替使用,皮下、肌内注射或静脉注射。极量:每次 1.25 g。

二甲弗林　片剂:8 mg。每次 8～16 mg,2～3 次/天。注射剂:8 mg/2 mL。每次 8 mg,肌内注射或静脉注射。用 0.9％氯化钠溶液或 5％葡萄糖溶液稀释后静脉滴注,每次 8～16 mg。重症可静脉滴注,每次 16～32 mg。

盐酸洛贝林　注射剂:3 mg/1 mL,10 mg/1 mL。每次 3～10 mg,小儿每次 1～3 mg,皮下注射或肌内注射。极量:每次 20 mg,每天 50 mg。必要时可缓慢静脉滴注,每次 3 mg,小儿每次 0.3～3 mg,隔 30 min 可重复一次。极量:每次 6 mg,每天 20 mg,静脉注射。抢救新生儿窒息可用 3 mg 自脐静脉注射。

贝美格　注射剂:50 mg/10 mL。每次 50 mg,用 5％葡萄糖溶液稀释后静脉滴注,或每 3～5 min 注射 50 mg,直到病情改善。

盐酸多沙普仑　注射剂:20 mg/1 mL,100 mg/5 mL。每次 0.5～1 mg/kg,用 5％葡萄糖溶液稀释后静脉滴注。总量不宜超过每天 300 mg。

吡拉西坦　片剂:400 mg。胶囊剂:200 mg。每次 800～1600 mg,小儿减半,3 次/天。注射剂:1 g/5 mL。每次 1 g,2～3 次/天,肌内注射。或每次 4 g,1 次/天,静脉注射。每次 4～8 g,1 次/天,用 5％葡萄糖溶液或 0.9％氯化钠溶液稀释至 250 mL,静脉滴注,老年人及小儿减半。

胞磷胆碱　注射剂:200 mg/2 mL,250 mg/2 mL,500 mg/2 mL。每次 200～300 mg,静脉滴注;每次 250 mg,1～2 次/天,肌内注射。

盐酸甲氯芬酯　胶囊剂:0.1 g。每次 0.1～0.3 g,3 次/天,至少连服 1 周。小儿每次 0.1 g,3 次/天。注射剂:0.1 g,0.25 g。每次 0.25 g,1～3 次/天,临用前加适量注射用水溶解后肌内注射或溶于 5％葡萄糖溶液 250～500 mL 中静脉滴注。新生儿可注入脐静脉。小儿每次 60～100 mg,2 次/天,静脉滴注。

随堂检测

一、选择题

（A₁ 型题）

1. 中枢性呼吸抑制时,可选用下列哪一种药物?（　　）
    A. 阿拉明　　B. 尼可刹米　　C. 酚妥拉明　　D. 美加明　　E. 新斯的明
2. 吗啡急性中毒引起的呼吸抑制,首选的中枢兴奋药是（　　）。
    A. 尼可刹米　　B. 咖啡因　　C. 哌醋甲酯　　D. 二甲弗林　　E. 洛贝林
3. 主要刺激颈动脉体和主动脉体化学感受器,反射性兴奋呼吸的药物是（　　）。
    A. 二甲弗林　　B. 咖啡因　　C. 尼可刹米　　D. 洛贝林　　E. 苯巴比妥
4. 新生儿窒息、一氧化碳中毒首选（　　）。

A. 洛贝林　　　B. 二甲弗林　　　C. 甲氯酚酯　　　D. 尼可刹米　　　E. 哌醋甲酯

5. 中枢兴奋药主要应用于（　　）。

A. 呼吸肌麻痹所致呼吸抑制　　　B. 中枢性呼吸抑制　　　C. 低血压状态

D. 支气管哮喘所致呼吸困难　　　E. 惊厥后出现的呼吸抑制

6. 尼可刹米蓄积中毒出现惊厥可用下列哪种药物对抗？（　　）

A. 地西泮　　　B. 吗啡　　　C. 苯巴比妥　　　D. 甲丙氨酯　　　E. 咖啡因

二、简答题

1. 简述中枢兴奋药咖啡因的量效关系。

2. 简述中枢兴奋药的合理应用。

（蔡卫国）

项目五　利尿药与脱水药

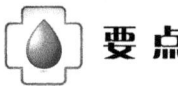

学习目标

知识目标:掌握利尿药的分类,各类利尿药的作用、应用及不良反应与用药监护;甘露醇的药理作用、临床应用。熟悉利尿药和脱水药的作用机制、作用特点、合理应用及用药监护。了解氨苯蝶啶、乙酰唑胺、高渗葡萄糖的作用特点、临床应用。

能力目标:初步具备利尿药、脱水药应用过程中的护理能力。提高在实践中分析问题、解决问题的能力,培养综合职业能力。

素质目标:学会关心、爱护、尊重病人,具有良好的工作态度和职业素养。

任务一　利　尿　药

要点导航

重点:呋塞米、氢氯噻嗪的药理作用、临床应用、不良反应与用药监护。

难点:氢氯噻嗪的抗利尿作用机制,尿液的稀释过程和浓缩过程。

利尿药是一类选择性作用于肾脏,以增加水和电解质排出,使尿量增多的药物。临床主要用于治疗各种原因引起的水肿,也用于治疗高血压、慢性心功能不全、肾结石、高钙血症及中毒病人体内毒物的排出等。

一、利尿药作用的生理基础与作用部位

1. 髓袢升支粗段的髓质部和皮质部　此段管腔膜上存在着 Na^+-K^+-$2Cl^-$ 共同转运系统,将 2 个 Cl^-、1 个 Na^+ 和 1 个 K^+ 同向转运至细胞内,重吸收原尿中 20%～30% 的 Na^+,而不伴有水的重吸收。

高效能利尿药选择性地阻断髓袢升支粗段髓质部和皮质部的 Na^+-K^+-$2Cl^-$ 共同转运系统而抑制 Na^+、Cl^- 的重吸收,既影响尿液的稀释过程,又影响尿液的浓缩过程,从而排出大量

低渗尿,产生强大的利尿作用。

2. 远曲小管近端　此段通过 Na^+-Cl^- 共同转运系统,重吸收原尿中 5%～10% 的 Na^+。远曲小管近端对水仍不通透,Na^+、Cl^- 的重吸收可进一步稀释小管内液。

中效能利尿药通过抑制 Na^+-Cl^- 共同转运系统,影响尿液的稀释过程,产生利尿作用。

3. 远曲小管远端及集合管　此段在醛固酮调节下进行 Na^+-H^+ 交换和 Na^+-K^+ 交换,重吸收原尿中 2%～5% 的 Na^+。醛固酮能增加远曲小管、集合管对 Na^+ 的重吸收,并促进 K^+ 的分泌。

低效能利尿药通过拮抗醛固酮或直接抑制 Na^+-K^+ 交换,产生排钠留钾的利尿作用,故又称留钾利尿药。

综上所述,利尿药作用于肾单位的不同部位,主要影响肾小管和集合管的重吸收及分泌而产生强弱不等的利尿作用(图 5-1)。

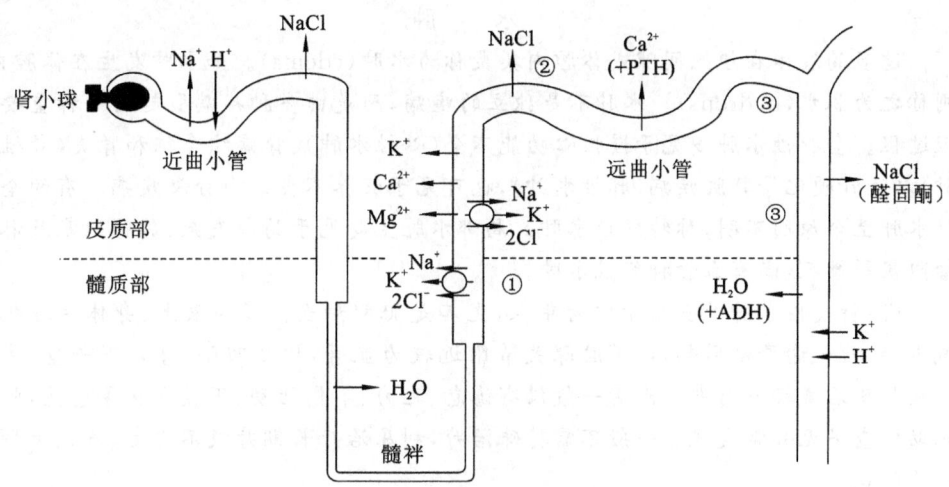

图 5-1　肾脏水、电解质转运机制及利尿药作用部位示意图

注:利尿药作用部位中,①为高效能利尿药;②为中效能利尿药;③为低效能利尿药。PTH 为甲状旁腺激素;ADH 为抗利尿激素。

二、常用利尿药

利尿药根据其利尿效能和作用部位分为三类:

(一) 高效能利尿药

呋塞米(furosemide)

呋塞米又名速尿、呋喃苯胺酸,口服吸收迅速,30 min 起效,1～2 h 达高峰,维持 6～8 h。静脉注射 5 min 生效,30 min 达高峰,维持 4～6 h。排泄较快,反复给药不易在体内蓄积。

【药理作用】

1. 利尿　作用于髓袢升支粗段髓质部和皮质部,特异结合并抑制 $Na^+-K^+-2Cl^-$ 共同转运系统,减少 Na^+、Cl^- 的重吸收,使 Na^+ 的重吸收由原来的 99.4% 下降为 70%～80%。降低了肾脏对尿液的稀释功能与浓缩功能,产生显著的利尿作用,具有强大、迅速、短暂的作用特点。Na^+ 的重吸收减少,远曲小管和集合管的 Na^+ 含量增加,促进 Na^+-K^+ 交换,使 K^+ 的排出进一步增加。呋塞米也能增加 Mg^{2+}、Ca^{2+}、HCO_3^- 的排出,减少尿酸的排出。

2. 扩张血管 扩张肾血管、降低肾血管阻力,使肾血流量增加,对急性肾衰竭病人有利。扩张小静脉,降低左室充盈压,扩张小动脉,降低外周阻力,减轻心力衰竭病人的肺部淤血、水肿。

【临床应用】

1. 治疗各种严重水肿 对各种水肿均有效,主要用于治疗严重的心、肝、肾等病变引起的水肿,尤其是急性肺水肿和脑水肿。静脉注射呋塞米能迅速利尿、扩张容量血管,使回心血量减少,是治疗急性肺水肿的首选药物。呋塞米的强大利尿作用,使血液浓缩,与脱水药合用,效果更佳,尤其适用于左心衰竭的脑水肿病人。

知识链接

水 肿

过多的液体在组织间隙或体腔内集聚称为水肿(edema)。如水肿发生在体腔内,则称之为积水(hydrops)。水肿不是独立的疾病,而是由多种疾病引起的一种重要病理过程。全身性水肿多见于慢性心功能不全(心性水肿)、肾病综合征和肾炎(肾性水肿)以及肝硬化等肝脏疾病(肝性水肿),也可见于营养不良或内分泌疾病。有的全身性水肿至今原因不明,称特发性水肿。局部水肿主要见于局部炎症、静脉阻塞及淋巴管阻塞等情况,尚有血管神经性水肿。

附:特发性水肿多发生于中老年人,尤其是肥胖妇女。多为衰老、身体生理机能减退、水盐代谢紊乱引起,以下肢踝关节附近较为显著,按之凹陷,每日下午重,休息一夜起床后减轻或消失。患者一般仅有倦怠、乏力、不愿活动、下肢发胀等感觉,临床辅助检查多无异常发现。一般不需特殊治疗,利尿治疗长期疗效不肯定,首选干预措施为限盐。

---

2. 预防急性肾衰竭 呋塞米可用于急性肾衰竭的早期防治。其强大的利尿作用可冲洗肾小管,减少肾小管萎缩、坏死;同时扩张肾血管,增加肾血流量,增加肾小球滤过率,使尿量增多,水肿减轻。

3. 加快毒物排出 呋塞米配合输液,使尿量明显增加,加速毒物经肾脏排出。临床常用于水杨酸类、巴比妥类等药物中毒的解救。

4. 治疗严重高血压 用于治疗严重高血压,对伴有肾功能不全或高血压危象患者效果更佳。

5. 其他 治疗高钙血症和高钾血症。

【不良反应与用药监护】

1. 水、电解质紊乱 最常见,易引起低血容量、低钾血症、低钠血症、低氯碱血症等,其中低钾血症最多见。长期应用还可引起低镁血症。

2. 耳毒性 用量过大或静脉注射过快时易发生,出现耳鸣、听力减退或暂时性耳聋。依他尼酸最易引起,甚至发生永久性耳聋。耳毒性的发生机制可能与药物引起内耳淋巴液电解质成分 Na^+、Cl^- 浓度升高而损伤耳蜗管基底膜毛细胞有关,呈剂量依赖性。

3. 胃肠道反应 可引起恶心、呕吐、上腹部不适,大剂量应用可出现胃肠出血。

4. 高尿酸血症 该药与尿酸均通过肾脏有机酸转运机制排泄,产生竞争性抑制,使尿酸排泄减少,引起高尿酸血症,诱发痛风。

5. 注意防治低血钾 应注意观察低血钾症状,及时补钾或合用留钾利尿药。若低血钾、低血镁同时存在,需要先纠正低血镁,因为 Na^+-K^+-ATP 酶的激活需要 Mg^{2+}。如不纠正低血镁,即使补钾,低血钾也难以纠正。

6. 注意药物配伍 与氨基糖苷类抗生素合用可增加耳毒性,与强心苷合用可增加心脏毒性,与第一代头孢菌素合用可增加肾毒性。

布美他尼(bumetanide)

布美他尼的利尿作用,具有高效、速效、短效和低毒的特点。其利尿强度是呋塞米的 $40 \sim 60$ 倍。用于各种顽固性水肿、急性肺水肿及急、慢性肾衰竭等。不良反应同呋塞米,耳毒性的发生率稍低。

依他尼酸(ethacrynic acid)

依他尼酸又名利尿酸,利尿作用与呋塞米相似。由于水及电解质紊乱、耳毒性、肾毒性等不良反应较重,临床已少用。可用于对磺胺类利尿药(如呋塞米、布美他尼)过敏患者。

(二) 中效能利尿药

此类药物主要作用于远曲小管近端,通过抑制 Na^+-Cl^- 共同转运系统,减少 Na^+、Cl^- 重吸收,影响尿液的稀释过程,产生中等强度的利尿作用。其具有温和而持久的作用特点。

中效能利尿药主要包括噻嗪类和氯噻酮(chlortalidone)。常用的噻嗪类药物有氢氯噻嗪(hydrochlorothiazide)、环戊噻嗪(cyclopenthiazide)、苄氟噻嗪(bendroflumethiazide)等。这些药物的作用部位、作用机制相同,药理作用相似,其中以氢氯噻嗪最为常用。

氢氯噻嗪(hydrochlorothiazide)

氢氯噻嗪又名双氢克尿噻,简称双克,脂溶性较高,口服吸收良好,口服后 1 h 显效,$2 \sim 4$ h 达高峰,持续 $12 \sim 18$ h。主要以有机酸的形式通过肾小球滤过及近曲小管分泌随尿排出,可通过胎盘进入胎儿体内。

【药理作用】

1. 利尿作用 通过抑制远曲小管近端 Na^+-Cl^- 共同转运系统,减少 Na^+、Cl^- 重吸收,影响尿液稀释过程,但不影响尿液浓缩过程,产生中等强度利尿作用。由于转运至远曲小管的 Na^+ 增加,促进了 Na^+-K^+ 交换,K^+ 的排出增加,长期服用可致低血钾。与高效能利尿药相反,本类药物能促进远曲小管对 Ca^{2+} 的重吸收,减少 Ca^{2+} 经肾排出。

2. 抗利尿作用 连续服用氢氯噻嗪,2 天后能明显减少尿崩症患者的尿量,作用机制可能是:①其利尿作用使 Na^+ 排出增多,血液中 Na^+ 减少,血浆渗透压降低,减轻口渴感,减少饮水量;②抑制磷酸二酯酶,增加远曲小管和集合管对水的重吸收。

3. 降压作用 有温和、确切的降血压作用,作用机制与利尿和 Na^+ 从尿中排泄有关。

【临床应用】

1. 水肿 治疗轻、中度水肿的常用药物,对心性水肿疗效好;对肾性水肿的疗效与肾功能有关,肾功能不良者疗效差;用于肝性水肿,与螺内酯合用疗效增强,并可防止低血钾诱发肝昏迷。但是,氢氯噻嗪能抑制碳酸酐酶,减少 H^+ 分泌,使氨排出减少,血氨升高,有诱发或加重肝昏迷的危险,应慎用。

尿崩症(diabetes insipidus)

尿崩症是指因垂体后叶血管加压素(vasopressin,VP,又称抗利尿激素(antidiuretic hormone,ADH))分泌、释放不足,或因肾脏肾小管对 ADH 反应缺陷而引起的一组症候群。临床表现主要有多饮、烦渴、多尿、低比重尿、低渗透压尿。夜尿显著,尿量比较固定,一般每日 4 L 以上,最多不超过每日 18 L,尿比重小于 1.006,严重脱水时可达 1.010。口渴常严重,渴觉中枢正常者,入水量与出水量大致相等。

尿崩症根据部位分为中枢性和肾性两大类。中枢性尿崩症是由于各种原因导致的 ADH 合成和释放减少,造成尿液浓缩障碍,表现为多饮、多尿、大量低渗尿,血浆 ADH 水平降低,应用外源性 ADH 有效。肾性尿崩症是一种肾小管对水重吸收功能障碍的疾病,表现为多尿、烦渴及持续性低张尿。根据病因分为遗传性尿崩症和继发性尿崩症。

治疗原则:激素替代疗法、抗利尿药治疗,继发性尿崩症同时进行病因治疗、对症支持治疗。常用药物有加压素、氯磺丙脲、安妥明、酰胺脒嗪、氢氯噻嗪等。

2. 高血压 本品为抗高血压的基础药物之一,常与其他降压药联合使用治疗高血压。

3. 尿崩症 主要用于肾性尿崩症及加压素无效的中枢性尿崩症,可减少尿量,改善口渴症状。轻症效果好,重症疗效差。

4. 防治特发性高尿钙症伴尿结石 该药能增强远曲小管对 Ca^{2+} 的重吸收,减少尿液中 Ca^{2+} 含量及浓度。

【不良反应与用药监护】

1. 水、电解质紊乱 长期应用可引起低钾血症、低镁血症、低氯碱血症等,其中低钾血症较常见。合用留钾利尿药可防止低钾血症。

2. 高尿酸血症 抑制尿酸分泌并增加尿酸的重吸收,引起高尿酸血症。有痛风史者可诱发或加剧症状,应慎用。

3. 代谢变化 可致血糖升高,可能与抑制胰岛素的分泌或减少组织利用葡萄糖有关。可致高脂血症,长期用药可使低密度脂蛋白和胆固醇增加。糖尿病、高脂血症患者慎用。

4. 过敏反应 偶有过敏性皮疹、皮炎、血小板减少等过敏反应。

噻嗪类利尿药可使肾小球滤过率降低,血尿素氮升高,加重肾功能损害。肾功能严重不良者慎用。

与强心苷合用时,要防止低血钾的发生,以免增加强心苷的毒性。

(三) 低效能利尿药

此类药物主要作用于远曲小管和集合管,通过直接抑制或通过拮抗醛固酮抑制 Na^+-K^+ 交换,产生排钠留钾的利尿作用,又称留钾利尿药。

螺内酯(spironolactone)

【药理作用】 螺内酯又名安体舒通(antisterone),是人工合成的抗醛固酮药,化学结构与醛固酮相似,竞争远曲小管和集合管细胞的醛固酮受体,阻止醛固酮-受体复合物的形成,抑制醛固酮对 Na^+-K^+ 交换的促进作用,减少 Na^+ 的重吸收和 K^+ 的分泌,而发挥排钠留钾的利尿作用。其利尿作用与体内醛固酮浓度有关。具有利尿作用弱,起效缓慢而持久的特点。口服易吸收,血浆蛋白结合率为 90% 以上。口服后 1 日起效,2~3 日达高峰,停药后作用可持续 2~3 日。

【临床应用】 单用效果差,常与其他利尿药合用,以增强利尿效果并防止低血钾发生。临床主要用于:

1. 伴有醛固酮增多的顽固性水肿 对肝硬化腹水及肾病综合征水肿患者,利尿效果较明显。

2. 充血性心力衰竭 醛固酮在心力衰竭的发生、发展中起重要作用,螺内酯通过抗醛固酮具有排钠、利尿、抑制心肌重构、减轻心脏前后负荷的作用,有助于改善病人的症状。

3. 高血压 可作为治疗原发性或继发性高血压的辅助用药。

4. 其他 原发性醛固酮增多症。

【不良反应与用药监护】

(1) 不良反应较少,偶见头痛、困倦、精神错乱等。

(2) 久用可致高血钾,肾功能不全时更易发生。肝、肾功能不全及高钾血症患者禁用。

(3) 久用可引起性激素样副作用,如男性乳房增大、性功能障碍,女性多毛、月经紊乱等,停药后可消失。

氨苯蝶啶(triamterene)

【药理作用】 作用于远曲小管和集合管,通过阻止管腔膜上的钠通道,直接抑制 Na^+-K^+ 交换,减少 Na^+ 重吸收,减少 K^+ 向管腔分泌、排出,产生排钠留钾的利尿作用。具有作用弱、起效较快、维持时间较短的特点。口服后 1~2 h 起效,4~6 h 达到高峰,维持 12~16 h。

【临床应用】 氨苯蝶啶利尿作用弱,常与排钾利尿药(高效能、中效能利尿药)合用,增强利尿效果并能防止血钾紊乱。用于治疗各种原因引起的水肿,如心力衰竭、慢性肾炎及肝硬化引起的水肿或腹水。

【不良反应与用药监护】

(1) 不良反应较少,偶见恶心、呕吐、腹泻等。宜进食时或餐后服药。

(2) 长期服用可引起高钾血症,严重肝肾功能不全及高钾血症患者禁用,避免与其他留钾利尿药合用。

(3) 高血压、充血性心力衰竭、糖尿病、低钠血症及孕妇慎用。

(4) 氨苯蝶啶能抑制二氢叶酸还原酶,引起叶酸缺乏。

(5) 应告知患者,用药期间可能出现淡蓝色荧光尿。

阿米洛利(amiloride)

阿米洛利又名氨氯吡咪,留钾排钠作用是氨苯蝶啶的 5 倍,利尿作用可持续 22~24 h。其余同氨苯蝶啶。

乙酰唑胺(acetazolamide)

乙酰唑胺又名醋唑磺胺(diamox),能抑制近曲小管的碳酸酐酶,减少 H^+ 的生成,使 H^+-Na^+ 交换减少,使管腔中 Na^+、HCO_3^- 含量增加而产生利尿作用。但由于髓袢、远曲小管和集合管对 Na^+ 重吸收的代偿性增强,其利尿作用很弱而很少用作利尿药。该药能抑制睫状体上皮细胞内

的碳酸酐酶,使房水生成减少,降低眼压,用于治疗青光眼。口服吸收良好,服药后1~1.5 h开始降低眼压,2~4 h达高峰,作用维持8~12 h。对磺胺过敏的患者易发生过敏反应,较大剂量常引起嗜睡和感觉异常,长时间用药后,体内储存的 HCO_3^- 减少可导致高氯性碱中毒。

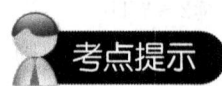 **考点提示**

呋塞米、氢氯噻嗪、螺内酯的临床应用、不良反应与注意事项。

三、利尿药的合理应用

1. 根据病情,正确选用药物 轻度及中度心性水肿、高血压首选氢氯噻嗪;急性肺水肿、急性重度心功能不全及急、慢性肾衰竭首选呋塞米;脑水肿首选甘露醇;肝性水肿宜选螺内酯与氢氯噻嗪合用;肾性尿崩症常用氢氯噻嗪;促进毒物经肾排泄,选用呋塞米配合输液。

2. 严密监测,及时调整剂量 利尿药用于心力衰竭有效的指标:呼吸困难缓解,水肿减轻,肺部啰音减少,肝脏回缩,体重下降,颈静脉怒张减轻。利尿过度的表现:尿量明显增多,虚弱无力,血压下降,直立性头晕,脉压减小,静脉充盈不足,四肢末梢温度低。

3. 间断联合,切实提高疗效 利尿药长期单独连续使用,易发生水、电解质紊乱,耳毒性及血脂、血糖、尿酸紊乱,甚至诱发严重并发症。故临床上常间断给药、联合用药,如留钾利尿药螺内酯与排钾利尿药氢氯噻嗪或呋塞米合用于心性水肿,既可增强利尿效果,又能预防血钾紊乱,同时螺内酯可对抗醛固酮,改善心血管重构,降低病死率。

4. 综合分析,重视对因治疗 利尿药用于水肿,是对症治疗。对不同类型的水肿,必须采用相应的有效措施,进行病因治疗,才能达到根治目的。心功能不全患者水肿时,宜强心、扩血管;急性肾炎患者水肿时,一般不用利尿药,主要采用无盐膳食和卧床休息以消除水肿,必要时用氢氯噻嗪;肾病综合征患者水肿时,应同时限水、限盐,补充白蛋白;肝硬化、低蛋白血症患者水肿时,输注白蛋白;长期利尿继发肾素-血管紧张素-醛固酮系统兴奋的患者,需加用血管紧张素转换酶抑制药或血管紧张素受体阻断药。

5. 注意影响利尿药作用的因素 严重胃肠道淤血水肿或频繁呕吐患者,口服给药影响疗效,宜用注射给药途径。严重电解质紊乱(低钠、低钾、低氯)影响利尿药的利尿效果,应及时纠正。氢氯噻嗪属低限利尿药,超过通常剂量范围,并不增加利尿效果。呋塞米属高限利尿药,剂量与效应呈线性关系,利尿效果随剂量加大而增强,肾功能不全时首选。螺内酯的利尿效果依赖于体内醛固酮水平。

任务二 脱 水 药

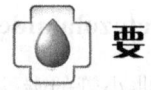 **要点导航**

重点:甘露醇的作用特点、临床应用与注意事项,脱水药经静脉途径使用具备的特点。
难点:脱水药的渗透性利尿作用机制。

　　脱水药是一类能提高血浆渗透压,使组织脱水的药物。药物通过肾脏时,不易被重吸收,使肾小管管腔液渗透压升高而利尿,故又称渗透性利尿药。脱水药经静脉途径使用具备以下特点:①不易透过血管壁进入组织液中;②易经肾小球滤过但不被肾小管重吸收;③在体内不被代谢;④无明显其他药理作用。常用药物有甘露醇、山梨醇、高渗葡萄糖等。

甘露醇(mannitol)

【药理作用】

1. 脱水作用　甘露醇相对分子质量较大,静脉注射后不易从毛细血管渗入组织,迅速提高血浆渗透压,使组织间液水分向血浆转移而产生脱水作用,可降低颅内压和眼内压。

2. 利尿作用　经静脉途径给药时,甘露醇进入血液后,大部分以原形迅速从肾小球滤过,但不被肾小管重吸收,使肾小管内渗透压升高;稀释血液而增加循环血量,间接抑制 Na^+-K^+-$2Cl^-$ 共同转运系统,减少髓袢升支对 Na^+、Cl^- 的重吸收;扩张肾血管,增加肾髓质血流量,降低髓质高渗区的渗透压。甘露醇通过以上机制产生利尿作用。

3. 导泻　口服给药,甘露醇不吸收,可引起渗透性腹泻,用于肠道内毒物清除。

【临床应用】

1. 脑水肿　用其 20% 高渗溶液快速静脉注射或静脉滴注,使脑组织脱水,对颅内肿瘤、颅脑外伤、脑组织炎症等原因引起的脑水肿、颅内压增高有较好疗效,是安全、有效的首选药。

2. 青光眼　甘露醇不能进入眼前房内,但其脱水作用可减少房水量而降低眼内压,可用于青光眼的治疗及术前准备。

3. 预防急性肾衰竭　甘露醇的脱水作用和渗透性利尿作用可减轻肾间质水肿,阻止水分重吸收,维持足够的尿量,稀释肾小管内有害物质,保护肾小管,并通过扩张肾血管、增加肾血流量,改善肾实质的缺氧状态,预防急性肾衰竭。如果急性肾衰竭已经形成,则应停止使用,否则易发生左心衰竭、急性肺水肿。

4. 其他　可用于术前肠道准备及肠道内毒物的排出。

【不良反应与用药监护】

(1) 静脉注射过快可引起头痛、眩晕、视物模糊、寒战等。

(2) 局部刺激作用,甘露醇可引起局部疼痛或组织坏死,静脉使用时药液不可漏出血管外。如漏出血管外,可用 0.5% 普鲁卡因液局部封闭,并热敷处理。严禁进行肌内注射或皮下注射。

(3) 慢性心功能不全、肾衰竭、肺水肿、孕妇、活动性颅内出血患者禁用。

(4) 甘露醇不能与其他药物混合静脉滴注。

(5) 用药过程中,密切观察血压、呼吸、脉搏、尿量,及水、电解质紊乱的症状和体征。

(6) 本品在低温时易析出结晶,可用热水加温并振摇,待结晶溶解后才能使用。

(7) 用于治疗水杨酸盐和巴比妥类药中毒时,应合用碳酸氢钠碱化尿液,促进毒物排出。

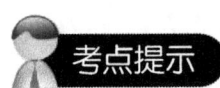 考点提示

甘露醇静脉给药具备的特点及不良反应与注意事项。

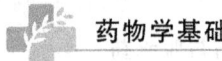

山梨醇(sorbitol)

山梨醇为甘露醇的同分异构体,一般用 25％的高渗溶液。药理作用、临床应用、不良反应与甘露醇相似。该药进入机体后,部分被转化为果糖而失去高渗作用,故疗效较差,维持时间较短。

葡萄糖(glucose)

静脉注射 50％葡萄糖,能提高血液和原尿的渗透压,产生脱水及渗透性利尿作用。由于葡萄糖可转运到组织中被代谢利用,故其维持高渗的作用弱而不持久,且葡萄糖进入脑组织和脑脊液的同时也带入水分,可使颅内压回升而引起反跳现象。所以,葡萄糖一般与甘露醇合用,治疗脑水肿和急性肺水肿。

🏥 常用制剂与用法

呋塞米　片剂:20 mg。口服,一次 20 mg,一日 2 次。为避免发生电解质紊乱,应从小量开始,间歇给药,即服药 1～3 日,停药 2～4 日。注射剂:20 mg/2 mL。肌内注射或稀释后缓慢静脉滴注,一次 20 mg,每日或隔日一次。

布美他尼　片剂:1 mg、5 mg。口服,一次 0.5～2 mg,一日 1～3 次,最大剂量一日 10 mg。注射剂:0.5 mg/2 mL。肌内注射或静脉注射,一次 0.5～1 mg。

依他尼酸　片剂:25 mg。口服,一次 25 mg,一日 1～3 次。可增加剂量至有效为止,一日剂量不超过 100 mg。注射剂:25 mg/2 mL。静脉滴注,一次 25～50 mg,溶于 25％葡萄糖液或氯化钠注射液 25～50 mL(1 mg/mL)中缓慢滴注,注射部位需经常更换,以免发生局部血栓性脉管炎。

氢氯噻嗪　片剂:10 mg、25 mg、50 mg。口服,一次 25～100 mg,一日 1～3 次。

氯噻酮　片剂:25 mg、50 mg、100 mg。口服,一次 25～100 mg,一日 1 次或隔日 1 次。

螺内酯　片剂:20 mg。口服,一次 20 mg,一日 3～4 次。

氨苯蝶啶　片剂:50 mg。口服,一次 25～50 mg,一日 2 次,饭后服,最大剂量每日不宜超过 300 mg。

阿米洛利　片剂:2.5 mg、5 mg。口服,一次 2.5～5 mg,一日 2 次,最大剂量每日 20 mg。

乙酰唑胺　片剂:0.25 g。口服,一次 0.25 g。治疗青光眼,一日 2～3 次。利尿,每日或隔日一次。

甘露醇　注射液:20 g/100 mL、50 g/250 mL。静脉滴注,1～2 g/kg,必要时 4～6 h 重复使用一次。

山梨醇　注射液:25％溶液,每支 100 mL、250 mL。静脉注射,一次 25％溶液 250～500 mL。消除脑水肿,每隔 6～12 h 重复滴注一次。

葡萄糖　注射液:50％溶液,每支 20 mL。静脉注射,一次 40～60 mL。

随堂检测

一、选择题

（A₁ 型题）

1. 下列哪项不是呋塞米的临床应用？（　　）

A. 急性肾衰竭　　　　　　　B. 急性肺水肿　　　　　　　C. 高钙血症

D. 尿崩症　　　　　　　　　E. 脑水肿

2. 治疗伴有醛固酮增多的水肿病人，合理的用药方案为（　　）。

A. 氢氯噻嗪＋呋塞米　　　　B. 氨苯蝶啶＋呋塞米　　　　C. 依他尼酸＋氨苯蝶啶

D. 螺内酯＋氢氯噻嗪　　　　E. 螺内酯＋氨苯蝶啶

3. 高效能利尿药和中效能利尿药最常见的不良反应是（　　）。

A. 低钾血症　　B. 高钾血症　　C. 耳毒性　　D. 高尿酸血症　　E. 胃肠道反应

4. 不能用氢氯噻嗪治疗的是（　　）。

A. 轻度高血压　　　　　　　B. 心源性水肿　　　　　　　C. 轻度尿崩症

D. 特发性高尿钙　　　　　　E. 痛风

5. 下列哪项不是呋塞米的不良反应？（　　）

A. 低氯性碱中毒　　　　　　B. 低钾血症　　　　　　　　C. 低钠血症

D. 低镁血症　　　　　　　　E. 血尿酸浓度降低

6. 关于甘露醇的叙述不正确的是（　　）。

A. 治疗脑水肿须静脉给药　　B. 体内不被代谢　　　　　　C. 不易通过毛细血管壁

D. 能提高血浆渗透压　　　　E. 易被肾小管重吸收

7. 下列哪种情况首选氢氯噻嗪？（　　）

A. 肝性水肿　　　　　　　　B. 急性肺水肿　　　　　　　C. 肾性水肿

D. 轻、中度心性水肿　　　　E. 高血压危象

8. 甘露醇的临床应用不包括（　　）。

A. 青光眼　　　　　　　　　B. 导泻　　　　　　　　　　C. 急性肾衰竭

D. 活动性颅内出血　　　　　E. 利尿

（A₂ 型题）

9. 张健，男，12 岁。发热，头疼，咽痛，半月后，先出现眼睑水肿，逐渐波及全身，来医院就诊。检查后诊断：链球菌感染后急性肾炎。应给予下列哪种药物减轻水肿？（　　）

A. 依他尼酸　　B. 氨苯蝶啶　　C. 氢氯噻嗪　　D. 螺内酯　　E. 甘露醇

10. 刘某，男，81 岁，冠心病史 20 余年，慢性心功能不全病史 6 年，6 年间反复发作并住院 5 次，2 天前出现心力衰竭症状。则该病人应禁用下列哪种药物？（　　）

A. 呋塞米　　B. 氢氯噻嗪　　C. 螺内酯　　D. 氨苯蝶啶　　E. 甘露醇

（A₃/A₄ 型题）

11～12 题共用题干

王玲，女，58 岁。高血压病史 6 年，近半年出现头晕、口渴、乏力、多尿、睡眠差，最近 1 周上述症状加重，并出现水肿。经检查诊断为高血压、糖尿病。

11. 为了消除水肿，该患者不宜选用能升高血糖的利尿药（　　）。

A. 呋塞米　　　B. 氢氯噻嗪　　　C. 螺内酯　　　D. 依他尼酸　　　E. 氨苯蝶啶

12. 关于该药叙述不正确的是(　　　)。

A. 降低血压　　　　　　　B. 抗利尿作用　　　　　　C. 利尿作用

D. 拮抗醛固酮作用　　　　E. 导致低钾血症

13～14 题共用题干

张三,女,34 岁,车祸,血压 60/40 mmHg,心率 140 次/分,四肢湿冷,24 h 尿量 120 mL,经抗休克治疗后,病情有所好转,但是尿量增加不明显。

13. 为增加尿量、改善肾功能,应及早使用(　　　)。

A. 氨苯蝶啶　　　B. 氢氯噻嗪　　　C. 螺内酯　　　D. 呋塞米　　　E. 乙酰唑胺

14. 该药使用过程中最常见的不良反应是(　　　)。

A. 耳毒性　　　B. 高尿酸血症　　　C. 诱发痛风　　　D. 胃肠道反应　　　E. 水电解质紊乱

(B 型题)

15～17 题共用选项

A. 螺内酯　　　B. 氨苯蝶啶　　　C. 布美他尼　　　D. 乙酰唑胺　　　E. 环戊噻嗪

15. 主要作用部位在近曲小管近端的是(　　　)。

16. 属于高效能利尿药的是(　　　)。

17. 能竞争醛固酮受体的药物是(　　　)。

18～20 题共用选项

A. 抑制尿液稀释和尿液浓缩功能　　　B. 直接抑制远曲小管、集合管对 Na^+ 重吸收
C. 抑制尿液稀释功能　　　　　　　　D. 对抗醛固酮的作用
E. 抑制尿液浓缩功能

18. 氨苯蝶啶的利尿作用机制是(　　　)。

19. 呋塞米的利尿作用机制是(　　　)。

20. 氢氯噻嗪的利尿作用机制是(　　　)。

21～23 题共用选项

A. 乙酰唑胺　　　B. 氢氯噻嗪　　　C. 甘露醇　　　D. 螺内酯　　　E. 布美他尼

21. 醛固酮增多性水肿宜选用(　　　)。

22. 高颅压病人的青光眼术前准备可选用(　　　)。

23. 动物行肾上腺切除术后,应用无效的利尿药是(　　　)。

24～26 题共用选项

A. 螺内酯　　　B. 氨苯蝶啶　　　C. A+B　　　D. 甘露醇　　　E. 呋塞米

24. 利尿作用弱,久用可引起高钾血症的是(　　　)。

25. 治疗急性肺水肿首选药是(　　　)。

26. 脑水肿患者首选(　　　)。

二、病例分析

1. 郑某,男,75 岁。高血压病史 25 年,近 1 周经常在运动后感到气短、心慌,上楼梯时心悸,达 120 次/分,不得不中途停止。3 天前,症状更加明显,夜间常因呼吸困难而不得不采用半坐位才能入睡。入院检查:血压 180/120 mmHg,心率 120 次/分,双下肢水肿。心脏彩超:左心室肥厚、扩大,左心室收缩功能明显障碍。入院诊断:慢性心功能不全、原发性高血压。用卡托普利、呋塞米、地高辛、氯化钾等药物治疗后病情好转。

请问:①该病人使用呋塞米的理论基础是什么?

②治疗方案中为什么要用氯化钾?

2. 王某,男,48岁,农民。23年前确诊为乙型病毒性肝炎,住院治疗好转后出院。间断性饮酒。6年前开始出现乏力、食欲下降、恶心、厌油腻、腹胀、腹泻等症状,肝区隐痛,经休息或简单治疗可缓解。半年来,上述症状加重,身体状况和营养状况逐渐变差,消瘦、乏力、不规则发热、皮肤干枯、面色灰暗,进食油腻即腹泻、腹胀。入院检查结果:肝功能减退、低蛋白血症,肝脏缩小、质地坚硬、门静脉增宽、脾脏中度增大,腹腔内有液性暗区(腹水)。住院给予易消化、富含蛋白质、维生素的清淡饮食,去除诱因,保肝,补充白蛋白等措施治疗,病情有所好转,但腹水无明显改善。增加氢氯噻嗪与螺内酯治疗几天后,腹水明显减少。

请问:①联合使用氢氯噻嗪与螺内酯后,腹水明显减少,为什么?

②若上述方案中用氨苯蝶啶替换螺内酯,效果会有什么不同?

(张龙功)

项目六　心血管系统药

学习目标

知识目标：掌握常用抗高血压药、抗慢性心功能不全药、抗心绞痛药的分类、药物作用、临床应用、不良反应与用药监护；熟悉抗心律失常药的药物作用、临床应用与用药监护；了解常用调血脂药。

能力目标：学会观察本类药物的疗效和不良反应，能熟练进行用药护理。

素质目标：具有严肃、认真的学习态度和高尚的爱伤情怀，关心、爱护、尊重病人。

心血管系统由心脏、动脉、毛细血管及静脉组成。心脏是血液循环的动力器官，动脉将心脏输出的血液运送到全身器官，静脉则把全身各器官的血液带回到心脏，毛细血管是位于动脉与静脉之间的微小血管，是进行物质交换的场所。

任务一　抗高血压药

要点导航

重点：一线抗高血压药的作用机制、特点与临床应用、不良反应与用药监护。

难点：卡托普利的降压机制。

高血压是最常见的心血管疾病，是一种以体循环动脉压升高为主的综合征。世界卫生组织（WHO）建议，成人静息时收缩压≥140 mmHg 或舒张压≥90 mmHg 即可诊断为高血压。动脉血压的高低主要取决于心输出量和外周血管阻力两大因素，抗高血压药又称降压药，均可直接或间接影响这两大主要因素而呈现降压作用。

一、抗高血压药的分类

抗高血压药根据其作用部位和作用机制，可分为以下几类。

1. 利尿药　如氢氯噻嗪、吲达帕胺等。

2. 钙拮抗药　如硝苯地平、尼群地平、氨氯地平等。

3. 肾素-血管紧张素系统抑制药

（1）血管紧张素Ⅰ转化酶抑制药　如卡托普利、依那普利等。

（2）血管紧张素Ⅱ受体阻断药　如氯沙坦、缬沙坦等。

（3）肾素抑制药　如雷米克林等。

4. β受体阻断药　如普萘洛尔、美托洛尔、阿替洛尔等。

5. 交感神经抑制药

（1）中枢性降压药　如可乐定等。

（2）去甲肾上腺素能神经末梢阻滞药　如利血平、胍乙啶等。

（3）α_1受体阻断药　如哌唑嗪、特拉唑嗪等。

6. 直接扩张血管药　如硝普钠等。

目前，临床常用的抗高血压药主要有利尿药、血管紧张素Ⅰ转化酶抑制药和血管紧张素Ⅱ受体阻断药、钙拮抗药、β受体阻断药四大类药物，称为一线抗高血压药。

知识链接

全国高血压日

　　高血压早期没有明显症状，但在持续进展的过程中，可伴有心、脑和肾等器官损害，对健康造成极大危害，被称为"无形杀手"。为提高广大群众对高血压危害的认识，动员全社会都来参与高血压预防和控制工作，普及高血压防治知识，自 1998 年起，每年的 10 月 8 日被定为"全国高血压日"，其防治目标是提高知晓率、服药率、控制率。

考点提示

常用抗高血压药的分类、作用、用途及不良反应。

二、常用抗高血压药

（一）利尿药

利尿药除有利尿作用外尚有降压作用，是目前临床上常用复方降压制剂中不可缺少的成分。其中噻嗪类利尿药是最常用的一类，本类药物降压作用温和，能增强其他抗高血压药的抗高血压作用，无耐受性，因此作为基础抗高血压药广泛用于临床。

氢氯噻嗪（hydrochlorothiazide）

【药理作用】　氢氯噻嗪降压作用缓慢、温和、持久，一般用药2~4周达最大疗效。

用药初期降压作用通过排钠利尿，使细胞外液和血容量减少，导致心输出量降低而血压下降；用药3~4周后，血容量和心输出量可逐渐恢复至用药前水平而降压作用仍能维持。长期用药的降压机制是由于排钠使血管平滑肌细胞内的 Na^+ 浓度降低，进而通过 Na^+-Ca^{2+} 交换机制，使细胞内 Ca^{2+} 减少，从而使血管平滑肌对缩血管物质的反应性降低，导致外周血管扩张。

【临床应用】　单独应用可治疗轻度高血压,作为基础抗高血压药常与其他抗高血压药合用治疗中、重度高血压,尤其对老年人高血压或并发慢性心功能不全的病人降压效果较好。临床研究证明,小剂量用药,可减少不良反应,降压作用温和而持久,长期用药能较好地控制血压,并可降低心、脑血管并发症的发病率和病死率。

【不良反应与用药监护】　长期大剂量应用可致低血钾并引起血脂、血糖及尿酸升高,用药时注意补钾或与留钾利尿药合用并定期检测血糖、血脂、电解质等。高血压伴有糖尿病、痛风和高脂血症等不宜使用。

吲达帕胺(indapamide)

吲达帕胺是磺胺类利尿药,具有利尿和钙拮抗作用,是一种强效、长效降压药。主要通过阻滞钙内流而松弛血管平滑肌,使外周血管阻力下降,产生降压效应。对糖、脂肪代谢无不良影响,长期应用可减轻和逆转左心室肥厚。临床上主要用于轻、中度高血压的治疗,对伴有糖尿病、高脂血症的病人更适用,可代替噻嗪类利尿药。

不良反应较轻而短暂,个别有眩晕、头痛、恶心、失眠等。禁用于磺胺过敏、严重肝肾功能不全及低钾血症者。

（二）钙拮抗药

钙拮抗药通过阻滞钙通道,抑制钙离子内流而松弛血管平滑肌,进而降低血压。常用于降血压的药物有硝苯地平(nifedipine)、尼群地平(nitredipine)、氨氯地平(amlodipine)等。

硝苯地平(nifedipine)

硝苯地平又名心痛定。口服易吸收,1～2 h作用达高峰,舌下含化5 min后显效。主要在肝代谢,少量以原形药经肾排泄。

【药理作用】　降压作用快而强,但对血压正常者影响不明显。降压时不减少重要脏器(如心、脑、肾)的血流量,不引起水钠潴留,可降低细胞内胆固醇水平。降压时伴有反射性心率加快,心输出量增加,血浆肾素活性增高,合用β受体阻断药可拮抗这些反应并能增强降压效应。

【临床应用】　可用于治疗各型高血压,尤其适用于伴有心绞痛、肾脏疾病、糖尿病、支气管哮喘、高脂血症等患者。目前多推荐使用缓释剂或控释剂,以减轻迅速降压造成的反射性交感活性增加。

【不良反应与用药监护】　常见不良反应为颜面潮红、头痛、心悸、踝部水肿等,停药可自行消失。踝部水肿为毛细血管前血管扩张所致。因降压作用快而强,宜从小剂量开始逐渐增加剂量,防止血压急剧下降,过量可出现低血压,偶可出现体位性低血压,注意防护。低血压病人慎用,孕妇、哺乳期妇女禁用。

尼群地平(nitredipine)

尼群地平作用与硝苯地平相似,对血管松弛作用较强,降压作用温和而持久,适用于各型高血压,尤其适用于老年患者。每日口服1～2次。不良反应与硝苯地平相似但较轻,肝功能不全者应慎用或减量。

氨氯地平(amlodipine)

氨氯地平起效较慢,作用平稳,持续时间较长,每日服药1次。口服吸收好,不受食物影响。常见不良反应有头痛、眩晕、心悸、水肿、恶心、腹泻等。

（三）肾素-血管紧张素系统抑制药

肾素-血管紧张素-醛固酮系统（RAAS）在血压调节及高血压发病机制中都有重要的影响。肾素由肾合成和释放，能促进血管紧张素原转化为血管紧张素Ⅰ（AngⅠ），血管紧张素Ⅰ在血管紧张素Ⅰ转化酶（ACE）的作用下转化为血管紧张素Ⅱ（AngⅡ），AngⅡ可使血管收缩和醛固酮增多，血容量增多，血压增高。肾素-血管紧张素系统抑制药包括血管紧张素Ⅰ转化酶抑制药（ACEI）、血管紧张素Ⅱ受体阻断药，另外肾素抑制药是新型抗高血压药。

Ⅰ.血管紧张素Ⅰ转化酶抑制药

卡托普利（captopril）

【药理作用】　卡托普利具有较强的降压作用，通过抑制血管紧张素Ⅰ转化酶，减少血管紧张素Ⅱ（AngⅡ）的生成，减少醛固酮的分泌；同时抑制血管紧张素Ⅰ转化酶，可减少缓激肽的水解，使血管扩张，血容量减少，血压下降。

血管紧张素Ⅰ转化酶抑制药（ACEI）的应用，是抗高血压药物治疗学上的一大进步，特别是本类药物能防止和逆转心肌肥厚和血管增生，对临床具有重要意义。其降压机制为：通过抑制血管紧张素Ⅰ转化酶，减少血管紧张素Ⅱ（AngⅡ）的生成，减少醛固酮的分泌；血管紧张素Ⅰ转化酶可水解缓激肽，抑制血管紧张素Ⅰ转化酶，减少缓激肽的水解，扩张血管（图 6-1）。

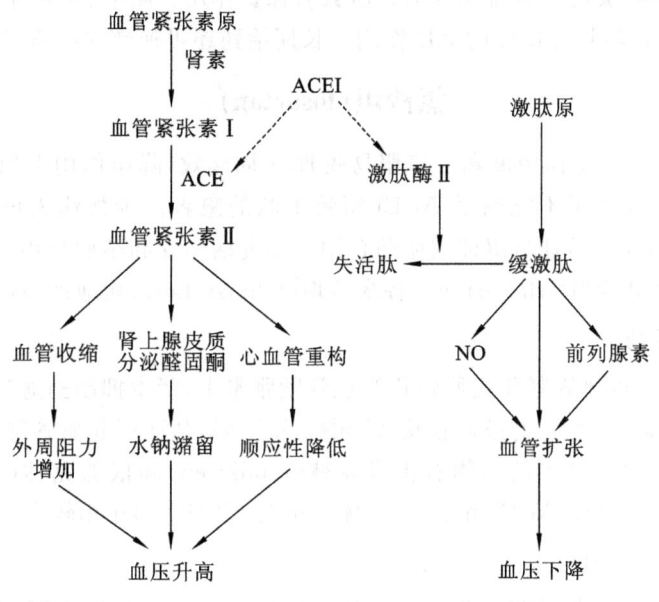

图 6-1　ACEI 作用机制示意图

本类药物与其他抗高血压药相比，具有以下特点：①降压时不伴有反射性心率加快；②降低肾血管阻力，增加肾血流量；③可预防和逆转心肌和血管重构；④能增强胰岛素敏感性、改善胰岛素抵抗，不引起电解质紊乱和脂质代谢改变；⑤无体位性低血压；⑥减少醛固酮释放，减轻水钠潴留。

【临床应用】　适用于各型高血压的治疗，尤其适用于伴有糖尿病、左心室肥厚、心力衰竭及急性心肌梗死等的高血压患者。

【不良反应与用药监护】

（1）刺激性干咳可能与缓激肽增多有关，停药后可消失，应预先告知患者。

（2）低血压与开始用药剂量过大有关。

（3）高血钾与醛固酮减少有关，一般不会引起。肾功能不全、糖尿病病人及联合应用留钾利尿药时须谨慎，应注意观察和定期检查电解质。

（4）其他皮疹、瘙痒、脱发及味觉、嗅觉缺失等，与缺锌有关。影响胎儿发育，孕妇禁用。

依那普利（enalapril）

依那普利降压机制与卡托普利相似，特点是：①半衰期较长，一次给药可持续 24 h 以上，每日用药一次即可；②降压作用强而持久，较卡托普利强 10 倍。临床主要用于高血压和充血性心力衰竭的治疗。不良反应与卡托普利相似但较轻。

同类药物还有：赖诺普利（lisinopril）、福辛普利（fosinopril）、贝那普利（benazepril）、培哚普利（perindopril）和西拉普利（cilazapril）等。它们的共同特点是半衰期较长，每天只需服用一次。

Ⅱ. 血管紧张素Ⅱ受体阻断药

血管紧张素Ⅱ受体可分为 AT_1 受体和 AT_2 受体。血管紧张素Ⅱ受体（AT_1 受体）阻断药通过阻断 AT_1 受体，拮抗血管紧张素Ⅱ，而产生扩张血管、减少血容量、降低血压的作用，还能逆转心脏及血管重构，促进尿酸排泄并对肾脏具有保护作用。咳嗽、血管神经性水肿等不良反应明显低于 ACEI，且均具有良好的降压作用。长期给药还可逆转左心室肥厚和血管壁增厚。

氯沙坦（losartan）

氯沙坦为强效 AT_1 受体阻断药。口服易吸收，1 周起效，降压作用平稳，可持续 24 h。可用于各型高血压，主要用于不能耐受 ACEI 所致干咳的患者。少数病人可出现眩晕、心动过速、低血压和高血钾等。不宜与留钾利尿药合用。哺乳期妇女和孕妇禁用。同类药物还有：缬沙坦（valsartan）、厄贝沙坦（irbesartan）、替米沙坦（telmisartan）、坎地沙坦（candesartan）等。

Ⅲ. 肾素抑制药

肾素在体内可促进血管紧张素原转化为血管紧张素Ⅰ，肾素抑制药通过抑制肾素的活性，可使体内血管紧张素Ⅰ、血管紧张素Ⅱ及醛固酮含量下降，从而引起血管舒张，水、钠排出量增加，血压下降。目前研究较多的药物有雷米克林（remikiren）和依那克林（enalkiren），口服有效，对肾脏的保护作用强于 ACEI 和 AT_1 受体拮抗药，预期毒副作用较小。

（四）β 受体阻断药

β 受体阻断药均有良好的降压作用。用于治疗高血压的 β 受体阻断药有普萘洛尔、美托洛尔、阿替洛尔、卡维地洛、拉贝洛尔等。

普萘洛尔（propranolol）

【药理作用】 普萘洛尔为非选择性 β 受体阻断药，对 $β_1$、$β_2$ 受体均有阻断作用，其降压作用主要通过以下途径：①阻断心脏 $β_1$ 受体，抑制心肌收缩力，降低心输出量；②阻断肾小球旁器细胞 $β_1$ 受体，减少肾素分泌，抑制肾素-血管紧张素-醛固酮系统（RAAS）活性，导致血管张力降低，血容量减少；③阻断交感神经末梢突触前膜的 $β_2$ 受体，抑制正反馈作用，使去甲肾上腺素分泌减少;④阻断中枢 β 受体,使外周交感神经活性降低。

【临床应用】 可用于各型高血压治疗,单用可用于治疗轻、中度高血压,也可与其他抗高血压药如利尿药、ACEI、钙拮抗药等合用。对高肾素活性、高心输出量的高血压患者更为适宜。对高血压合并心绞痛、心动过速患者疗效好。因本类药个体差异大,用药时应从小剂量开始,逐渐增量。

阿替洛尔(atenolol)

阿替洛尔降压机制与普萘洛尔相同,但对心脏的 β_1 受体有较大的选择性,而对血管和支气管的 β_2 受体影响较小,但较大剂量时也有作用。口服用于治疗各型高血压,降压持续时间较长,每日只需服用一次。

美托洛尔(metoprolol)

美托洛尔为选择性 β_1 受体阻断药。口服吸收完全,服药后 $1\sim2$ h 作用达高峰,控释剂一次给药后降压作用可维持 24 h,故一日给药一次即可。本品不良反应较少。

(五)交感神经抑制药

Ⅰ.中枢性降压药

可乐定(clonidine)

可乐定主要是通过激动中枢突触后膜 α_2 受体和延髓腹外侧区的咪唑啉受体,降低外周交感神经张力,使血压下降。适用于中度高血压,因能抑制胃肠道运动和腺体分泌,故对伴有消化性溃疡的高血压尤为适用。

不良反应有口干、便秘、嗜睡、乏力等,久用可致水钠潴留,必要时加用利尿药。长期应用后骤然停药可出现血压升高、失眠、心悸等反跳现象,故停药时逐渐减量。

Ⅱ.去甲肾上腺素能神经末梢阻滞药

去甲肾上腺素能神经末梢阻滞药主要通过影响儿茶酚胺的储存及释放产生降压作用。常用药物有利血平(reserpine)、胍乙啶(guanethidine)等。利血平因不良反应较多,目前已不单独使用,常制成复方制剂。胍乙啶主要用于重症高血压。

Ⅲ.α_1 受体阻断药

哌唑嗪(prazosin)

【药理作用】 哌唑嗪能选择性阻断血管壁上的 α_1 受体,扩张小动脉和小静脉而呈现降压作用。因不影响 α_2 受体,降压时不会引起心率加快,不增高血浆肾素活性。长期应用尚有调节血脂作用,可降低血浆甘油三酯、总胆固醇、低密度脂蛋白,升高高密度脂蛋白。

【临床应用】 主要用于治疗轻、中度高血压及伴有肾功能不全的高血压患者,因能松弛尿道括约肌,也适用于高血压合并前列腺肥大的老年患者,能减轻排尿困难症状。对重度高血压患者,可合用利尿药及 α 受体阻断药以增加疗效。

【不良反应与用药监护】

(1)首剂现象:部分病人首次用药后可出现严重的体位性低血压、心悸、晕厥等,称为"首

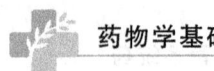

剂现象"，多发生在用药后 1 h 内。若首次剂量减为 0.5 mg，卧位或睡前服用可避免。

（2）偶有口干、眩晕、鼻塞等不良反应。

本类药物尚有特拉唑嗪（terazosin）、多沙唑嗪（doxazosin）等。

（六）直接扩张血管药

硝普钠（sodium nitroprusside）

【药理作用】 硝普钠降压作用具有强效、速效和短效的特点。口服不吸收，静脉滴注给药，直接扩张小动脉及小静脉，降低外周血管阻力和心输出量，可迅速降低收缩压和舒张压，还可减轻心脏前、后负荷，有利于改善心脏功能。

【临床应用】 主要用于高血压急症的治疗，适用于伴有心力衰竭的高血压患者，也可用于急、慢性心功能不全。

【不良反应与用药监护】 静脉滴注速度过快，使血压过度下降，易引起呕吐、头痛、心悸、出汗等。长期大量用药可致硫氰化物蓄积中毒，引起急性精神病和甲状腺功能低下。肝、肾功能不全及甲状腺功能低下者慎用。本药对光敏感，应现用现配，静脉滴注时应避光。

三、抗高血压药的应用原则

高血压的治疗目的是最大限度地降低心脑血管疾病的发生率和死亡率，延长生命，提高生活质量。因而，在降压的同时应积极干预所有可逆性危险因素（如吸烟、高胆固醇血症及糖尿病等），最大程度缓解病人同时存在的各种病理隐患。

1. 平稳控制血压 为有效防止靶器官损害，要求 24 h 内平稳降压，防止由夜间血压较低到清晨血压突然升高而导致猝死、脑卒中和心脏病的发作。尽可能减少人为因素造成的血压波动。最好使用长效剂、控释剂或缓释剂。

2. 长期化治疗 非药物治疗通常只能作为药物治疗的辅助手段，药物治疗是提高高血压病人生活质量，预防并发症的重要措施。绝大多数高血压病人必须坚持长期不间断用药，甚至是终身用药，才能将血压控制在目标水平。切忌中途随意停药，若需更换药物，应循序渐进，逐步替代。

3. 注重保护靶器官 高血压易损伤靶器官，包括心肌肥厚、肾小球硬化和小动脉重构等。在抗高血压治疗中必须考虑逆转或阻止靶器官的损伤。对靶器官的保护作用比较好的药物是 ACEI、AT_1 受体阻断药和长效钙拮抗药。其他药物对靶器官损伤也有一定作用，但较弱。

4. 给药剂量个体化 高血压病人在选定药物后，应选择合适剂量，既要根据血压高低程度，又要结合个体对药物的敏感性及反应性，因人而异。常采用最小有效剂量以获得最佳疗效并使不良反应降到最低。如无效，可以根据患者的年龄、病情状态和反应性等，逐步递增剂量以达最佳疗效。

5. 联合用药 合理化抗高血压药物联合应用的目的是增强降压疗效，降低对靶器官的损害，减少不良反应。对于接受一种药物治疗而血压未能控制的患者，最佳对策是联合用药。有研究表明，血压控制良好的病人中有 2/3 是联合用药。比较合理的配伍有：①ACEI（或血管紧张素Ⅱ受体阻断药）与利尿药；②钙拮抗药与 β 受体阻断药；③ACEI 与钙拮抗药；④利尿药与β 受体阻断药。

6. 积极消除高血压的危险因素 高血压不仅本身影响靶器官，当合并其他危险因素时，更容易引起或加重靶器官的损害。常见的危险因素主要包括高血脂、糖耐量低下、肥胖、吸烟、心血管家族史、静坐的生活方式等。

知识链接

抗高血压药的时间治疗学

正常人血压呈明显的昼夜波动,夜间 2—3 时血压最低,以后呈上升趋势,清晨起床活动后迅速升高,在 8—9 时达到第一峰值,被称为"血压晨峰",16—18 时最高,达到第二峰值,之后缓慢下降,这种血压波动尤其是"血压晨峰"可能导致心血管意外发生。根据患者血压波动的节律性,选择真正能 24 h 控制血压的长效制剂,对有效控制血压从而减少清晨心血管事件的发生有重大意义。

常用制剂与用法

氢氯噻嗪　片剂:25 mg。口服,每次 12.5～25 mg,1～2 次/天。

硝苯地平　片剂:10 mg。口服,每次 5～10 mg,3 次/天。遮光、密闭保存。

尼群地平　片剂:10 mg、20 mg。口服,每次 10～20 mg,1～2 次/天。

氨氯地平(络活喜)　片剂:5 mg。口服,每次 5～10 mg,1 次/天。

盐酸普萘洛尔　片剂:10 mg。口服,每次 10～20 mg,3～4 次/天,以后每周增加剂量 10～20 mg,直至达到满意疗效,一般每日用量以不超过 300 mg 为宜。

卡托普利　片剂:25 mg、50 mg、100 mg。口服,开始每次 25 mg,3 次/天,饭前服,渐增至每次 50 mg,3 次/天;每日最大剂量为 450 mg。

马来酸依那普利　片剂:5 mg、10 mg。口服,开始时每天 2.5～5 mg,治疗量为每天 2.5～40 mg,分 1～2 次服用。

盐酸可乐定　片剂:0.075 mg。口服,每次 0.075～0.15 mg,1～3 次/天,根据病情可适当逐渐增加剂量,极量:每次 0.4～0.6 mg。注射剂:0.15 mg/mL。肌内注射或静脉注射,每次 0.15～0.3 mg,必要时 6 h 重复一次。

盐酸哌唑嗪　胶囊剂:1 mg、2 mg、5 mg;片剂:0.5 mg、1 mg、2 mg。口服,首次 0.5 mg,然后每次 1 mg,3 次/天。

盐酸肼屈嗪　片剂:10 mg、25 mg、50 mg。口服,最初剂量:每次 10～25 mg,3 次/天,以后按需要增至每次 50 mg,3 次/天。最大剂量不能超过每天 200 mg。

硝普钠　粉针剂:50 mg。静脉滴注:50 mg 临用时以 5% 葡萄糖溶液 2～3 mL 溶解后再用同一溶液 500 mL 稀释后缓慢静脉滴注(容器避光),每分钟不超过 3 μg/kg。配制时间超过 4 h 的溶液不宜使用。

米诺地尔　片剂:2.5 mg。口服,开始每次 2.5 mg,2 次/天,逐渐增至每次 5～10 mg,2 次/天。遮光、密闭保存。

随堂检测

一、选择题

(A_1 型题)

1. 长期应用噻嗪类药物降压的主要不良反应是(　　　)。

A. 脱水　　　　　　　　B. 体位性低血压　　　　　　　C. 嗜睡
D. 低血钾　　　　　　　E. 交感神经兴奋

2. 对中度和重度高血压常作为基础抗高血压药的药物是(　　)。
A. 可乐定　　　B. 硝苯地平　　C. 哌唑嗪　　D. 依那普利　　E. 氢氯噻嗪

3. 可引起"首剂现象"的抗高血压药是(　　)。
A. 硝苯地平　　B. 普萘洛尔　　C. 依那普利　　D. 哌唑嗪　　E. 尼群地平

4. 服用易引起"首剂现象"的抗高血压药物,首剂服用最好时间是(　　)。
A. 上午　　　B. 下午　　　C. 饭前　　　D. 饭后　　　E. 睡前

5. 通过阻断 α 受体出现降压作用的抗高血压药是(　　)。
A. 可乐定　　　B. 硝苯地平　　C. 哌唑嗪　　D. 依那普利　　E. 氢氯噻嗪

6. 通过阻断 β 受体产生降压作用的降压药是(　　)。
A. 可乐定　　　B. 硝苯地平　　C. 卡托普利　　D. 利血平　　E. 普萘洛尔

7. 能减少肾素释放的抗高血压药是(　　)。
A. 普萘洛尔　　B. 肼屈嗪　　C. 可乐定　　D. 氢氯噻嗪　　E. 利血平

8. 直接扩张血管的抗高血压药(　　)。
A. 甲基多巴　　B. 硝普钠　　C. 哌唑嗪　　D. 依那普利　　E. 吲达帕胺

9. 属去甲肾上腺素能神经末梢抑制药的是(　　)。
A. 甲基多巴　　B. 硝普钠　　C. 哌唑嗪　　D. 依那普利　　E. 利血平

10. 可引起红斑狼疮样综合征的抗高血压药是(　　)。
A. 肼屈嗪　　B. 利血平　　C. 氯沙坦　　D. 卡托普利　　E. 硝普钠

11. 对高血压伴心绞痛病人效果尤佳的药物是(　　)。
A. 硝苯地平　　B. 普萘洛尔　　C. 氢氯噻嗪　　D. 肼屈嗪　　E. 卡托普利

12. 具有抗心律失常作用的抗高血压药是(　　)。
A. 肼屈嗪　　B. 普萘洛尔　　C. 利血平　　D. 卡托普利　　E. 氯沙坦

13. 治疗高血压危象的首选药物是(　　)。
A. 硝普钠　　B. 硝苯地平　　C. 卡托普利　　D. 可乐定　　E. 肼屈嗪

14. 口服 1 周至 6 个月内易出现刺激性干咳的抗高血压药是(　　)。
A. 硝普钠　　B. 硝苯地平　　C. 氯沙坦　　D. 卡托普利　　E. 普萘洛尔

(A₂ 型题)

15. 王某,男,55 岁,诊断为高血压伴窦性心动过速,宜选用何药治疗?(　　)
A. 普萘洛尔　　B. 肼屈嗪　　C. 可乐定　　D. 氯沙坦　　E. 吲达帕胺

16. 张某,女,50 岁。患有高血压,经查肾素活性较高,选用卡托普利降压,效果较好,1 个月后,患者出现干咳。此时应换何药较好?(　　)
A. 硝苯地平　　B. 尼群地平　　C. 依那普利　　D. 氢氯噻嗪　　E. 氯沙坦

(A₃ 型题)

17～18 题共用题干

林某,男,55 岁。患有高血压、高血脂且伴有前列腺肥大,医生给予 α 受体阻断药哌唑嗪治疗。

17. 该药易产生的不良反应是(　　)。
A. 体位性低血压　　　　　　B. 心动过缓　　　　　　C. 升高血糖

D. 中枢兴奋　　　　　　　　E. 利尿

18. 为避免该药产生的不良反应,可采取的护理措施为(　　)。

A. 首次大剂量　　　　　　B. 首次早晨起床后服　　　　C. 服用利尿药后服

D. 首次小剂量于晚上睡前服　　E. 首剂饭后服

(A₄型题)

19~20题共用题干

陈某,男,62岁。患有高血压,近日出现"三多一少"症状,查空腹血糖 8.2 mmol/L,诊断为糖尿病。

19. 选用下列何药治疗高血压最合适?(　　)

A. 非洛地平　　B. 氢氯噻嗪　　C. 卡托普利　　D. 普萘洛尔　　E. 肼屈嗪

20. 该药常引起的不良反应是(　　)。

A. 支气管哮喘　　B. 心绞痛　　C. 心力衰竭　　D. 刺激性干咳　　E. 室性心动过速

(B型题)

21~24共用选项

A. 普萘洛尔　　B. 氢氯噻嗪　　C. 硝苯地平　　D. 卡托普利　　E. 氯沙坦

21. 通过利尿作用的抗高血压药是(　　)。

22. 通过离子通道的抗高血压药是(　　)。

23. 通过抑制血管紧张素Ⅰ转化酶的抗高血压药是(　　)。

24. 通过阻断血管紧张素Ⅱ受体的抗高血压药是(　　)。

任务二　抗慢性心功能不全药

 要点导航

重点:强心苷类的药理作用、作用特点、临床应用、不良反应与注意事项。

难点:强心苷类的作用机制。

慢性心功能不全又称充血性心力衰竭(congestive heart failure,CHF),是由多种病因所致的心脏泵血功能降低,以致在安静或一般轻微活动的情况下不能有效地将静脉回流的血液充分排出,导致动脉系统缺血和静脉系统淤血的临床综合征。其表现为水肿、呼吸困难、心率加快、肝脾肿大、颈静脉怒张、食欲减退等症状和体征(图 6-2)。临床针对不同环节使用不同类型的抗慢性心功能不全的药物,旨在消除其临床症状,控制病情发展,改善病人的生活质量。

目前临床用于治疗 CHF 的药物有正性肌力药、利尿药、血管扩张药、ACEI 及 β 受体阻断药等。

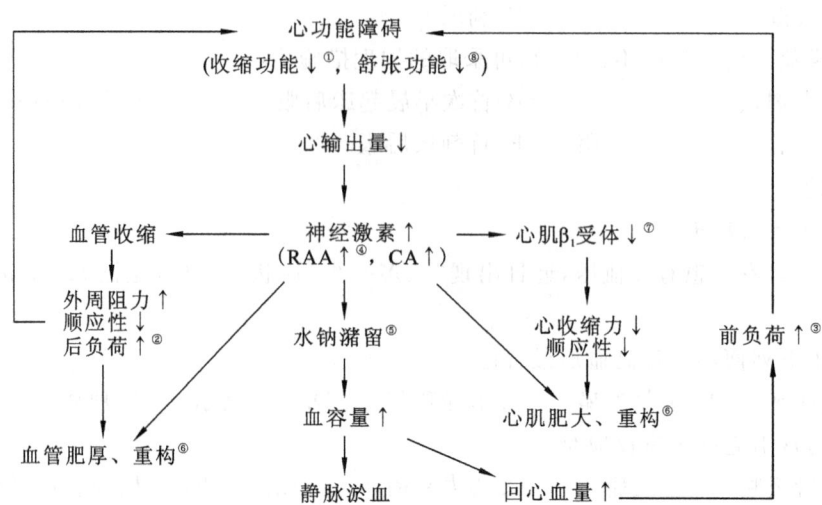

图 6-2 心功能不全的病理生理学及药物作用的环节

注:RAA 为肾素-血管紧张素-醛固酮;CA 为儿茶酚胺;①为正性肌力药;②为减后负荷药;③为减前负荷药;④抗 RAA 系统药;⑤利尿药;⑥改善心血管病理重构的药物;⑦β受体阻断药;⑧改善舒张功能的药物。

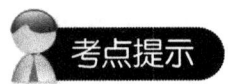

强心苷的作用、用途、不良反应与防治措施。

一、正性肌力药

(一) 强心苷类药

强心苷(cardiac glycosides)是一类选择性作用于心脏,增强心肌收缩力的苷类化合物,主要从洋地黄类植物中提取,故又称洋地黄类药物。常用的药物有地高辛(digoxin)、洋地黄毒苷(digitoxin)、去乙酰毛花苷丙(cedilanid,又名西地兰)和毒毛花苷 K(strophanthin K)等,根据作用起效的快慢可分为慢效、中效和速效(表 6-1)。

表 6-1 常用强心苷类药物分类及特点

分类	药物	给药方法	显效时间	高峰时间/h	主要消除方式	半衰期
慢效	洋地黄毒苷	口服	2 h	8~12	肝代谢	5~7 天
中效	地高辛	口服	1~2 h	4~8	肾排泄	36 h
速效	去乙酰毛花苷丙	静脉注射	10~30 min	1~2	肾排泄	23 h
	毒毛花苷 K	静脉注射	5~10 min	0.5~2	肾排泄	12~19 h

【药理作用】

1. 正性肌力作用 治疗量的强心苷能选择性地作用于心肌,增强其收缩力,对衰竭心脏作用尤为显著。强心苷增强心肌收缩力具有三个显著特点,是其治疗心功能不全的药理学基础。

（1）缩短收缩期 强心苷增强心肌收缩力的同时,加快心肌收缩速度,使收缩期缩短、舒张期相对延长,从而有利于衰竭心脏休息、静脉血回流并能增加冠状动脉供血,改善心脏功能。

（2）降低衰竭心脏的耗氧量 心肌耗氧量的高低取决于室壁张力(或心室容积)、心率和心肌收缩力三个因素,其中以室壁张力尤为重要。衰竭心脏心室容积增大,心室壁张力显著增高,加以代偿性心率加快,因此心肌耗氧量明显增加。使用强心苷后,虽然心肌收缩力增强而增加耗氧量,但是由于心肌收缩力增强后心脏射血充分,心腔内残余血量减少,心室容积缩小,室壁张力下降以及负性频率的综合作用,所以心肌总耗氧量减少。

（3）增加衰竭心脏的输出量 强心苷增强心肌收缩力使心输出量增加,可反射性兴奋迷走神经,使交感神经活性降低,外周阻力下降,心脏射血阻力减小,心输出量增加。

2. 负性频率作用 CHF 患者因心输出量减少,反射性增加交感神经活性而加快心率,是机体的代偿性反应。强心苷通过增强心肌收缩力,心输出量增加,反射性兴奋迷走神经而使心率减慢。

3. 负性传导作用 治疗量强心苷通过兴奋迷走神经而使房室结和浦肯野纤维传导减慢,不应期延长,但心房的不应期缩短。大剂量可直接抑制窦房结、房室结和浦肯野纤维传导,使部分心房冲动不能到达心室。

4. 其他作用 强心苷增加心输出量,使肾血流量增加而呈现利尿作用。

知识链接

强心苷作用机制

强心苷类可与心肌细胞膜上的 Na^+-K^+-ATP 酶结合并抑制其活性,是强心苷类正性肌力作用的机制。目前认为 Na^+-K^+-ATP 酶是强心苷受体。治疗量强心苷抑制心肌细胞膜上 Na^+-K^+-ATP 酶,使 Na^+-K^+ 交换减少,Na^+-Ca^{2+} 交换增加,从而 Ca^{2+} 内流增加,导致心肌细胞内 Ca^{2+} 增多,使心肌收缩力加强。中毒量强心苷严重抑制 Na^+-K^+-ATP 酶,使细胞内失 K^+ 而使最大舒张电位负值变小,导致心肌细胞自律性增高,易引起心律失常。

【临床应用】

1. 治疗 CHF 用于多种原因所致的 CHF。其中对伴有心房颤动和心室率快的 CHF 疗效最好;对瓣膜病、高血压和先天性心脏病所引起的低排出量 CHF 疗效较好;但对贫血、甲状腺功能亢进及维生素 B_1 缺乏等原因所诱发的 CHF 疗效较差;对肺源性心脏病、心肌炎导致的 CHF 疗效差,且易致中毒。对机械因素引起的病变如缩窄性心包炎及重度二尖瓣狭窄所致的 CHF 无效。

2. 治疗某些心律失常

（1）心房颤动(房颤) 房颤是心房各部位发生过多紊乱而细弱的纤维性颤动,心房率可达 350～600 次/分,且不规则。房颤的主要危害在于心房的过多冲动下传到心室,引起心室率过快,导致严重的循环障碍。强心苷通过抑制房室传导,使房颤时过多的冲动不能下传至心室,减慢心室率,改善心功能。

（2）心房扑动(房扑) 房扑时心房率达 250～300 次/分,但此时心房的异位节律相对较规则,可以 1∶1 或 2∶1 的规律传入心室,导致心室率过快而影响心脏的泵血功能。强心苷类能缩短心房的有效不应期,使房扑转为房颤,然后再发挥治疗房颤的作用。

（3）阵发性室上性心动过速　强心苷可增强迷走神经的功能以终止阵发性室上性心动过速的发作，但一般只在其他方法无效时应用。

【不良反应与用药监护】　强心苷类药物安全范围小，治疗量与中毒量接近，且患者对强心苷的敏感性个体差异大，故易中毒。

1. 毒性反应

（1）胃肠道反应　为最常见的早期中毒症状，包括厌食、恶心、呕吐及腹泻等。剧烈呕吐可导致失钾而加重强心苷中毒，所以应注意补钾或考虑停药。恶心、呕吐时需注意与 CHF 引起的胃肠道症状相鉴别，常为中毒先兆。

> **知识链接**
>
> ### 是强心苷过量中毒还是用量不足？
>
> 　　洋地黄中毒或用量不足时的 CHF 症状有时难以鉴别。临床上一般以先减量或停药观察较为安全，如减量或停药后心力衰竭加重，则说明剂量不足，补足药量后 CHF 症状可好转。如停药或减量后 CHF 好转则证明为中毒所致。具体还要根据心电图检查和血药浓度测定，结合临床表现综合判定。在正常治疗剂量下，地高辛血药浓度为 1.0～2.0 ng/mL，高于此值可发生中毒。

（2）神经系统反应及视觉异常　可表现为眩晕、头痛、失眠、疲倦和谵妄以及黄视、绿视、视物模糊等视觉障碍。视觉障碍为强心苷中毒的先兆，是停药指征之一。

（3）心脏反应　是最严重、最危险的毒性反应，可导致死亡。主要表现为各种类型的心律失常：①快速型心律失常：表现为室性期前收缩、二联律或三联律、室性心动过速，甚至心室颤动，其中室性期前收缩出现较早，为强心苷类中毒的先兆，是停药的指征之一。②房室传导阻滞：强心苷类中毒也可引起各种程度的房室传导阻滞。③窦性心动过缓：若心率低于 60 次/分，亦为中毒的先兆，是停药的指征之一。

2. 中毒的防治

（1）避免诱发中毒的各种因素　低血钾、低血镁、高血钙以及肺心病、严重心肌损害时的心肌缺氧、肝肾病变等都是强心苷中毒的诱发因素，应避免。

（2）及时停药　应警惕中毒先兆症状，一旦出现（如视觉异常）应立即停药并告知医师。

（3）药物治疗　①快速型心律失常宜补钾，轻者可口服氯化钾，严重者可采用静脉滴注；用苯妥英钠、利多卡因等抗心律失常药。严重中毒者可应用地高辛抗体 Fab 片段。②缓慢型心律失常如心动过缓和房室传导阻滞，不宜补钾，应用阿托品治疗。

【给药方法】　原则上采用个体化给药方案。

1. 传统给药方法　一般在短期内给予足量强心苷以达全效量，然后逐日给予维持量以补充每日从体内消除的药物。可根据病情的不同采用速给法和缓给法。

（1）速给法　适用于病情紧急，2 周内未用过强心苷者，可在 24 h 内达全效量。

（2）缓给法　适用于病情较轻的病例，可于 3～4 天内达全效量。

2. 逐日维持量给药法　对病情不急或 2 周内用过强心苷者，不必先给全效量，而是每日给予维持量，经 4～5 个 $t_{1/2}$，血药浓度达到稳态而发挥疗效。此方法可明显降低毒性反应发生率。

（二）非强心苷类药

1. β 受体激动药

多巴酚丁胺（dobutamine）

多巴酚丁胺选择性地激动心脏 β_1 受体，能明显增强心肌收缩力和增加心搏出量，使心输出量增加，改善心力衰竭症状。主要用于对强心苷疗效不佳的严重左室功能不全和心肌梗死后心力衰竭的病人。

2. 磷酸二酯酶抑制药

本类药物能抑制磷酸二酯酶Ⅲ的活性，减少 cAMP 的降解，增加细胞内 cAMP 的水平。心肌细胞内的 cAMP 含量增加可产生正性肌力作用，血管平滑肌细胞内 cAMP 增加可松弛血管平滑肌，扩张血管。常用药物有氨力农及米力农等。

米力农（milrinone）和氨力农（amrinone）　属于双吡啶类衍生物。氨力农的不良反应较严重，已被米力农替代，但仍有心律失常、低血压及头痛等不良反应，仅供短期静脉给药以治疗严重 CHF 患者。

二、减轻心脏负荷药

（一）利尿药

利尿药是治疗 CHF 的一线药物。利尿药通过排钠利尿，消除水钠潴留，减少循环血容量和回心血量，降低心室舒张末期容积，减轻心脏前负荷；长期用药后，通过排钠使血管平滑肌细胞内 Na^+ 减少，因而 Na^+-Ca^{2+} 交换减少，使细胞内可利用的 Ca^{2+} 减少，并使血管平滑肌对升压物质的敏感性降低，所以血管舒张，减轻心脏后负荷。心脏前后负荷减轻，有利于心功能的恢复。

轻度心功能不全可选用噻嗪类利尿药；重度心功能不全可选用高效能利尿药如呋塞米；左心衰竭合并急性肺水肿也宜选用呋塞米静脉给药，以迅速缓解症状，但应注意配伍留钾利尿药，以增强疗效，并防止出现低血钾而诱发强心苷中毒。

（二）血管扩张药

血管扩张药通过各自不同的作用机制，扩张小静脉和（或）小动脉而发挥作用。

1. 硝酸酯类　常用硝酸甘油、硝酸异山梨醇酯等。其基本作用是扩张静脉，减少回心血量，减轻 CHF 的肺淤血和呼吸困难等症状；也能扩张动脉，降低心脏的后负荷；还能增加冠脉血流量。临床适用于伴有心肌缺血的 CHF 患者。

2. 硝普钠　能直接扩张动脉、静脉，降低心脏的前、后负荷，增加心输出量，恢复心脏功能。静脉滴注用于危急病例或顽固性 CHF。

3. 肼屈嗪　能明显舒张动脉，降低后负荷；也可增加肾血流量，故适用于伴有肾功能不良或不能耐受 ACEI 的患者。

血管扩张药是治疗 CHF 的辅助药物，一般仅用于强心苷类和利尿药治疗无效的 CHF 或顽固性 CHF 的治疗。血管扩张药共同的不良反应为水钠潴留，因此应联合应用利尿药以减少副作用。

（三）肾素-血管紧张素-醛固酮系统抑制药

1. 血管紧张素转化酶抑制药（ACEI） ACEI现已广泛用于CHF的治疗，是近20年来CHF药物治疗最重要的进展之一。临床试验证明，ACEI不仅能缓解CHF患者的症状，改善血流动力学变化及左心室功能，提高运动耐力，提高患者生活质量，且能降低CHF的发生率、再住院率及病死率并改善预后。基础研究也证实，ACEI能逆转心室肥厚，在相当程度上延缓和逆转心室重构。常用药物包括卡托普利、依那普利、赖诺普利、福辛普利、贝那普利、培哚普利等。

【药理作用】

（1）抑制血管紧张素Ⅰ转化酶 ACEI能抑制血液循环及局部组织中的血管紧张素Ⅰ（AngⅠ）向血管紧张素Ⅱ（AngⅡ）的转化，降低血浆及组织（心脏、血管等）中的AngⅡ浓度，减少AngⅡ收缩血管及促进心肌细胞增生的作用。AngⅡ生成减少又使醛固酮的释放减少，可减轻由此引起的水钠潴留。

（2）对血流动力学的影响 ACEI可降低外周血管阻力、扩张冠状动脉、降低左心室充盈压和心室壁张力以及增加肾血流量等，能改善心功能，缓解CHF的症状，提高患者的生活质量。

（3）抑制心肌和血管重构 AngⅡ和醛固酮是促进心肌细胞增生、胶原含量增加、心肌间质纤维化，导致心肌和血管重构的主要因素。用不影响血压的小剂量ACEI可阻断AngⅡ和醛固酮的生成，有效地防止和逆转心肌肥厚和血管壁的增厚，改善心功能。

【临床应用】 适用于各种程度CHF的患者，既能消除或缓解CHF症状，还可延缓尚无症状的早期心功能不全的进展。现已与利尿药一同作为治疗CHF的基础药物。

2. 血管紧张素Ⅱ受体阻断药 AngⅡ受体阻断药能直接阻断AngⅡ与其受体的结合，阻止AngⅡ对心血管系统发挥的作用，防止或逆转心血管重构。因其对缓激肽途径无影响，故不引起咳嗽、血管神经性水肿等不良反应。常用的药物有氯沙坦、缬沙坦、厄贝沙坦等。不良反应较少，但孕妇及哺乳期妇女禁用。

（四）β受体阻断药

β受体阻断药因对心脏有抑制作用，传统观念认为禁用于心力衰竭的治疗。但临床试验证明，长期应用β受体阻断药可以改善CHF的症状，提高射血分数，改善患者的生活质量，降低死亡率。常用药物有比索洛尔、卡维地洛、美托洛尔等。

β受体阻断药治疗慢性心力衰竭的作用机制为：①阻断心脏β_1受体，拮抗过量儿茶酚胺对心脏的毒性作用；②减慢心率，降低心肌耗氧量，延长左心室充盈时间，增加心肌血液灌注；③减少肾素释放，抑制肾素-血管紧张素-醛固酮系统（RAAS）活性，减少血管紧张素Ⅱ对心肌的损害；④上调心肌β_1受体，增强心肌对儿茶酚胺的敏感性，改善心肌收缩性能。

主要适用于扩张型心肌病所致的CHF。应合并应用利尿药、ACEI和地高辛等基础治疗药物。注意从小剂量开始使用，根据病情逐渐加量，并严密观察患者血压、心率等。其起效缓慢，症状改善常在治疗2～3个月后才出现，应提前告知患者。

严重心动过缓、严重左心室功能减退、重度房室传导阻滞、低血压及支气管哮喘患者禁用或慎用。

常用制剂与用法

卡托普利　口服从 12.5 mg,2～3 次/天开始,每天最大剂量为 150 mg。

依那普利　2.5～10 mg,2 次/天,每天最大剂量为 40 mg。

地高辛　片剂:0.25 mg。一般首剂 0.25～0.75 mg,以后 0.25～0.5 mg,每 6 小时一次,直到洋地黄化,再改用维持量,每天 0.25～0.5 mg。轻型慢性病例:每天 0.5 mg。

毒毛花苷 K　注射剂:0.25 mg/mL。静脉注射,每次 0.25 mg,每天 0.5～1 mg。极量:每次 0.5 mg,每天 1 mg。

米力农　片剂:2.5 mg,10 mg。口服,每次 5～10 mg,4 次/天。

随堂检测

一、选择题

（A_1 型题）

1. 强心苷正性肌力作用的机制是(　　)。

A. 激动 β 受体　　　　　　　　　　　　B. 促进交感神经递质释放

C. 增加心肌细胞内 Na^+　　　　　　　　　D. 增加心肌细胞内 K^+

E. 轻度抑制 Na^+-K^+-ATP 酶,Na^+-Ca^{2+} 交换增多,增加心肌细胞内 Ca^{2+}

2. 使用强心苷期间禁忌(　　)。

A. 静脉注射钾盐　　　　　　B. 静脉注射镁盐　　　　　　C. 静脉注射钙盐

D. 静脉注射钠盐　　　　　　E. 静脉注射葡萄糖

3. 强心苷中毒引起快速型心律失常,应首选(　　)。

A. 利多卡因　　B. 苯妥英钠　　C. 美西律　　D. 维拉帕米　　E. 普萘洛尔

4. 以下哪种心脏病发生慢性心功能不全不宜用强心苷治疗?(　　)

A. 心脏瓣膜病所致慢性心功能不全　　　　B. 高血压所致慢性心功能不全

C. 动脉硬化所致慢性心功能不全　　　　　D. 先天性心脏病所致慢性心功能不全

E. 缩窄型心包炎所致慢性心功能不全

5. 强心苷主要用于(　　)。

A. 慢性心功能不全　　　　　B. 室性心律失常　　　　　C. 传导阻滞

D. 心绞痛　　　　　　　　　E. 室性心动过速

6. 强心苷和氢氯噻嗪合用治疗慢性心功能不全,应注意补充(　　)。

A. 钾盐　　B. 镁盐　　C. 钠盐　　D. 钙盐　　E. 高渗葡萄糖

7. 强心苷中毒引起的窦性心动过缓可选用(　　)。

A. 氯化钾　　B. 阿托品　　C. 利多卡因　　D. 肾上腺素　　E. 吗啡

8. 强心苷治疗心力衰竭的直接作用是(　　)。

A. 心率减慢　　　　　　　　B. 降低心肌耗氧量　　　　　C. 利尿作用

D. 消除房颤　　　　　　　　E. 正性肌力作用

9. 强心苷用于治疗房颤、房扑,是在于它能够(　　)。

A. 降低异位节律点的自律性　　　　　　　B. 减慢房室传导

C. 加强心肌收缩力　　　　　　　　　　　D. 延长有效不应期

E. 改善传导速度

10. 血管扩张药治疗慢性心功能不全的主要药理依据是（　　）。

A. 扩张冠脉,增加心肌供氧　　　　　　　B. 减少心肌耗氧

C. 减轻心脏的前、后负荷　　　　　　　　D. 降低血压,反射性兴奋交感神经

E. 降低心排出量

（A₂ 型题）

11. 王某,女,48 岁,高血压病史 6 年,近日出现心力衰竭,治疗首选药物是（　　）。

A. 地高辛　　B. 硝苯地平　　C. 肼屈嗪　　D. 米力农　　E. 多巴酚丁胺

12. 刘某,女,32 岁,近半年以来一直用地高辛和氢氯噻嗪控制慢性心功能不全症状,1 周以来,出现心慌、乏力、食欲不佳。心电图提示:频发性室性期前收缩;血液检查提示:血钾低于正常。在补钾的同时应选用下列何药控制心律失常？（　　）

A. 奎尼丁　　B. 普鲁卡因胺　　C. 胺碘酮　　D. 苯妥英钠　　E. 普萘洛尔

（A₃ 型题）

13～14 题共用题干

孙某,女,55 岁。高血压病史 9 年,近日出现心力衰竭表现,医生给予每日口服地高辛 0.25 mg,以及口服氢氯噻嗪,每日 3 次,每次 25 mg,疗效较好。为迅速改善慢性心功能不全症状,病人擅自每日口服地高辛 0.5 mg,3 天后出现恶心、呕吐、室性期前收缩等症状。

13. 出现以上症状说明该病人（　　）。

A. 慢性心功能不全未得到缓解　　　　　　B. 地高辛中毒

C. 药量过低　　　　　　　　　　　　　　D. 与用药无关反应

E. 慢性心功能不全加重

14. 对该病人采取的治疗措施不包括（　　）。

A. 停用地高辛　　　　B. 停用氢氯噻嗪　　　　C. 补钾

D. 补钙　　　　　　　E. 监测地高辛血药浓度

（A₄ 型题）

15～16 题共用题干

李某,男,65 岁,高血压病史 8 年,近日出现疲劳、下肢水肿等心力衰竭表现,选用地高辛治疗。

15. 可配合使用下列哪种药物？（　　）

A. 硝普钠　　B. 普萘洛尔　　C. 氢氯噻嗪　　D. 肾上腺素　　E. 米力农

16. 使用该药物应注意补充（　　）。

A. 钠离子　　B. 钾离子　　C. 钙离子　　D. 葡萄糖　　E. 铁离子

（B 型题）

17～20 题共用选项

A. 加强心肌收缩力　　　　　B. 逆转心血管重构　　　　C. 降低心脏前、后负荷

D. 增加心脏供血、供氧　　　　E. 抑制磷酸二酯酶

17. 地高辛治疗慢性心功能不全的药理学基础是（　　）。

18. 米力农治疗慢性心功能不全的药理学基础是（　　）。

19. 氢氯噻嗪治疗慢性心功能不全的药理学基础是（　　）。

20. 卡托普利治疗慢性心功能不全的药理学基础是( )。

二、案例分析题

张某,男,60岁,患风湿性心脏病二尖瓣狭窄6年余,近日上呼吸道感染后出现心力衰竭表现,自觉乏力,稍事活动就心慌憋气,伴有食欲不振、肝区胀痛,双下肢轻度水肿,双肺底湿啰音,心率128次/分。用地高辛治疗后出现食欲明显减退、恶心、呕吐、视物模糊,心率50次/分,心律不齐。应考虑病人出现了何种情况? 如何处理?

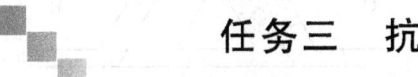 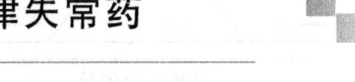

任务三　抗心律失常药

要点导航

重点:抗心律失常药的分类和各类药物的主要适应证、不良反应与用药注意事项。

难点:心律失常产生的原因及危害;抗心律失常药的作用机制及其对Na^+、K^+、Ca^{2+}的影响。

心律失常是心动频率和节律的异常,是严重心血管疾病。临床上根据心动频率的变化将心律失常分为缓慢型和快速型两类。本任务介绍的抗心律失常药主要用于治疗快速型心律失常。快速型心律失常的发生与心肌电生理紊乱有关,所以,明确心肌正常电生理与心律失常的异常电生理机制,对理解抗心律失常药的作用和指导临床合理用药具有重要意义。

一、抗心律失常药的基本作用与分类

(一) 基本作用

抗心律失常药主要是通过改变细胞膜离子通透速度而改善病变细胞的电生理特性,达到治疗目的。

1. 消除异常冲动的形成

(1)降低自律性　通过抑制快反应细胞4相Na^+内流或抑制慢反应细胞4相Ca^{2+}内流,或促进K^+外流的药物,可减慢4相除极速率,降低自律性。

(2)减少后除极与触发活动　早后除极的发生与Ca^{2+}内流增多有关,因此钙拮抗药对之有效。迟后除极所致的触发活动与细胞内Ca^{2+}过多和短暂Na^+内流有关,因此钙拮抗药和钠通道阻滞药对之有效。

2. 冲动传导障碍

(1)改善单纯性传导障碍　阿托品和异丙肾上腺素可改善传导减慢、传导阻滞及单向传导阻滞等单纯性传导障碍,从而纠正缓慢型心律失常。

(2)消除折返冲动　折返冲动是指冲动经传导环路折回原处而反复运行的现象,是引起各种心律失常的重要机制之一(图 6-3)。利多卡因等通过促进 K^+ 外流,加速传导,取消单向传导阻滞而消除折返冲动;钙通道阻滞药、β 受体阻断药、奎尼丁等可减慢传导,使单向阻滞变为双向阻滞而消除折返冲动。钠通道阻滞药可延长快反应细胞的有效不应期(ERP),钙通道阻滞药(如维拉帕米)可延长慢反应细胞的有效不应期,减少折返冲动。

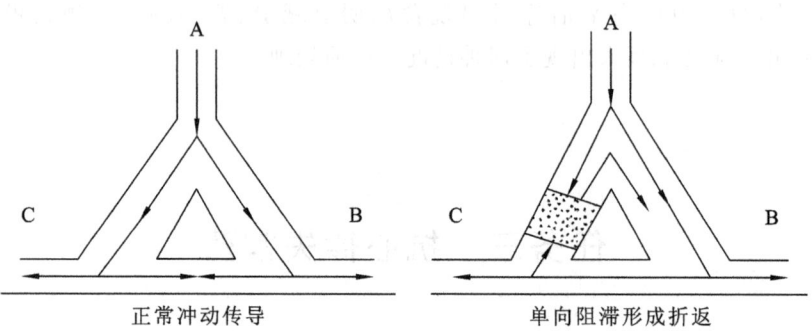

正常冲动传导   单向阻滞形成折返

图 6-3　浦肯野纤维正常冲动传导及单向阻滞形成折返示意图

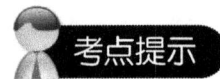

考点提示

抗心律失常药的分类。

(二)抗心律失常药的分类

根据药物对心肌电生理的影响可分为四大类,其中 I 类又分为 I_a、I_b、I_c 三个亚类。

1. I 类——钠通道阻滞药

(1) I_a 类　适度阻滞 Na^+ 通道,代表药物有奎尼丁、普鲁卡因胺等。

(2) I_b 类　轻度阻滞 Na^+ 通道,代表药物有利多卡因、苯妥英钠等。

(3) I_c 类　重度阻滞 Na^+ 通道,代表药物有普罗帕酮、氟卡尼等。

2. II 类——β 受体阻断药　代表药物有普萘洛尔等。

3. III 类——延长动作电位时程药　代表药物有胺碘酮等。

4. IV 类——钙拮抗药　代表药物有维拉帕米、地尔硫䓬等。

二、常用的抗心律失常药

(一) I 类——钠通道阻滞药

I . I_a 类(适度阻滞 Na^+ 通道)

奎尼丁(quinidine)

奎尼丁是从金鸡纳树皮中提取的一种生物碱,为奎宁的右旋体。

【药理作用】　奎尼丁可适度阻滞 Na^+ 通道,高浓度尚能阻滞 K^+ 外流及 Ca^{2+} 内流。此外,还具有抗胆碱作用和阻断外周 α 受体的作用。

1. 降低自律性　治疗剂量时,主要阻滞 4 相 Na^+ 内流,能降低异位起搏点的自律性,对正常窦房结影响很小。

2. 减慢传导　阻滞 Na^+ 内流,降低 0 期上升速率,减慢心房肌、心室肌和浦肯野纤维的传导速度,使单向传导阻滞变为双向传导阻滞,以消除折返冲动引起的心律失常。奎尼丁的抗胆碱作用可加快房室结的传导性,故用其治疗心房颤动和心房扑动时,应先用强心苷类药物抑制房室结的传导,以防心室率过快。

3. 延长 ERP　阻滞 3 相 K^+ 外流,延长心室肌和浦肯野纤维等的 APD 和 ERP,以延长 ERP 更为显著,可消除折返冲动引起的心律失常。

4. 其他　可减少 Ca^{2+} 内流,具有负性肌力作用;阻断 α 受体,可引起血管扩张;还有抗胆碱作用。

【临床应用】　广谱抗心律失常药,适用于心房扑动、心房颤动、频发性室上性和室性期前收缩、室上性和室性心动过速等的治疗,是重要的心律失常转复药物之一。

【不良反应与用药监护】

1. 胃肠道反应　表现为食欲不振、恶心、呕吐、腹痛、腹泻等。

2. 金鸡纳反应　表现为头痛、耳鸣、听力下降、视物模糊、谵妄及晕厥等。

3. 心血管反应　低血压、心力衰竭、致心律失常作用(房室及室内传导阻滞、室性心动过速等),还有心脏毒性,重者发生奎尼丁晕厥,甚至心室颤动而致猝死。

普鲁卡因胺(procainamide)

普鲁卡因胺是局部麻醉药普鲁卡因的衍生物。

【药理作用】　对心肌的直接作用与奎尼丁相似但较弱,不具有阻断 α 受体和抗胆碱作用。治疗剂量能降低浦肯野纤维的自律性,减慢传导速度,延长心房、心室及浦肯野纤维的 ERP 及 APD。高浓度时可因阻断神经节而导致低血压。

【临床应用】　临床主要用于室性心律失常(如室性心动过速)的治疗,也可用于治疗急性心肌梗死时的持续性心律失常,但不作为首选。静脉注射或滴注用于抢救危急病人。

【不良反应与用药监护】　口服常见胃肠道反应,静脉注射给药可导致低血压。过敏反应也较常见,表现为皮疹、药物热和白细胞减少等。长期应用时少数病人可出现红斑狼疮综合征,停药可恢复。用药期间应连续监测血压和心电图的变化。

Ⅱ. I_b 类(轻度阻滞 Na^+ 通道)

利多卡因

利多卡因是 I_b 类药物的代表药,也是常用的局部麻醉药。

知识链接

利多卡因小知识

1943 年首次合成利多卡因,用于局部麻醉,后发现其具有抗心律失常的作用。临床上具有供麻醉和抗心律失常用的两种不同制剂,因此,药剂人员在配药前要注意查对药品标签,标示有"供心律失常用注射剂"才能供静脉用药用于抗心律失常,因为此制剂中不含防腐剂和肾上腺素。

【药理作用】　选择性作用于浦肯野纤维,轻度阻滞 Na^+ 通道,促进 K^+ 外流。

1. 降低自律性　通过抑制 Na^+ 内流而减慢 4 相自动除极速度,降低浦肯野纤维的自律性,对窦房结和心房肌几乎无作用。

2. 改善传导性 治疗量的利多卡因对传导速度无明显影响,但对心肌梗死区缺血浦肯野纤维或室内传导已有阻滞者,通过抑制 0 相 Na^+ 内流而减慢传导,甚至加重传导阻滞;对有单向传导阻滞者可转为双向阻滞,从而消除折返。反之,对低血钾或受牵拉而轻度除极的纤维,利多卡因可促进 3 相 K^+ 外流,使部分除极纤维的膜电位加大而加速传导或恢复正常传导。

3. 缩短 APD 和相对延长 ERP 促进 3 相 K^+ 外流而缩短浦肯野纤维及心室肌的 APD、ERP,但以缩短 APD 更为显著,故相对延长 ERP,有利于消除折返冲动而治疗快速型心律失常。

【临床应用】 静脉给药是治疗急性心肌梗死诱发的室性期前收缩、室性心动过速及心室颤动的首选药;也可用于心脏手术、心导管术及强心苷中毒等所致的室性心律失常。

【不良反应与用药监护】 首关消除明显,不宜口服,常静脉注射给药。主要表现有中枢神经系统症状,多发生于静脉给药时,主要表现为头晕、兴奋、嗜睡及语言障碍甚至抽搐和呼吸抑制等,剂量过大可引起心率减慢、房室传导阻滞和血压下降等。禁用于严重房室传导阻滞患者。极少数病人存在过敏现象,严重者甚至引起死亡。

美西律(mexiletine)

美西律为利多卡因的衍生物,对心肌电生理学作用与利多卡因相似。口服吸收迅速、完全,作用维持 8 h 左右。主要用于治疗室性心律失常,尤其对心肌梗死后急性室性心律失常有效。不良反应有胃肠道反应。久用可出现神经症状,如震颤、共济失调、复视等。

苯妥英钠(phenytoin sodium)

【药理作用】 苯妥英钠作用类似于利多卡因,降低浦肯野纤维自律性,相对延长 ERP。但能增加房室结 0 相除极速率而加快其传导,故可改善强心苷中毒所致的房室传导阻滞。此外,苯妥英钠尚可与强心苷竞争 Na^+-K^+-ATP 酶,改善强心苷中毒所致的房室传导阻滞。

【临床应用】 临床主要用于治疗室性心律失常,是强心苷中毒所致室性心律失常的首选药。

【不良反应与用药监护】 主要不良反应为静脉注射过快时易引起低血压、呼吸抑制和心律失常。原有窦性心动过缓或严重房室传导阻滞等心脏疾病病人及孕妇禁用。

Ⅲ. I_c 类(重度阻滞 Na^+ 通道)

普罗帕酮(propafenone)

普罗帕酮又名心律平,主要抑制 Na^+ 内流,减慢传导速度,降低浦肯野纤维的自律性,延长 APD 和 ERP。此外,兼有较弱的 β 受体阻断作用和钙通道阻滞作用。适用于室上性和室性心律失常。

不良反应主要有胃肠道反应,可引起房室传导阻滞、体位性低血压等心血管系统反应,也可加重心力衰竭。肝肾功能不全时应减量。心力衰竭、休克、Ⅱ 或 Ⅲ 度房室传导阻滞及窦房结功能障碍者禁用。本药一般不宜与其他抗心律失常药合用,以免引起心脏抑制。

氟卡尼(flecainide)

氟卡尼阻滞 Na^+ 通道作用强,能明显减慢心肌细胞 0 相最大上升速率而减慢传导;抑制 4

相 Na^+ 内流而降低自律性。亦能阻滞 K^+ 通道,延长心房肌和心室肌的 APD。对于室上性和室性心律失常均有效。因可引起致死性的心律失常,可导致室性心动过速或心室颤动、房室传导阻滞等,增加心肌梗死后病人的病死率等。故临床主要用于顽固性心律失常或危及生命心律失常的治疗。

(二)Ⅱ类——β受体阻断药

普 萘 洛 尔

【药理作用】

1. 降低自律性 通过阻断β受体,使窦房结、心房传导纤维及浦肯野纤维自律性都能降低,在运动及情绪激动时作用明显。也能降低儿茶酚胺所致的迟后除极而防止触发活动。

2. 减慢传导 较高浓度时减慢房室结和浦肯野纤维的传导速度,与膜稳定作用有关。

3. 延长 ERP 治疗浓度:缩短 APD 和 ERP,相对延长 ERP;较大剂量:绝对延长 ERP,有利于消除折返。

【临床应用】 主要用于治疗室上性心律失常,如心房颤动、心房扑动、阵发性室上性心动过速,尤其对交感神经兴奋或儿茶酚胺释放过多所致的窦性心动过速疗效更好。与强心苷合用可增加疗效,显著控制心室率,也可用于由于运动或情绪激动所致的室性心律失常的治疗。

【不良反应与用药监护】 可致窦性心动过缓、房室传导阻滞、低血压等,并可诱发心力衰竭和哮喘。长期应用影响脂类代谢和糖代谢,故高脂血症和糖尿病患者慎用。

美托洛尔(metoprolol)

美托洛尔为选择性 β_1 受体阻断药,可降低窦房结、房室结的自律性,明显减慢传导,临床用于室上性心律失常。

阿替洛尔(atenolol)

阿替洛尔为选择性 β_1 受体阻断药,适应证与普萘洛尔和美托洛尔相似。最常见的不良反应为低血压和心动过缓。禁用于Ⅱ度~Ⅲ度房室传导阻滞、心源性休克、病态窦房结综合征及严重心动过缓的患者。

(三)Ⅲ类——延长动作电位时程药

胺碘酮(amiodarone)

【药理作用】 能阻滞 K^+ 外流、Na^+ 内流及 Ca^{2+} 内流,也可非竞争性阻断 α、β 受体。

1. 降低自律性 阻滞 4 相 Na^+ 内流及 Ca^{2+} 内流,阻断β受体,所以降低窦房结和浦肯野纤维的自律性。

2. 减慢传导 阻滞 0 相 Na^+ 内流及 Ca^{2+} 内流,减慢房室结和浦肯野纤维的传导。

3. 延长 ERP 阻滞 3 相 K^+ 外流,使心房肌、心室肌和浦肯野纤维的 APD 和 ERP 显著延长,有利于消除折返冲动。

4. 扩张血管 阻断 α、β 受体,扩张血管,增加冠脉流量,减少心肌耗氧量,保护缺血心肌。

【临床应用】 属于广谱抗心律失常药,对室上性和室性心律失常均有效。治疗心房扑动、心房颤动和室上性心动过速疗效好。对反复发作,常规药物无效的顽固性室性心动过速也有效。

【不良反应与用药监护】

1. 胃肠道反应　常见食欲减退、恶心、呕吐等。

2. 间质性肺炎或肺纤维化　少见,但为最严重的不良反应。长期用药应监测肺功能、定期进行肺部 X 线检查等,一旦发现应立即停药,可采用肾上腺皮质激素治疗。

3. 心脏反应　可见窦性心动过缓、房室传导阻滞、低血压及 Q-T 间期延长甚至心功能不全等心血管系统反应。

4. 角膜褐色微粒沉着　一般不影响视力,停药后可逐渐消失。

5. 甲状腺功能亢进或减退　因本药含碘,部分患者可出现,应监测血清 T_3、T_4 水平。

（四）Ⅳ类——钙拮抗药

维拉帕米（verapamil）

【药理作用】　维拉帕米阻滞心肌细胞膜 Ca^{2+} 内流而抑制窦房结和房室结 4 相自动除极速度,可降低自律性,也可减慢传导,延长 ERP,有利于消除折返。

【临床应用】　可作为治疗阵发性室上性心动过速的首选药,也可用于减慢房颤病人的心室率。

【不良反应与用药监护】　可见胃肠道反应、头痛、眩晕等。静脉注射过快或过量可引起低血压、心动过缓、房室传导阻滞甚至心力衰竭,多见于与 β 受体阻断药合用或近期内用过此药的病人。禁用于Ⅱ或Ⅲ度房室传导阻滞、低血压、心功能不全及心源性休克病人。老年人和肾功能减退者慎用。

地尔硫䓬（diltiazem）

地尔硫䓬的电生理特性及临床应用与维拉帕米相似,但其扩张血管的作用较强,而减慢心率的作用较弱。主要用于室上性心律失常,如阵发性室上性心动过速及频发性房性期前收缩,对阵发性心房颤动也有效。口服时不良反应较小,可见头昏、乏力及胃肠道反应,偶有过敏反应。

三、抗心律失常药的应用原则

抗心律失常药安全范围较窄,应用不当甚至可发生致心律失常作用,临床使用应注意以下原则:

1. 消除各种诱发因素　患者体内电解质的紊乱(如低钾血症)、心肌缺血缺氧、多种药物(如强心苷类、茶碱类、抗组胺药等)和多种病理状态(如甲状腺功能亢进)都是诱发心律失常的常见因素,应采取有效措施及时消除。

2. 明确诊断,按临床适应证合理选药　①窦性心动过速宜用 β 受体阻断药或维拉帕米。②心房颤动的纠复和窦性心律的维持宜选用胺碘酮或奎尼丁。③控制阵发性室上性心动过速可选用维拉帕米、普萘洛尔、胺碘酮、普罗帕酮等。④室性期前收缩宜选用普鲁卡因胺、胺碘酮、美西律。⑤室性心动过速宜选用利多卡因静脉注射或普鲁卡因胺、普罗帕酮、胺碘酮静脉注射。⑥心室颤动宜选用利多卡因、胺碘酮、普鲁卡因胺静脉给药。⑦急性心肌梗死、强心苷中毒引起的室性心动过速或心室颤动选用苯妥英钠、利多卡因。

3. **实施个体化治疗方案**　患者的年龄、心脏功能、肝肾功能及电解质平衡状况,都会影响对药物的反应,在确定用药方案时,均应予以重视。适时进行血药浓度监测,有利于及时调整临床用药方案。

4. **注意用药禁忌**　为减少发生严重不良反应的危险因素,需重视临床用药禁忌,如钙拮抗药、β受体阻断药延缓房室传导的作用显著,有房室传导阻滞的患者不宜用;奎尼丁、延长APD作用明显,Q-T延长综合征病人禁用。此外,也应注意一些非心血管疾病,如有慢性肺部疾病的病人勿用胺碘酮,以减少药物所致肺纤维化改变;慢性类风湿性关节炎病人勿用普鲁卡因胺,以减少发生红斑狼疮的可能性。

常用制剂与用法

硫酸奎尼丁　片剂:0.2 g。心房颤动或心房扑动:先口服0.1 g,观察1天。如无不良反应,次日每隔2～4 h一次,每次0.2 g,连续5次。如第1天心律未转为窦性,且无明显毒性反应,第2天用每次0.3 g,每2 h一次,连续5次,仍未转为窦性可再服1日,然后改为每次0.4 g。每日剂量不宜超过2 g。转为窦性后,可用维持量,每6 h一次,每次0.2 g,2～3次/天。频率发作期前收缩:每次0.2 g,3～4次/天。极量:口服,每次0.6 g,每天3 g。

盐酸普鲁卡因胺　片剂:0.125 g,0.25 g。口服每次0.25～0.5 g,每4～6 h一次。缓释剂每12 h一次。注射剂:0.1 g/mL,0.2 g/2 mL,0.5 g/5 mL。

盐酸利多卡因　注射剂:0.1 g/5 mL,0.4 g/20 mL。转复室性心律失常时,可一次静脉注射50～100 mg,如10 min内无效,可再静脉注射一次。但累积量不宜超过300 mg,见效后,以每分钟1～4 mg的速度静脉滴注,以补充消除量,但每小时药量不宜超过100 mg。

苯妥英钠　片剂:50 mg,100 mg。口服,第1天0.5～1 g,第2、3天每天500 mg,分3～4次服,之后每天300～400 mg维持。静脉注射0.125～0.25 g,用注射用水溶解后缓慢注射,不超过每天0.5 g。

美西律　片剂:50 mg,100 mg。口服,一次50～200 mg,维持量100 mg,6～8 h给药1次。注射剂:100 mg/2 mL。紧急复律时,静脉注射100～250 mg(溶于25%葡萄糖注射液20 mL中),10～15 min内注完。

普罗帕酮　片剂:100 mg,150 mg。口服每次150 mg,3次/天,维持量每次150 mg,2次/天。必要时静脉注射,每8 h一次,1～2 mg/kg。

盐酸普萘洛尔　抗心律失常:口服,每次10～20 mg,3次/天。每次1～3 mg,以5%葡萄糖溶液100 mL稀释,静脉滴注,按需要调整滴注速度。

胺碘酮　片剂:100 mg,200 mg。口服,开始时每次200 mg,3次/天。维持量为每次100 mg,3次/日。注射剂:150 mg/3 mL。对快速型心律失常并需要立即复律者,可静脉注射,也可600～1000 mg溶于葡萄糖溶液中静脉滴注。

维拉帕米　片剂:40 mg。口服每次40～80 mg,3次/天,根据需要可增至每天240～320 mg。静脉注射每次5～10 mg,5～10 min内缓慢注入,2～3次/天。

地尔硫䓬　片剂:30 mg。口服每次30 mg,3次/天。注射剂:10 mg,50 mg。静脉注射每次5～10 mg,稀释后缓慢注射。

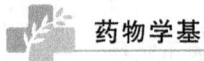

随堂检测

一、选择题

（A₁型题）

1. 属 I。类抗心律失常药的是（　　）。

A. 利多卡因　　　　　　　　B. 维拉帕米　　　　　　　C. 胺碘酮

D. 氟卡尼　　　　　　　　　E. 普鲁卡因胺

2. 可引起金鸡纳反应的药物是（　　）。

A. 奎尼丁　　　　　　　　　B. 普鲁卡因胺　　　　　　C. 胺碘酮

D. 普萘洛尔　　　　　　　　E. 普罗帕酮

3. 长期应用能引起红斑狼疮样症状的药物是（　　）。

A. 奎尼丁　　　　　　　　　B. 利多卡因　　　　　　　C. 奎尼丁

D. 普鲁卡因胺　　　　　　　E. 苯妥英钠

4. 治疗强心苷中毒引起的室性心律失常的最佳药物是（　　）。

A. 奎尼丁　　　　　　　　　B. 普萘洛尔　　　　　　　C. 维拉帕米

D. 胺碘酮　　　　　　　　　E. 苯妥英钠

5. 治疗阵发性室上性心动过速的首选药物是（　　）。

A. 奎尼丁　　　　　　　　　B. 利多卡因　　　　　　　C. 普鲁卡因胺

D. 苯妥英钠　　　　　　　　E. 维拉帕米

6. 胺碘酮的不良反应不包括（　　）。

A. 甲状腺功能异常　　　　　B. 角膜褐色微粒沉着　　　C. 肺间质纤维化

D. 狼疮样综合征　　　　　　E. 心律失常

（A₄型题）

7～8题共用题干

王某，男，50岁，由于情绪激动，又饮用大量浓茶，心率达到118次/分。经临床检查，诊断为窦性心动过速。

7. 首选的治疗药物是（　　）。

A. 奎尼丁　　　B. 利多卡因　　　C. 苯妥英钠　　　D. 普萘洛尔　　　E. 普罗帕酮

8. 该药还具有下列哪种作用？（　　）

A. 抗高血压作用　　　　　　B. 兴奋心脏作用　　　　　C. 兴奋中枢作用

D. 利尿作用　　　　　　　　E. 催眠作用

（B型题）

9～10题共用选项

A. 利多卡因　　　　　　　　B. 苯妥英钠　　　　　　　C. 维拉帕米

D. 奎尼丁　　　　　　　　　E. 阿托品

9. 心肌梗死并发室性心动过速选用（　　）。

10. 窦性心动过缓选用（　　）。

任务四　抗心绞痛药

 要点导航

重点：硝酸酯类药物的作用特点、临床应用、不良反应和用药监护。

难点：硝酸酯类药物与普萘洛尔联合用于治疗心绞痛的药理学基础。

心绞痛是由各种原因引起的心肌急剧的、短暂的缺血和缺氧综合征，是冠状动脉粥样硬化性心脏病的常见症状，如不及时缓解可发展为急性心肌梗死。其临床表现为阵发性的胸骨压榨性疼痛并向左上肢发散。心肌对氧的需求量增加或冠状动脉供血不足，引起心肌供氧和耗氧失衡，而导致心肌暂时性缺血和缺氧是心绞痛发生的重要病理生理机制。

抗心绞痛药是一类通过增加心肌供血和供氧、降低心肌耗氧量，恢复心肌血氧供需平衡的药物。目前常用的抗心绞痛药包括硝酸酯类、β受体阻断药和钙拮抗药。

知识链接

心绞痛的类型

根据世界卫生组织（WHO）诊断标准，心绞痛分为3种类型：

1. 劳累型心绞痛　约占心绞痛的2/3，其特点是常由体力活动、情绪激动、紧张的脑力劳动或其他增加心肌耗氧量的情况诱发，休息可缓解。此类分为稳定型劳累性心绞痛、初发劳累型心绞痛和恶化劳累型心绞痛。

2. 自发型心绞痛　与劳累型心绞痛不同，其与冠状动脉痉挛有关，常无明显诱因，多发生于安静状态，发作时持续时间较长，疼痛较重。此类分为变异型、卧位型、梗死后心绞痛和中间综合征。

3. 混合性心绞痛　其特点是在体力活动和安静状态下均可发生心绞痛。

一、硝酸酯类

常用药物有硝酸甘油、硝酸异山梨酯、单硝酸异山梨酯等，其中硝酸甘油最为常用。

硝酸甘油（nitroglycerin）

硝酸甘油用于治疗心绞痛已有100多年历史。口服首关消除明显，生物利用度仅8％，常采用舌下含服，生物利用度可达80％，1～3 min显效，3～10 min达峰值，维持20～30 min。也可采用经皮肤吸收给药和静脉给药。

【**药理作用**】　硝酸甘油的基本作用是松弛平滑肌，尤其是对血管平滑肌的松弛作用最为

明显。目前认为硝酸甘油通过以下机制产生抗心绞痛作用:

硝酸酯类舒张血管的作用机制

研究表明,血管内皮细胞能释放扩血管物质内皮细胞舒血管因子(EDRF),即一氧化氮(NO),它是由内皮细胞中的 L-精氨酸-NO 合成途径产生的,并从内皮细胞弥散到血管平滑肌细胞。它激活鸟苷酸环化酶增加细胞内 cGMP 的含量,从而激活依赖于 cGMP 的蛋白激酶,降低血浆中 Ca^{2+} 浓度,促使肌球蛋白轻链去磷酸化,而松弛血管平滑肌。硝酸酯类因能在血管平滑肌细胞内产生 NO 而舒张血管。此外,释出的 NO 还能抑制血小板聚集和黏附,有利于冠心病的治疗。

1. 降低心肌耗氧量 硝酸甘油扩张容量血管,使回心血量减少,降低心脏前负荷;在较大剂量时也扩张阻力血管,减轻心脏射血阻力和后负荷。心脏前后负荷降低均可降低心室壁肌张力,从而降低心肌耗氧量。

2. 增加心肌缺血区供血 硝酸甘油能明显舒张较大的心外膜血管及狭窄的冠状血管以及侧支血管,此作用在冠状动脉痉挛时更为明显,但对阻力血管的舒张作用微弱。当冠状动脉因粥样硬化或痉挛而发生狭窄时,缺血区的阻力血管已因缺氧而处于舒张状态,这样缺血区阻力就比非缺血区小,用药后将迫使血液从输送血管经侧支血管流向缺血区,而改善缺血区的血流供应(图 6-4)。

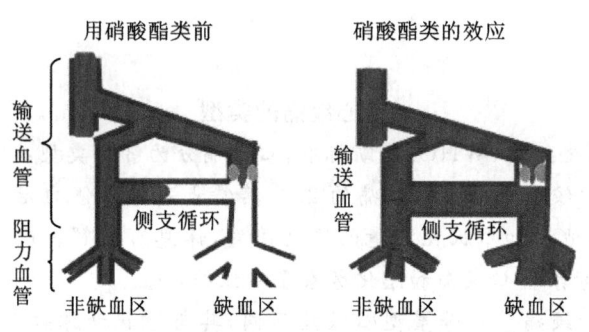

图 6-4 硝酸酯类增加缺血区血液供应作用示意图

3. 增加心内膜供血 已知心内膜下血管是由心外膜血管垂直穿过心肌延伸而来的,因此心内膜下血流易受心室壁肌张力及室内压力的影响,张力与压力增高时,内膜层血流量就减少。在心绞痛急性发作时,左心室舒张末期压力增高,所以心内膜下区域缺血最为严重。硝酸甘油能降低左心室舒张末期压力,舒张心外膜血管及侧支血管,使血液易从心外膜区域向心内膜下缺血区流动,从而增加心内膜的血流量。

考点提示

硝酸甘油的作用、用途及主要不良反应。

【临床应用】

1. 治疗心绞痛 舌下含服能迅速缓解各型心绞痛发作,常作为治疗和预防心绞痛急性发

作的首选药。经皮肤吸收给药,也可预防发作。

2. 治疗急性心肌梗死 早期、静脉、小剂量给药,不仅可以降低心肌耗氧量,增加心肌供血,还具有抗血小板聚集和黏附作用,从而减轻心肌缺血损伤,缩小梗死面积。

3. 治疗心功能不全 因能降低心脏前、后负荷,改善心功能,可用于治疗重度和难治性心功能不全。

【不良反应与用药监护】

1. 血管舒张反应 表现为头痛、面色潮红、心悸等,一般连服药数日即可消失。第一次含用硝酸甘油时,注意预防体位性低血压。因此嘱患者取坐位或半卧位含服,不宜站立服用,防止出现体位性低血压或晕厥。

2. 高铁血红蛋白症 剂量过大或频繁用药时引起,表现为呕吐、发绀等症状,重者危及生命。

知识链接

用药小贴士

硝酸甘油遇光易氧化,所以药片应存放在棕色玻璃瓶或金属容器内,避免潮热、光照而失效。另外注意药物的有效期,及时补充,每6个月更换一次。

---

3. 耐受性 连续用药2～3周可产生耐受性,停药1～2周后,耐受性可消失,硝酸酯类之间有交叉耐受性。为克服耐受性可采用下列措施:①采用最小剂量、间歇给药法,即无论采用何种给药途径,如口服、舌下、静脉注射或经皮肤给药,每天必须有连续8 h以上的用药间歇期;②补充含巯基的药物,如加用卡托普利、甲硫氨酸等。

4. 其他 急性心肌梗死伴低血压、青光眼、颅内高压病人忌用。

硝酸异山梨酯(isosorbide dinitrate)

硝酸异山梨酯又名消心痛。本药口服生物利用度较高,通常采用口服给药,也可舌下含服。其作用及作用机制与硝酸甘油相似,但作用较硝酸甘油弱,且起效较慢。迅速终止心绞痛发作的疗效不及硝酸甘油可靠,但维持时间较久,故主要用于预防心绞痛发作。不良反应与硝酸甘油相似。

单硝酸异山梨醇酯(isosorbide mononitrate)

本药口服生物利用度高,作用持续时间长达8 h,主要用于预防心绞痛,效果优于硝酸异山梨醇酯,但价格较高。

二、β受体阻断药

普萘洛尔、吲哚洛尔、阿替洛尔、美托洛尔等均有抗心绞痛作用。

普萘洛尔(propranolol)

【抗心绞痛作用】

1. 降低心肌耗氧量 通过阻断 β_1 受体,使率减慢,心肌收缩力减弱,从而降低心肌耗氧量,缓解心绞痛。

2. 改善缺血区心肌的供血 因用药后心肌耗氧量减少,非缺血区的血管阻力相对增高,促使血液向缺血区已舒张的阻力血管流动,从而增加缺血区的供血。其次,因心率减慢,舒张期延长,冠状动脉的灌流时间相对延长,从而有利于血液从心外膜血管流向易缺血的心内膜区。

知识链接

硝酸酯类与β受体阻断药联合应用

临床上常将硝酸酯类与β受体阻断药联合应用治疗心绞痛,两类药物合用不仅能明显降低心肌耗氧量,而且可取长补短。其优点在于:①β受体阻断药能纠正硝酸酯类所引起的反射性心率加快和心肌收缩力增强的不利影响;②硝酸酯类可克服β受体阻断药所致冠状动脉收缩和心腔增大的缺点。

注意事项:①两类药物均能降低血压,要注意调整剂量并监测血压、心率变化,防止出现血压下降导致灌注压下降影响冠状动脉供血;②宜选作用时间相近的药物,通常以普萘洛尔与硝酸异山梨酯合用。

3. 改善心肌代谢 提高心肌缺血区对葡萄糖的摄取,保护缺血区心肌细胞线粒体的结构和功能,维持缺血区的能量供应。此外,普萘洛尔还能促进氧自血红蛋白的解离而增加全身组织包括心肌的供氧,从而改善心肌能量代谢。

【临床应用】 主要用于治疗劳累型心绞痛,对伴有高血压或快速型心律失常者更为适用。对心肌梗死也有效,能缩小梗死范围。普萘洛尔不宜用于由冠状动脉痉挛诱发的变异型心绞痛,因其易致冠状动脉收缩。

【不良反应与用药监护】 普萘洛尔的有效剂量个体差异较大,一般宜从小剂量开始,以后每隔数日增加 $10\sim20$ mg,多数患者用量可达每天 $80\sim240$ mg。久用停药时,应逐渐减量,否则会加剧心绞痛的发作,引起心肌梗死或突然死亡。长期应用对血脂有不利影响,禁用于血脂异常的患者。

三、钙拮抗药

抗心绞痛常用的钙拮抗药有硝苯地平、维拉帕米、地尔硫䓬等。

硝苯地平(nifedipine)

【抗心绞痛作用】

1. 降低心肌耗氧量 通过阻滞钙通道,降低 Ca^{2+} 内流而扩张外周动脉,并能使心肌收缩力下降、心率减慢,减轻心脏负荷,从而降低心肌耗氧量。

2. 增加缺血心肌供血 舒张冠状血管,促进侧支循环,增加冠状动脉血流量而改善缺血区的供血、供氧等。

3. 保护缺血心肌细胞 阻滞 Ca^{2+} 内流,防止缺血心肌细胞 Ca^{2+} 超负荷,在心肌缺血或再灌注早期给药,可起到保护心肌细胞的作用。

4. 抑制血小板聚集 阻滞 Ca^{2+} 内流,降低血小板内 Ca^{2+} 浓度,抑制血小板聚集。

【临床应用】 对冠状动脉痉挛所致的变异型心绞痛最有效,对伴高血压的病人尤为适用;也用于稳定型及不稳定型心绞痛。因阻滞 Ca^{2+} 内流,对支气管平滑肌具有扩张作用,故对伴有哮喘和阻塞性肺疾病病人更为适用。

【不良反应与用药监护】 常见的副作用有外周水肿、便秘、心悸、面部潮红,其他不良反应有头痛、头晕、虚弱无力等。

常用制剂与用法

硝酸甘油 片剂:0.3 mg,0.5 mg,0.6 mg。每次 0.3~0.6 mg,舌下含服。

硝酸异山梨酯(消心痛) 片剂:2.5 mg,5 mg,10 mg。每次 2.5~5 mg,舌下含服。每次 5~10 mg,口服。

单硝酸异山梨酯 片剂:20 mg。每次 20 mg,2~3 次/天,口服。

盐酸普萘洛尔 片剂:10 mg。抗心绞痛:每次 10 mg,3 次/天,口服。可根据病情增减剂量。

硝苯地平(心痛定) 片剂:10 mg。每次 10~20 mg,3 次/天,口服。缓释片,每次 20 mg,1~2 次/天。

随堂检测

一、选择题

(A₁ 型题)

1. 引起心绞痛的主要原因是(   )。
A. 心脏的供氧、耗氧量之间的失衡　　　　B. 心脏供氧量增加
C. 心脏耗氧量降低　　　　D. 冠状动脉血流量增加
E. 心率和心室收缩力降低

2. 抗心绞痛药的治疗作用主要是通过(   )。
A. 抑制心肌收缩力　　　　B. 加强心肌收缩力,改善冠状动脉血液
C. 增加心肌耗氧量　　　　D. 降低心肌耗氧量,增加心肌缺血区血流
E. 减少心室容积

3. 硝酸酯类的药理作用是(   )。
A. 缩短射血时间　　　　B. 降低冠状动脉血流量　　　　C. 松弛内脏平滑肌
D. 降低心肌耗氧量　　　　E. 降低心肌收缩力

4. 常用于缓解心绞痛发作的药物是(   )。
A. 硝酸异山梨酯　　　　B. 戊四硝酯　　　　C. 硝酸甘油
D. 普萘洛尔　　　　E. 美托洛尔

5. 硝酸甘油用于心绞痛急性发作的给药方法是(   )。
A. 口服　　B. 肌内注射　　C. 舌下含服　　D. 吸入　　E. 静脉注射

6. β受体阻断剂抗心绞痛作用机制是(   )。
A. 扩大心室容积　　　　B. 增加缺血区血供　　　　C. 延长冠状动脉灌流时间
D. 阻断β受体　　　　E. 增加心肌耗氧量

7. 预防心绞痛发作常选用(   )。
A. 硝酸异山梨酯　　　　B. 硝苯地平　　　　C. 硝酸甘油

D. 普萘洛尔　　　　　　　　　　　E. 美托洛尔

8. 阵发性室上性心动过速并发变异型心绞痛宜选用(　　)。

A. 维拉帕米　　　B. 利多卡因　　　C. 普鲁卡因胺　　D. 奎尼丁　　　　E. 普萘洛尔

9. 伴有高血压的变异型心绞痛宜选用(　　)。

A. 普萘洛尔　　　B. 硝酸甘油　　　C. 美托洛尔　　　D. 硝苯地平　　　E. 戊四硝酯

10. 硝苯地平的不良反应是(　　)。

A. 肝功能损害　　　　　　　　B. 房室传导阻滞　　　　　　　C. 心率加快

D. 血管扩张反应及反射性心率加快　　　　　　　E. 药疹

任务五　调血脂药

 要点导航

重点：他汀类和贝特类药物的药理作用、临床应用、不良反应。

难点：他汀类药物的作用机制。

血脂是血浆或血清中所含脂质的总称，包括游离胆固醇(FC)、胆固醇酯(CE)、甘油三酯(TG)及磷脂(PL)等，它们在血浆中与载脂蛋白(apo)结合形成血浆脂蛋白，溶解于血浆而进行转运和代谢。根据密度和电泳迁移的不同，可将人体血浆中的脂蛋白分为五种类型，即乳糜微粒(CM)、极低密度脂蛋白(VLDL)、低密度脂蛋白(LDL)、中间密度脂蛋白(IDL)、高密度脂蛋白(HDL)。

血浆脂蛋白水平与动脉粥样硬化的形成有着密切的关系。调血脂药是通过降低血脂或调整脂蛋白浓度以防治动脉粥样硬化。

一、羟甲基戊二酰辅酶 A 还原酶抑制剂

羟甲基戊二酰辅酶 A(HMG-CoA)还原酶抑制剂，简称他汀类(statins)药物，现在临床上常用的有洛伐他汀、辛伐他汀、普伐他汀等。

洛伐他汀(lovastatin)

【药理作用】　HMG-CoA 还原酶为肝内合成胆固醇的限速酶，本药竞争性抑制 HMG-CoA 还原酶的活性，降低血中胆固醇及 LDL，亦可减少 VLDL 的合成，此外，还可轻度升高 HDL。

【临床应用】　适用于治疗原发性高胆固醇血症，本药具有明确而显著的疗效，但单用疗效不理想，与烟酸和降胆固醇树脂联用效果较好，是伴有胆固醇升高的Ⅱ、Ⅲ型高脂蛋白血症的首选药。本药还可预防冠心病，减少冠心病引起的病死率及非致死性心肌梗死的危险。

【不良反应与用药监护】　部分病人有轻度胃肠道反应、皮疹、头痛等。严重的不良反应少见，可出现横纹肌溶解症，表现为肌痛、肌无力、肌酸磷酸激酶升高等症状，与苯氧酸类、烟酸、红霉素、环孢素合用可增加横纹肌溶解症的发生率或使其加重。少数病人出现肝炎以及血管神经性水肿等，故长期用药应定期检查肝功能。有肝病史者慎用，孕妇和哺乳期妇女也不宜应用。

知识链接

"拜斯亭"事件

"拜斯亭"的通用名是西立伐他汀钠，是德国拜尔公司研制的降低胆固醇和血脂用于治疗冠心病的药物。该药自 1997 年在全球上市以来，全世界 80 多个国家有超过 600 万病人使用该药。拜斯亭会产生一些不良反应，轻者如对肝功能产生损害，导致转氨酶超出正常值 3 倍，或肌肉酸痛。若与主要用于降甘油三酯的药物吉非贝齐合用，严重者可导致横纹肌溶解、急性肾衰竭而死亡。2003 年 11 月因欧美等国陆续发现 52 人死亡可能与"拜斯亭"的副作用有关，从而在全球市场撤回。

二、苯氧酸类

苯氧酸类药物又称贝特类(fibrates)药物。氯贝丁酯为最早的苯氧酸类药物，引起不良反应较多，现已少用。新型苯氧酸类药物有吉非贝齐(gemfibrozil)、苯扎贝特(benzafibrate)、非诺贝特(fenofibrate)等，作用强，不良反应较少。

【药理作用】　降低血浆 TG、TC、极低密度脂蛋白胆固醇(VLDL-Ch)、低密度脂蛋白胆固醇 LDL-Ch，升高高密度脂蛋白胆固醇(HDL-Ch)。此类药物激活脂蛋白脂肪酶，促进血液中 VLDL 和甘油三酯的分解，还能轻度抑制胆固醇在肝脏的合成，显著降低血液中的 VLDL 和甘油三酯，轻度降低胆固醇。另外，此类药物还有抗血小板聚集、增加纤溶酶活性、抗炎等作用，共同发挥抗动脉粥样硬化的效应。

【临床应用】　用于甘油三酯及 VLDL 升高的高脂血症的治疗。

【不良反应与用药监护】　不良反应主要有胃肠道反应，其次为头痛、脱发、皮肤过敏等，偶有肌痛，也可见肝功能异常及肾功能改变。用药期间应定期检查肝、肾功能。孕妇、哺乳期妇女及肝、肾功能不全者禁用。

三、胆汁酸螯合剂

胆汁酸螯合剂为一类影响胆固醇吸收的药物，常用药物有考来烯胺(cholestyramine，又名消胆胺)，考来替泊(colestipol，又名降胆宁)。

【药理作用】　胆固醇经肝脏代谢生成胆汁酸，随胆汁排入肠腔，参与脂肪的消化、吸收。95％的胆汁酸经肝肠循环，被重新利用。此类药物不溶于水，在消化道内不被吸收，以氯离子形式与胆汁酸进行离子交换，形成不被吸收的胆汁酸螯合物，随粪便排出，阻碍了胆汁酸的肝肠循环，从而抑制了肠道内胆固醇的吸收，促进了胆固醇向胆汁酸的转化，降低了血中 LDL 和胆固醇水平。考来烯胺服药 4～7 日起效，2 周内达最大效应。

【临床应用】　主要用于治疗总胆固醇及 LDL 升高的高胆固醇血症。

【不良反应与用药监护】　本类药物有特殊臭味，不良反应主要为胃肠道反应，如恶心、腹

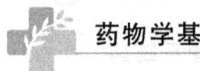
胀、便秘等。长期应用可出现脂肪痢,影响脂溶性维生素及叶酸的吸收,应注意补充。

四、烟酸类

烟酸(nicotinic acid)

【药理作用】 口服较大剂量烟酸可抑制肝脏合成甘油三酯和 VLDL,继而减少 LDL 水平。也能促进胆固醇经胆汁排泄,阻止胆固醇的酯化,还能适度升高 HDL 水平。此外,烟酸还可抑制血小板聚集、扩张血管等。

知识链接

调血脂药的时间治疗学

他汀类药物的作用机制是抑制羟甲基戊二酰辅酶 A 还原酶,从而阻碍肝内胆固醇的合成,同时还可增强肝细胞膜低密度脂蛋白受体的表达,使血清胆固醇和低密度脂蛋白浓度降低。由于胆固醇主要在夜间合成,所以晚上给药比白天给药更有效。

【临床应用】 广谱调血脂药还有一定的抗动脉粥样硬化、冠心病及心肌梗死作用。

【不良反应与用药监护】 主要有胃肠道刺激症状,如恶心、呕吐、腹泻等,并可加重消化性溃疡,餐时或餐后服用可减轻。皮肤血管扩张可引起皮肤潮红、瘙痒等。大剂量可引起血糖、尿酸增高,长期应用可致肝功能异常。故长期应用者应定期检查血糖、肝功能和肾功能。消化性溃疡、痛风、糖尿病病人禁用。

阿昔莫司(acipimox)

阿昔莫司化学结构类似烟酸。其作用机制与烟酸相似,但抑制脂肪组织的脂解作用更强、更持久,可改善糖尿病病人的空腹血糖和糖耐量,不引起尿酸的升高。可用于治疗伴有 2 型糖尿病或伴有痛风的高脂血症的患者。

五、其他降血脂药

多烯脂肪酸

多烯脂肪酸又称多不饱和脂肪酸类,主要来自海洋生物(如海鱼)、植物油(如玉米油、葵花子油等)。

主要药理作用为降低血浆中的甘油三酯,可轻度升高 HDL,但血浆总胆固醇和 LDL 水平可能升高。抑制血小板聚集,降低血液黏滞度。可减轻斑块的炎症反应,稳定斑块,使之不易发生自发性破裂,减少心血管事件的发生。

🏥 常用制剂与用法

洛伐他汀 片剂:10 mg、20 mg、40 mg。口服,开始剂量一天 20 mg,晚餐时顿服。必要时于 4 周内调整剂量,最大剂量一天 80 mg,1 次或分 2 次服。

辛伐他汀 片剂:5 mg、10 mg。口服,一天 10～20 mg,分 2 次服。

考来烯胺　粉剂,口服,每次 4～5 g,3 次/天。

考来替泊　粉剂,口服,每次 4～5 g,3 次/天。

吉非贝齐　片剂:600 mg。口服,每次 600 mg/次,2 次/天。

苯扎贝特　片剂:200 mg。口服,每次 200 mg,3 次/天。

非诺贝特　片剂:100 mg、200 mg、300 mg。口服,每次 100 mg,3 次/天。

阿昔莫司　胶囊剂:250 mg。口服,每次 250 mg,2～3 次/天,餐后服。

随堂检测

一、选择题

(A$_1$ 型题)

1. 属于 HMG-CoA 还原酶抑制药的是(　　　)。

A. 考来烯胺　　B. 烟酸　　　　　C. 氯贝丁酯　　D. 洛伐他汀　　E. 亚油酸

2. 考来烯胺主要用于下列何种高脂血症?(　　　)

A. Ⅰ 型　　　　B. Ⅱa 型　　　　C. Ⅱb 型　　　　D. Ⅳ 型　　　　E. Ⅴ 型

3. 关于烟酸的作用与用途,哪项叙述是错误的?(　　　)

A. 大量烟酸能使甘油三酯、极低密度脂蛋白浓度下降

B. 可提高血中高密度脂蛋白胆固醇含量

C. 对 Ⅱ、Ⅲ、Ⅳ、Ⅴ 型高脂血症均有效

D. 有抑制血小板和扩张血管作用

E. 对糖尿病性、肾性高脂血症均为首选药物

4. 影响胆固醇吸收的药物是(　　　)。

A. 氯贝特　　　B. 塞伐他汀　　C. 烟酸　　　　　D. 考来烯胺　　E. 普罗布考

5. 可减少胆固醇合成的药物是(　　　)。

A. 普罗布考　　B. 烟酸　　　　　C. 洛伐他汀　　D. 考来烯胺　　E. 亚油酸

二、案例分析题

李某,男,67 岁,高血压病 7 年,近几日间断性胸骨后或心前区疼痛,经入院检查诊断为冠心病心绞痛,医生嘱用硝酸甘油。请说出硝酸甘油用药护理措施。

(郑玲玲)

项目七 作用于血液与造血系统药

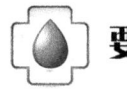

学习目标

知识目标：掌握抗贫血药铁制剂的药理作用、临床应用、不良反应与用药监护。熟悉促凝血药和抗凝血药、抗贫血药的药理作用、临床应用、不良反应与用药监护。了解凝血与抗凝血的生理过程与药物的作用机制；了解纤维蛋白溶解药、血容量扩充药的作用特点与临床应用。

能力目标：学会观察本类药物的疗效和不良反应，能熟练进行用药护理。

素质目标：具有严肃认真的学习态度，能正确指导合理用药。

任务一 促凝血药与抗凝血药

要点导航

重点：维生素 K、氨甲苯酸、垂体后叶素的药理作用、临床应用、不良反应及用药监护。抗凝血药的分类、作用特点、不良反应及处理措施。

难点：促凝血药的作用机制。

一、促凝血药

促凝血药是指能加速血液凝固、抑制纤维蛋白溶解、加强血小板功能或使血管强烈收缩以降低毛细血管通透性而使出血停止的药物，又称止血药，用于治疗出血性疾病。按其作用机制将其分为以下四类。

（一）促进凝血因子生成药

维生素 K(vitamin K)

临床应用的维生素 K 有 K_1、K_2、K_3、K_4 四种类型，其中 K_1 和 K_2 是天然品，K_1 来自于植物，如菠菜、番茄，K_2 由肠道细菌产生，两者均为脂溶性维生素，吸收需要胆汁协助；K_3 和 K_4

是人工合成品,为水溶性维生素,吸收不需要胆汁协助。

【药理作用】　维生素 K 作为辅酶,在肝内参与凝血因子 Ⅱ、Ⅶ、Ⅸ、Ⅹ 的合成。当维生素 K 缺乏时,上述凝血因子合成减少,凝血酶原时间延长,常引起皮下、牙龈及胃肠道出血。

【临床应用】　维生素 K 在食物中分布很广,人体肠道的大肠埃希菌又能合成维生素 K,故一般不会发生维生素 K 缺乏症。但当维生素 K 缺乏,将会引起出血性疾病。维生素 K 缺乏包括:①胆汁缺乏引起维生素 K 吸收障碍:如阻塞性黄疸、胆瘘、肝病及慢性腹泻等所致的出血。②维生素 K 合成障碍:如早产儿、新生儿及长期应用广谱抗生素等导致的出血。③凝血酶原过低导致的出血:如长期应用香豆素类、水杨酸类或灭鼠药敌鼠钠中毒等。

【不良反应与用药监护】

1. 局部反应　肌内注射维生素 K₃、K₄ 可发生局部红肿、疼痛、硬结等。

2. 胃肠道反应　维生素 K₃、K₄ 刺激性强,口服易引起恶心、呕吐等胃肠道反应,宜饭后服用。

3. 溶血性贫血　较大剂量维生素 K₃、K₄ 可致新生儿和早产儿溶血性贫血、高胆红素血症及黄疸;维生素 K₃ 对葡萄糖-6-磷酸脱氢酶缺乏者还可诱发急性溶血性贫血。

(二) 促进血小板生成药

酚磺乙胺(etamsylate)

酚磺乙胺又名止血敏,能促进血小板生成并增加血小板的黏附性和聚集性,还可降低毛细血管通透性。止血作用迅速,维持时间长,毒性低。临床适用于手术前后预防性出血、各种内脏出血和皮肤出血,也用于血小板减少性紫癜及过敏性紫癜。偶见恶心、头痛等,静脉注射可见过敏反应。

(三) 纤维蛋白抑制药

氨甲苯酸(aminomethylbenzoic acid)

氨甲苯酸又名止血芳酸,能竞争性抑制纤溶酶原激活因子,使纤溶酶原不能转变为纤溶酶,从而抑制纤维蛋白溶解,产生止血作用。大剂量时可直接抑制纤溶酶的活性。临床用于治疗纤溶酶活性亢进引起的出血,如肝、脾、肺、前列腺、甲状腺、肾上腺等外伤或手术所致的出血;也可用于治疗链激酶和尿激酶所致的出血。本药毒性较低,副作用少,但过量可致血栓形成,并可诱发心肌梗死。

氨甲环酸

氨甲环酸又名止血环酸、凝血酸。作用与用途与氨甲苯酸相似,但作用较强。

(四) 作用于血管的促凝血药

垂体后叶素(pituitrin)

垂体后叶素是从猪、牛、羊的神经垂体中提取的成分,主要含有血管加压素(抗利尿激素)和缩宫素(催产素)两种成分。

垂体后叶素可直接作用于血管平滑肌,使小动脉、小静脉及毛细血管收缩,血流速度变慢,在血管破损处形成血凝块,起到止血作用。临床用于肺咯血及肝门静脉高压引起的上消化道出血。血管加压素还能增加肾脏远曲小管和集合管对水的重吸收,使尿量减少,具有抗利尿作用,故可治疗尿崩症。

静脉滴注过快,可出现面色苍白、胸闷、心悸、血压升高、胸痛等不良反应,偶见过敏反应。禁用于高血压、冠心病、心功能不全及肺源性心脏病病人。

二、抗凝血药

抗凝血药是一类通过干扰凝血过程中的某些环节,阻止血液凝固的药物,用于防治血栓栓塞性疾病。

(一)体内、体外抗凝血药

肝素(heparin)

肝素为一种黏多糖硫酸酯,药用的肝素从猪肠黏膜或牛肺中提取,口服不易吸收,一般采用静脉或皮下给药,主要经肝代谢,极少以原形从肾排出,肺栓塞及肝功能不全者半衰期延长。

【药理作用】 肝素可延长凝血时间、凝血酶时间和凝血酶原时间,具有抗凝血作用。其作用机制是通过激活血液中抗凝血酶Ⅲ(AT-Ⅲ)的抗凝作用使凝血酶灭活的反应提高数百倍。此外,肝素还可抑制血小板黏附和聚集,故肝素在体内、外均有迅速而强大的抗凝作用,但肝素对已形成的血栓无溶解作用。

【临床应用】

1. 防治血栓栓塞性疾病 如深部静脉栓塞、肺栓塞、脑栓塞以及急性心肌梗死等,防治血栓的形成与扩大,但对已形成的血栓则无溶解作用。

2. 防治弥散性血管内凝血(DIC) 早期应用可防止微血栓形成,避免纤维蛋白原及其他凝血因子的耗竭而引起的继发性出血。

3. 其他 用于体外循环、器官移植、心血管手术、心导管检查、血液透析等。

知识链接

弥散性血管内凝血(DIC)

DIC 是一个复杂的病理过程,根据它的病理生理特点及发展过程,典型者一般可经过三期:①高凝期:由于凝血系统被激活,所以多数病人血中凝血酶含量增多,导致微血栓的形成,此时的表现以血液高凝状态为主。②消耗性低凝期:由于凝血系统被激活和微血栓的形成,凝血因子、血小板因消耗而减少,此时常伴有继发性纤溶,所以有出血的表现。③继发性纤溶亢进期:在凝血酶及凝血因子Ⅻa 的作用下,纤溶酶原活化素被激活,从而使大量纤溶酶原转变成纤溶酶,所以以此期出血尤为明显。

考点提示

肝素的不良反应与用药监护。

【不良反应与用药监护】

1. 自发性出血 肝素过量易致自发性出血,表现为黏膜出血、关节腔积血和伤口出血等。一旦发生应立即停药,若大量出血不止,则注射鱼精蛋白对抗。1 mg 鱼精蛋白可中和 100 U

肝素,若肝素注射已超过半小时,鱼精蛋白的用量应减半。注射鱼精蛋白速度不宜过快,以免抑制心肌,引起血压下降、心动过缓和呼吸困难。

2. 过敏反应 偶可引起发热、荨麻疹、哮喘等,发现后立即停药,并进行抗过敏治疗。

3. 其他 连续用药3~6个月可引起骨质疏松,产生自发性骨折;可发生短暂性血小板减少症;孕妇应用可引起早产及胎儿死亡。有出血倾向、严重肝肾功能不全、黄疸、重症高血压病人禁用。

4. 其他 与水杨酸类药物或者其他抗凝血药物合用时,会增加出血风险。

(二)体内抗凝血药

华法林(warfarin)

【药理作用】 华法林为香豆素类口服抗凝血药。其化学结构与维生素K相似,对抗维生素K活化凝血因子的作用,阻碍凝血因子 II、VII、IX、X 的合成,从而发挥抗凝血作用。但是,华法林对于已形成的凝血因子无影响。因此,华法林口服至少需要12~24 h才发生作用,3日作用达高峰,停药后作用尚可维持3~4天。体外无抗凝血作用。

【临床应用】 用于防治血栓栓塞性疾病,如心房颤动、心脏瓣膜病所致的血栓栓塞。还可用于预防术后静脉血栓形成,如关节固定、人工置换心脏瓣膜等手术。

【不良反应与用药监护】 过量易致自发性出血,常见鼻出血、牙龈出血、皮肤淤斑及内脏出血,严重者可引起颅内出血。用药期间必须监测凝血酶原时间,应控制在25~30 s,并据此调整剂量。用量过大引起出血时,应立即停药并缓慢静脉注射维生素K或输注新鲜血液。禁忌证同肝素。

(三)体外抗凝血药

枸橼酸钠(sodium citrate)

枸橼酸钠又名柠檬酸钠,为体外抗凝血药。枸橼酸根离子与血浆中的 Ca^{2+} 结合形成难解离的可溶性络合物,降低血浆中游离 Ca^{2+} 浓度,使血液不易凝固。因枸橼酸根离子在体内会被及时氧化,失去络合 Ca^{2+} 的作用,故体内无抗凝血作用,仅用于体外血液保存。大量输血(超过1000 mL)或输血速度过快,可引起低血钙,导致手足抽搐、心功能不全、血压降低等,新生儿及幼儿尤其容易发生,必要时可应用葡萄糖酸钙等钙剂对抗。

🏥 常用制剂与用法

维生素 K_1 注射剂:10 mg/mL。每次10 mg,1~2次/天,肌内注射或静脉注射。

维生素 K_3 注射剂:2 mg/mL、4 mg/mL。每次4 mg,1~2次/日,肌内注射。

维生素 K_4 片剂:2 mg、4 mg。每次2~4 mg,3次/日。

酚磺乙胺 片剂:0.25 g、0.5 g。治疗出血:每次0.5~1 g,3次/日。注射剂:0.25 g/2 mL、0.5 g/5 mL。预防手术出血:每次0.25~0.5 g,每日0.5~1.5 g,肌内注射或静脉注射。

肝素钠 注射剂:1000 U/2 mL、5000 U/2 mL、12 500 U/2 mL。5000~10 000 U,用5%

～10％葡萄糖注射液或 0.9％氯化钠注射液稀释,静脉注射或静脉滴注。一日总量可达25 000 U。

低分子量肝素　伊诺肝素　注射剂:2000 U/0.2 mL、40 000 U/0.4 mL、6000 U/0.6 mL。一次 150 U/kg,2 次/日,皮下注射。

华法林　片剂:2.5 mg、5 mg。首日 5～20 mg,次日起一日2.5～7.5 mg维持。同时应根据凝血酶原时间调整剂量。

双香豆素　片剂:50 mg。首日 100～200 mg,次日起一日 50～100 mg 维持。

醋硝香豆素　片剂:1 mg、4 mg。首日 8～12 mg,第 2 日 2～8 mg,分次服用,维持量为每日 1～6 mg。

氨甲苯酸　注射剂:0.05 g/5 mL、0.1 g/10 mL。每次 0.1～0.3 g/次,用5％葡萄糖注射液或 0.9％氯化钠注射液 10～20 mL 稀释后缓慢静脉注射,一日不超过 0.6 g。片剂:0.25 g。每次 0.25～0.5 g,2～3 次/日,一日不超过 2 g。

氨甲环酸　片剂或胶囊剂:0.125 g、025 g。每次 0.25 g,3～4 次/日。注射剂:0.1 g/2 mL、0.25 g/5 mL。每次 0.25 g,1～2 次/日,静脉注射或静脉滴注,静脉注射以 25％葡萄糖注射液稀释,静脉滴注以 5％～10％葡萄糖注射液稀释。

随堂检测

一、选择题

(A₁ 型题)

1. 维生素 K 的止血机制是(　　)。
A.降低毛细血管的通透性　　　　　　B.减少纤溶酶原激活为纤溶酶
C.参与肝内合成有活性的凝血因子　　D.直接收缩血管
E.促进血小板聚集

2. 维生素 K 的临床应用不包括(　　)。
A.阻塞性黄疸所致出血　　　　　　　B.新生儿出血
C.长期使用广谱抗生素引起的出血　　D.阿司匹林过量所致出血
E.咯血、上消化道出血

3. 肺结核大咯血宜选用(　　)。
A.垂体后叶素　B.维生素 K　　C.氨甲苯酸　　D.鱼精蛋白　　E.卡巴克洛

4. 肝素过量引起的自发性出血宜选用(　　)。
A.鱼精蛋白　B.维生素 K　C.右旋糖酐　　D.垂体后叶素　E.维生素 C

5. 结构与华法林相似,而作用却相反的药物是(　　)。
A.维生素 C　　B.垂体后叶素　C.维生素 K　　D.鱼精蛋白　　E.右旋糖酐

6. 体内、体外均有抗凝作用的药物是(　　)。
A.肝素　　　　B.华法林　　　C.链激酶　　　D.尿激酶　　　E.枸橼酸钠

任务二 纤维蛋白溶解药

要点导航

重点:链激酶的药理作用、临床应用、不良反应及用药监护。

难点:纤维蛋白溶解的机制。

纤维蛋白溶解药可使纤溶酶原转变为纤溶酶,降解纤维蛋白和纤维蛋白原,导致血栓溶解,故又称溶栓药或抗血栓药。但此类药物对纤维蛋白无特异性,诱发血栓溶解的同时常伴有严重出血,且对形成已久并已机化的血栓难以发挥作用。

链激酶(streptokinase,SK)

链激酶又名溶栓酶,是由 β-溶血性链球菌培养液中提取的一种蛋白质,目前已能用基因重组技术生产,称为重组链激酶。

【**药理作用**】 与纤溶酶原形成链激酶-纤溶酶原复合物,促进纤溶酶原转变成纤溶酶,从而迅速水解纤维蛋白,使血栓溶解。

【**临床应用**】 主要用于急性血栓栓塞性疾病,如深静脉栓塞、肺栓塞、眼底血管栓塞;静脉或冠状动脉内注射可使急性心肌梗死面积缩小,使梗死血管的血流重建。但需早期用药,血栓形成不超过 6 h 用药疗效最佳,对于形成已久并已机化的血栓无溶解作用。

【**不良反应与用药监护**】 因对纤维蛋白的作用无特异性,溶解血栓同时可诱发严重出血,可静脉注射氨甲苯酸等解救。还可引起皮疹、药物热等过敏反应,甚至出现过敏性休克。静脉注射速度过快可致低血压。禁用于出血性疾病、新近创伤、消化性溃疡、严重高血压及产妇分娩前后。

尿激酶(urokinase,UK)

尿激酶是由人的肾细胞合成,药用品是从尿中提取的一种蛋白水解酶冰冻干燥制剂,无抗原性,能直接激活纤溶酶原变为纤溶酶而溶解纤维蛋白,对新鲜血栓效果好。临床应用和不良反应与链激酶相似,不引起过敏反应。

本品每瓶 25 万 U,须用灭菌注射用水 5 mL 溶解,不得用其他溶液溶解,不能用酸性液体稀释,要求配制后立即使用。剂量过大也可致出血,其对抗药及禁忌证同链激酶。

组织型纤溶酶原激活物(tissue-type plasminogen activator,t-PA)

组织型纤溶酶原激活物的作用机制是激活血栓中已与纤维蛋白结合的纤溶酶原,使其转

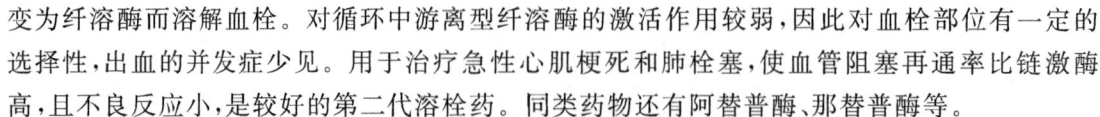

变为纤溶酶而溶解血栓。对循环中游离型纤溶酶的激活作用较弱,因此对血栓部位有一定的选择性,出血的并发症少见。用于治疗急性心肌梗死和肺栓塞,使血管阻塞再通率比链激酶高,且不良反应小,是较好的第二代溶栓药。同类药物还有阿替普酶、那替普酶等。

> **知识链接**
>
> ### 抗凝血药发展
>
> 抗凝血药只能防止血栓的形成和已形成血栓的进一步发展,而对已形成血栓的疗效欠佳。20世纪30年代,纤维蛋白溶解药开始应用。第一代产品包括链激酶和尿激酶,能溶解循环中的血栓;第二代产品包括组织型纤溶酶原激活物等,能选择性地溶解凝血块,全身纤溶作用较小;第三代产品包括瑞替普酶等,具有选择性溶栓作用更强、全身纤溶作用更小、$t_{1/2}$长等优点。纤溶药物能溶解血栓、重建血流,对急性心肌梗死、脑栓塞等血栓性疾病治疗具有重要意义。血小板是形成血栓的主要成分,并能促进血栓的形成。从20世纪60年代开始,抗血小板药也用于血栓性疾病的治疗,如双嘧达莫、阿司匹林和强效的噻氯匹定。

常用制剂与用法

链激酶　粉针剂:10万U、15万U、20万U、30万U。初次指导剂量为50万U溶于0.9%氯化钠注射液或5%葡萄糖注射液100 mL中静脉滴注,30 min内滴完;维持剂量为60万U溶于5%葡萄糖注射液250~500 mL中缓慢静脉滴注,每6 h一次,疗程一般为24~72 h。用药前需做皮试。为防止过敏反应可给予糖皮质激素。

尿激酶　注射剂:1万U、5万U、10万U、20万U、25万U、50万U、100万U、150万U。急性心肌梗死:一次50万~150万U,溶于0.9%氯化钠注射液或5%葡萄糖注射液50~100 mL中静脉滴注。

随堂检测

一、选择题

(A₁型题)

1. 链激酶过量所致的出血宜选用(　　)。

A.垂体后叶素　B.氨甲苯酸　　C.维生素K　　D.鱼精蛋白　　E.右旋糖酐

(B型题)

2~4题共用选项

A.阿司匹林　　B.链激酶　　　C.肝素　　　　D.维生素K　　E.硫酸亚铁

2. 脑血栓形成6 h之内,应选用(　　)。

3. 新生儿出血,应选用(　　)。

4. 为避免手术过程中凝血,术前或术中需使用(　　)。

任务三　抗贫血药

 要点导航

重点：铁制剂、叶酸、维生素 B_{12} 的药理作用、临床应用、不良反应及用药监护。

难点：叶酸、维生素 B_{12} 的作用机制。

贫血是指循环血液中的红细胞数或血红蛋白含量低于正常值。根据病因和发病机制不同可分为缺铁性贫血、巨幼红细胞性贫血和再生障碍性贫血等多种类型。缺铁性贫血：由于铁质缺乏而不能满足机体造血用铁量的需要所致，患者血红蛋白含量下降，红细胞呈小细胞低色素性。巨幼红细胞性贫血：由于叶酸或维生素 B_{12} 缺乏引起，红细胞呈大细胞高色素性。再生障碍性贫血：由于骨髓造血功能障碍引起的红细胞、白细胞、血小板减少。

一、铁制剂

临床常用铁制剂有硫酸亚铁（ferrous sulfate）、枸橼酸铁铵（ferric ammonium citrate）、葡萄糖酸亚铁（ferrous gluconate）、富马酸亚铁（ferrous fumarate）和右旋糖酐铁（iron dextran）等。

【体内过程】　口服铁制剂后，以 Fe^{2+} 形式主要在十二指肠和空肠上段吸收。某些食物及药物会影响铁制剂的吸收：抗酸药、高钙和高磷酸盐食物、茶叶或某些含鞣酸的食物、四环素类抗生素等可妨碍铁的吸收；胃酸、果糖、维生素 C、半胱氨酸等可促进 Fe^{3+} 还原成 Fe^{2+}，有助于铁的吸收。铁制剂转运到肝、脾、骨髓等组织中储存。铁的排泄主要通过肠黏膜细胞脱落及胆汁、尿液、汗液等排出体外。正常人每日失铁量约 1 mg，可由食物中补充。

【药理作用】　铁是红细胞成熟阶段合成血红蛋白必不可少的物质。吸收到骨髓的铁，吸附在有核红细胞膜上，并进入细胞内的线粒体与原卟啉结合形成血红素，再与珠蛋白结合形成血红蛋白。

> **知识链接**
>
> ### 铁制剂的疗效
>
> 铁制剂用药 1 周后，血液中网织红细胞数可上升，10～15 日达高峰，2～4 周血红蛋白含量明显升高，4～8 周可恢复正常。由于恢复体内正常储铁量需要较长时间，故对重度贫血者需要连续用药数月，并注意去除贫血原因。

【临床应用】　主要用于各种原因所致的缺铁性贫血：①急慢性失血：如月经过多、消化性溃疡、痔疮、子宫肌瘤等。②铁需求增加或供给不足：如营养不良、妊娠、哺乳期及儿童生长发育期等。③铁的吸收障碍:如萎缩性胃炎、慢性腹泻等。硫酸亚铁和富马酸亚铁吸收良好,胃肠刺激小,铁利用率高;枸橼酸铁铵为三价铁,吸收差,但刺激性小,可制成糖浆供小儿应用。右旋糖酐铁供注射应用,毒性较大,仅限于少数严重贫血不能口服者应用。

【不良反应与用药监护】

1. 胃肠道反应 铁制剂刺激胃肠道引起恶心、呕吐、上腹不适、腹泻等,宜餐后服用。此外,Fe^{2+}与肠腔中的硫化氢结合生成的硫化铁会减弱肠蠕动的能力,易引起便秘、黑便,注意与上消化道出血引起的黑便加以区别。

2. 急性中毒 小儿误服 1 g 以上铁剂可致急性中毒,急救时可应用磷酸盐溶液或碳酸盐溶液洗胃,并用特殊解毒剂去铁胺注入胃内以结合残存的铁。

3. 过敏反应 少数患者出现发热、头晕、头痛、荨麻疹,严重时表现为过敏性休克。

二、维生素类

叶酸(folic acid)

叶酸广泛存在于动、植物食品中,绿色蔬菜中含量最多,人体不能自身合成,必须由食物供给。正常人体每天最低需要量为 50 μg。

【药理作用】 叶酸是机体细胞生长和分裂所必需的物质。食物中的叶酸或叶酸制剂进入体内被还原为具有活性的四氢叶酸,四氢叶酸是一碳单位的传递体,参与 DNA 的合成。

【临床应用】 叶酸可用于各种原因所致的巨幼红细胞性贫血,特别对营养不良、婴儿期和妊娠期巨幼红细胞性贫血疗效较好,与维生素 B_{12} 合用效果更好。叶酸对抗药甲氨蝶呤、乙胺嘧啶、甲氧苄啶所致的巨幼红细胞性贫血,因二氢叶酸还原酶被抑制,应用叶酸无效,需用亚叶酸钙治疗。对维生素 B_{12} 缺乏所致的恶性贫血,大剂量叶酸只能纠正血常规检查指标,不能改善神经症状,故治疗时应与维生素 B_{12} 合用才有效。

维生素 B_{12}(vitamin B_{12})

维生素 B_{12} 为含钴的复合物,广泛存在于动物内脏、牛奶、蛋黄中。正常人每日需维生素 B_{12} 仅 1 μg。食物中的维生素 B_{12} 必须与胃黏膜壁细胞分泌的内因子结合形成复合物,在内因子的保护下进入空肠被吸收。当胃黏膜萎缩时,内因子分泌减少,维生素 B_{12} 吸收障碍,引起恶性贫血,用维生素 B_{12} 治疗此类贫血时,必须采用注射给药。注射用维生素 B_{12} 主要经肾排泄。

【药理作用与临床应用】 维生素 B_{12} 参与机体多种代谢过程,为细胞发育成熟和维持神经髓鞘完整所必需的物质,用于治疗恶性贫血和巨幼红细胞性贫血,治疗恶性贫血时必须与叶酸合用;也可作为神经炎、神经萎缩、肝脏疾病和再生障碍性贫血的辅助治疗。

【不良反应与用药监护】 一般无毒性,偶见过敏反应,严重者可致过敏性休克,有过敏史者禁用。

三、红细胞生成素

红细胞生成素(erythropoietin,EPO)

红细胞生成素是由肾脏近曲小管管周细胞分泌的一种糖蛋白,药用品由 DNA 重组技术获得。EPO 能促进红系干细胞的增生、分化和成熟,并促使骨髓释放网织红细胞,增加红细胞的数量和血红蛋白的含量,提高红细胞膜的抗氧化功能。用于多种原因引起的贫血,对慢性肾衰竭所致的贫血疗效最好,对再生障碍性贫血及肿瘤化疗、结缔组织病所致的贫血也有效。不良反应有高血压和诱发脑血管意外。

常用制剂与用法

硫酸亚铁　片剂:0.3 g。每次 0.3 g,3 次/天,饭后服。

枸橼酸铁铵　糖浆剂:10%。每次 5～10 mL,3 次/天,饭后服。

富马酸亚铁　片剂或胶囊剂:0.2 g。每次 0.2～0.4 g,3 次/天。

右旋糖酐铁　注射剂:25 mg/mL。每次 25～50 mg,1 次/天,深部肌内注射。

叶酸　片剂:5 mg。每次 5～10 mg,3 次/天。注射剂:15 mg/mL。每次 15～30 mg,1次/天,肌内注射。

维生素 B_{12}　注射剂:0.05 mg/mL、0.1 mg/mL、0.5 mg/mL、1 mg/mL。每次 0.05～0.5 mg,1 次/天,肌内注射。

随堂检测

一、选择题

(A_1 型题)

1. 治疗月经过多所致的贫血宜选用(　　)。

A.维生素 B_{12}　　　　　　　　　B.叶酸　　　　　　　　　　　C.硫酸亚铁

D.甲酰四氢叶酸钙　　　　　　　　E.红细胞生成素

2. 长期使用叶酸拮抗药引起的恶性贫血宜选用的药物是(　　)。

A.注射维生素 B_{12}　　　　　　　　B.叶酸　　　　　　　　　　　C.硫酸亚铁

D.甲酰四氢叶酸钙　　　　　　　　E.口服维生素 B_{12}

3. 巨幼红细胞性贫血应选(　　)。

A.维生素 K　　　　　　　　　　　B.维生素 B_{12}　　　　　　　　C.叶酸

D.硫酸亚铁　　　　　　　　　　　E.维生素 C

4. 下列除哪个因素外可妨碍铁剂吸收?(　　)

A.同服维生素 C　　　　　　　　　B.同服浓茶　　　　　　　　　C.同服四环素

D.同服抗酸药　　　　　　　　　　E.同服牛奶

5. 因吸收障碍引起的缺铁性贫血应选(　　)。

A.硫酸亚铁糖衣片　　　　　　　　B.右旋糖酐铁注射剂　　　　　C.富马酸亚铁肠溶片

D.枸橼酸铁铵糖浆剂　　　　　　　E.甲酰四氢叶酸钙

任务四　血容量扩充药

 要点导航

重点：不同相对分子质量右旋糖酐的药理作用、临床应用、不良反应与用药监护。
难点：不同相对分子质量右旋糖酐的作用机制。

血容量扩充药又称血浆代用品，是一类能提高血浆胶体渗透压，增加血容量，改善微循环的高分子物质。目前临床最常用的是右旋糖酐。

右旋糖酐(dextran)

右旋糖酐为高分子化合物，是葡萄糖的聚合物。根据聚合的葡萄糖分子数目的不同，分为不同相对分子质量的产品。临床上常用的有中分子右旋糖酐(右旋糖酐 70，平均相对分子质量为 70000)、低分子右旋糖酐(右旋糖酐 40，平均相对分子质量为 40000)和小分子右旋糖酐(右旋糖酐 10，平均相对分子质量为 10000)。

【药理作用】

1. 扩充血容量　中分子右旋糖酐相对分子质量较大，可提高血浆胶体渗透压，从而迅速扩充血容量，维持血压。作用强度与维持时间随相对分子质量的减小而降低。

2. 改善微循环　低分子和小分子右旋糖酐可结合于红细胞表面，使红细胞不易凝聚，并增加血容量，稀释血液，故可起到改善微循环的作用。

3. 抗凝血作用　低分子和小分子右旋糖酐可抑制血小板聚集及纤维蛋白聚合，并对凝血因子Ⅱ有抑制作用，因而能防止血栓形成，改善微循环。

4. 渗透性利尿作用　低分子和小分子右旋糖酐相对分子质量较小，极易由肾小球滤过，且不被肾小管重吸收，可致肾小管管腔内渗透压升高，水重吸收减少而利尿。

【临床应用】

1. 低血容量性休克　中分子右旋糖酐扩充血容量作用强，用于防治急性失血、创伤、烧伤等低血容量性休克。

2. 中毒性休克　低分子和小分子右旋糖酐改善微循环作用较好，用于中毒性、外伤性、失血性休克，防止休克后期的 DIC。

3. 血栓栓塞性疾病　低分子和小分子右旋糖酐用于防治脑血栓形成、心绞痛、心肌梗死、血栓闭塞性脉管炎及视网膜动、静脉血栓等。

【不良反应与用药监护】　偶见过敏反应如发热、荨麻疹等。严重者可致过敏性休克；剂量过大或连续应用可致凝血障碍和出血。禁用于血小板减少症、出血性疾病、心功能不全等；肾功能不全和肺水肿者慎用。

常用制剂与用法

右旋糖酐 70　注射剂:6%溶液,100 mL、250 mL、500 mL。每次 500 mL,静脉滴注,20～40 mL/min,一日最大量 1000～1500 mL。

随堂检测

一、选择题

(A₁ 型题)

1. 中分子右旋糖酐的主要作用是(　　)。

A.提供能量　　B.扩充血容量　C.补充电解质　D.改善微循环　E.维持酸碱平衡

二、简答题

不同分子量的右旋糖酐制剂的临床用途。

(陈建波)

项目八　抗组胺药和作用于子宫平滑肌药

学习目标

知识目标：掌握第一代与第二代 H_1 受体阻断药的药理作用、临床应用、不良反应的区别；掌握缩宫素的药理作用、临床应用、禁忌证、不良反应及用药监护。熟悉组胺及组胺受体的分布与效应；比较缩宫素与麦角新碱的作用特点、临床应用和禁忌证。了解 H_2 受体阻断药、其他常用子宫平滑肌兴奋药和抑制药的作用特点和用药监护。

能力目标：学会观察本类药物的疗效和不良反应，能够熟练进行用药护理。

素质目标：具有严肃认真的学习态度和高尚的爱伤情怀，能正确指导合理用药。

任务一　抗组胺药

要点导航

重点：第一代与第二代 H_1 受体阻断药的药理作用、临床应用、不良反应的区别。

难点：组胺受体的分布与效应。

组胺（histamine）是广泛存在于人体各组织中的自体活性物质之一，以皮肤、胃肠道、肺和中枢神经系统含量较高。正常情况下，组胺以无活性结合型存在于肥大细胞和嗜碱性粒细胞中，当机体受到理化刺激或发生变态反应时，可引起肥大细胞脱颗粒而释放组胺等物质。组胺与靶细胞上组胺受体结合而产生生物效应。现已知组胺受体至少有 H_1、H_2、H_3 三种亚型，它们的分布及效应见表 8-1。组胺的临床应用已逐渐减少，但其受体阻断药，即抗组胺药在临床上却有重大价值，应用十分广泛。

抗组胺药是可阻断组胺受体，而产生拮抗组胺效应的药物。根据药物对受体的选择性不同，分为 H_1 受体阻断药、H_2 受体阻断药和 H_3 受体阻断药。临床上以前两类药物较常用。

表 8-1　组胺受体的分布与效应

受体类型	分　布	效　应	阻　断　药
H₁	支气管、胃肠、子宫平滑肌	收缩	苯海拉明
	皮肤血管	扩张、通透性增加	异丙嗪
	心房肌、房室结	收缩增强、传导减慢	氯苯那敏、阿司咪唑
H₂	胃壁细胞	分泌增多	西咪替丁
	血管	扩张	雷尼替丁
	心室肌、窦房结	收缩增强、心率加快	法莫替丁
H₃	中枢与外周神经末梢	负反馈性调节组胺的合成与释放	硫丙咪胺

一、H₁ 受体阻断药

第一代药物：苯海拉明（diphenhydramine，苯那君）、异丙嗪（promethazine，非那根）、曲吡那敏（pyribenzamine，扑敏宁）、氯苯那敏（chlorpheniramine，扑尔敏）、多塞平（doxepin）等。其中枢系统活性强、受体特异性差，具有明显的中枢抑制和抗胆碱作用，表现出困倦、耐药、作用时间短、口鼻眼干等缺点。

第二代药物：西替利嗪（cetirizine）、美喹他嗪（mequitazine，甲喹酚嗪）、阿司咪唑（astemizole）、阿伐斯汀（acrivastine）、左卡巴斯汀（levocabastine）、咪唑斯汀（mizolastine）及氯雷他定（loratadine）等，其特点为大多长效，作用时间在 12 h 以上，不易通过血脑屏障，无明显中枢抑制作用和无抗胆碱作用，故具有无嗜睡、口干等不良反应。

常用 H₁ 受体阻断药比较见表 8-2。

表 8-2　常用 H₁ 受体阻断药比较

药　物	抗组胺作用	镇静催眠作用	抗晕止吐作用	抗胆碱作用	作用持续时间/h
第一代					
苯海拉明	++	+++	++	+++	4～6
异丙嗪	++	+++	++	+++	6～12
氯苯那敏	+++	+	－	++	4～6
赛庚啶	+++	+	－	－	8
第二代					
西替利嗪	+++	－	－	－	7～10
氯雷他定	+++	－	－	－	24
特非那定	+++	－	－	－	12～24

注：+++为强；++为中；+为弱；－为无。

【药理作用】

1. 抗 H₁ 受体作用　本类药物能对抗组胺激动 H₁ 受体引起的支气管、胃肠道等平滑肌的收缩和小血管扩张作用，而对 H₂ 受体无阻断作用。

2. 中枢抑制作用　多数药物可通过血脑屏障在治疗量时呈现出不同程度的中枢抑制作用，以第一代 H₁ 受体阻断药苯海拉明、异丙嗪作用最强，表现出镇静、嗜睡作用。第二代 H₁

受体阻断药不易通过血脑屏障,几乎无中枢抑制作用。

3. 其他作用　苯海拉明、异丙嗪具有阿托品样抗胆碱作用,抗晕止吐作用较强,也可引起口干、便秘、尿潴留、视物模糊、眼压升高等阿托品样作用。第二代 H_1 受体阻断药无明显抗胆碱作用。

【临床应用】

1. 皮肤黏膜变态反应性疾病　本类药物对组胺释放引起的荨麻疹、枯草热、过敏性鼻炎等皮肤黏膜变态反应性疾病效果好。对昆虫咬伤引起的皮肤瘙痒和水肿有良好疗效。对药疹、接触性皮炎、血清病有一定疗效。对支气管哮喘疗效差,对过敏性休克无效。

2. 抗晕止吐　苯海拉明、异丙嗪对晕动病、妊娠呕吐以及放射病呕吐有镇吐作用,这与其中枢抗胆碱作用有关。对乘车、乘船等引起的晕动病常选用茶苯海明(苯海拉明和氨茶碱形成的复盐),须在乘坐前 30 min 服用。

3. 镇静催眠　如苯海拉明、异丙嗪可治疗烦躁、失眠,尤其适用于变态反应性疾病引起的焦虑失眠;异丙嗪作为冬眠合剂的组分用于人工冬眠。

知识链接

荨 麻 疹

荨麻疹俗称风疹块,是由于皮肤、黏膜小血管扩张及渗透性增加而出现的一种局限性水肿反应,通常在 2～24 h 内消退,但反复发生新的皮疹,病程迁延数日甚至数月。

临床表现:先有皮肤瘙痒,随即出现风团,呈鲜红色或苍白色、皮肤色,少数病人有水肿性红斑。

荨麻疹的病因非常复杂,常见原因主要有:食物及食物添加剂,吸入物,感染,药物,物理因素如机械刺激、冷热、日光等,昆虫叮咬,精神因素和内分泌改变,遗传因素等。

【不良反应与用药监护】

(1)中枢神经系统反应:第一代药物多见镇静、嗜睡、乏力等中枢抑制现象,以苯海拉明和异丙嗪最为明显,驾驶员或高空作业者工作期间不宜使用,以免发生意外。尤其要注意抗感冒药复方制剂中常含有抗组胺药,也不宜使用。

(2)消化系统反应:口干、厌食、恶心、呕吐、便秘或腹泻等。

(3)可引起眼压升高、视物模糊、尿潴留等。青光眼、尿潴留、前列腺增生、幽门梗阻病人禁用。

(4)不宜与阿托品、三环类抗抑郁药、单胺氧化酶抑制剂合用,以免加强其抗胆碱作用;不宜与乙醇、中枢抑制药合用,以免增强中枢抑制药的作用;可干扰口服抗凝血药(如华法林)的活性,降低其疗效。

(5)新生儿和早产儿、孕妇及哺乳期妇女禁用,重症肌无力、癫痫、哮喘、甲状腺功能亢进症、糖尿病病人及老年人慎用。皮试前不用。儿童用药过量可致激动、幻觉、抽搐甚至死亡。儿童须在医师指导下用药。

(6)本类药物刺激性较强,不宜皮下注射,应选择大肌群深部肌内注射。

(7)阿司咪唑和特非那定的体内代谢受抑制时(如肝病或药物抑制 P_{450} 酶系的 3A 家族),

可引起尖端扭转型心律失常。

二、H₂受体阻断药

H₂受体阻断药能选择性阻断胃黏膜壁细胞上的H₂受体，竞争性对抗组胺引起的胃酸分泌增加，防止或减轻胃黏膜腐蚀性损伤。常见药物有西咪替丁（cimetidine，甲氰咪胍）、雷尼替丁（ranitidine）、法莫替丁（famotidine）和尼扎替丁（nizatidine）等。用于治疗消化性溃疡。

常用制剂与用法

盐酸苯海拉明　片剂：25 mg，50 mg。每次25～50 mg，3次/天。注射剂：20 mg/mL。每次20 mg，1～2次/天，肌内注射。

茶苯海明　片剂：50 mg。预防晕动病，行车或行船前0.5 h口服50 mg。

盐酸异丙嗪　片剂：12.5 mg，25 mg。每次12.5～50 mg，2～3次/天。注射剂：25 mg/mL，50 mg/2 mL。每次25～50 mg，肌内注射或静脉注射。

盐酸曲吡那敏　片剂：25 mg。每次25 mg，3次/天。

马来酸氯苯那敏　片剂：4 mg。每次4 mg，3次/天。注射剂：10 mg/mL、20 mg/2 mL，每次5～20 mg，皮下或肌内注射。

阿司咪唑　片剂：10 mg。每次10 mg，1次/天。

盐酸布可立嗪　片剂：25 mg，50 mg。每次25～50 mg，2次/天。

盐酸美克洛嗪　片剂：25 mg。每次25 mg，2次/天。

酒石酸苯茚胺　片剂：25 mg。每次25 mg，2～3次/天。

特非那定　片剂：60 mg。每次60 mg，2次/天。

随堂检测

一、选择题

（A₁型题）

1. 下列哪项不是H₁受体兴奋的效应？（　　）

A. 毛细血管通透性增强　　　　B. 血管扩张　　　　　　　　C. 支气管平滑肌收缩

D. 胃肠道平滑肌收缩　　　　　E. 胃酸分泌增多

2. 用H₁受体阻断药无效的是（　　）。

A. 皮肤黏膜变态反应性疾病　　B. 晕动病　　　　　　　　　C. 胃溃疡

D. 妊娠呕吐　　　　　　　　　E. 输血反应

3. 下列H₁受体阻断药中无中枢抑制作用的药物是（　　）。

A. 苯海拉明　　B. 异丙嗪　　C. 氯苯那敏　　D. 特非那定　　E. 赛庚啶

4. 苯海拉明的抗过敏作用机制是（　　）。

A. 抑制组胺释放　　　　　　　B. 抑制组胺合成　　　　　　C. 加速组胺的代谢

D. 阻断H₁受体，降低毛细血管通透性　　　E. 阻断H₂受体，抑制胃酸分泌

5. H₁受体阻断药最常见的不良反应是（　　）。

A. 胃肠道反应　　B. 头痛、失眠　　C. 镇静、嗜睡　　D. 过敏反应　　E. 粒细胞减少

6. 下列为人工冬眠合剂组成之一的是（　　）。

A.阿司咪唑　　B.苯海拉明　　C.异丙嗪　　　D.西替利嗪　　E.氯苯那敏

7.下列药物中对晕动病引起的呕吐有效的是(　　　)。

A.苯海拉明　　B.西替利嗪　　C.氯苯那敏　　D.氯丙嗪　　　E.特非那定

8.下列哪种药物不是 H_1 受体阻断药?(　　　)

A.西咪替丁　　B.阿司咪唑　　C.氯苯那敏　　D.西替利嗪　　E.赛庚啶

(A₂型题)

9.王某,男性,汽车司机,吃河虾后,全身皮肤散在出现大小不等的红色风团,剧痒难忍,诊断为"荨麻疹"。应该选用下列何药治疗?(　　　)

A.异丙嗪　　　B.特非那定　　C.氯苯那敏　　D.苯海拉明　　E.赛庚啶

10.刘女士,38 岁,因准备出差而请医生开药以预防晕车,选用下列哪药为宜?(　　　)

A.氯苯那敏　　B.特非那定　　C.西替利嗪　　D.苯海拉明　　E.阿司咪唑

(B 型题)

11~12 题共用选项

A.皮肤血管　　B.胃肠平滑肌　　C.中枢神经　　D.胃壁细胞　　E.支气管平滑肌

11. H_1 受体阻断药治疗荨麻疹,主要影响哪种组织?(　　　)

12.苯海拉明和异丙嗪的镇静催眠作用是因为抑制了何种组织?(　　　)

13~14 题共用选项

A.苯海拉明　　B.西咪替丁　　C.特非那定　　D.氯苯那敏　　E.西替利嗪

13.对中枢抑制作用最强的是(　　　)。

14.具有抗雄激素作用的是(　　　)。

任务二　作用于子宫平滑肌药

 要点导航

重点:缩宫素的药理作用、临床应用、不良反应及用药注意事项。

难点:比较缩宫素与麦角新碱的作用特点、临床应用和禁忌证。

该类药物能选择性兴奋子宫平滑肌,使子宫收缩,其作用因药物种类、剂量以及子宫生理状态的不同而异。

一、子宫平滑肌兴奋药

(一) 垂体后叶素类

缩宫素(oxytocin)

缩宫素又名催产素,主要从猪、牛、羊等动物的垂体后叶提取或人工合成。口服无效,肌内注射吸收良好,3～5 min起效,作用维持时间20～30 min。静脉注射起效快,作用时间短,需要静脉滴注维持疗效。

【药理作用】

1. 兴奋子宫平滑肌　缩宫素可与子宫平滑肌细胞膜上缩宫素受体结合,兴奋子宫平滑肌,使子宫收缩力加强、频率加快。其作用特点:①作用强度与剂量有关:小剂量缩宫素(2～5 U)产生与正常分娩的子宫相似的收缩,即子宫底部产生节律性收缩,子宫颈松弛,可促进胎儿娩出;大剂量缩宫素(5～10 U)则引起子宫强直性收缩,不利于胎儿娩出。②作用受体内激素影响:雌激素可提高子宫平滑肌对缩宫素的敏感性,孕激素则降低其敏感性。在妊娠早期,孕激素水平高,缩宫素对子宫平滑肌的作用较弱,妊娠后期雌激素水平高,子宫平滑肌对缩宫素的敏感性增高,在临产时子宫平滑肌对缩宫素的敏感性更高,有利于胎儿娩出。③作用出现快,维持时间短。

2. 促进排乳　缩宫素能使乳腺腺泡收缩,促进排乳。

3. 其他　大剂量的缩宫素可短暂松弛血管平滑肌,导致血压下降,并有抗利尿作用。

【临床应用】

1. 催产和引产　静脉滴注小剂量缩宫素可用于催产和引产。适应于无禁忌证仅宫缩无力的产妇。

2. 产后止血　大剂量缩宫素可引起子宫平滑肌强直性收缩,通过压迫子宫肌层内血管而达到止血目的。但由于缩宫素作用持续时间短,常需加用作用持久的麦角新碱维持疗效。

3. 催乳　在哺乳前,用缩宫素滴鼻或小剂量肌内注射,促进乳汁排出。

【不良反应与用药监护】　偶有过敏反应、恶心、呕吐、血压下降等。过量可引起子宫强直性收缩,导致胎儿宫内窒息或子宫破裂。应用过程中应注意:严格掌握剂量,密切监测产妇呼吸、心率、血压,并注意胎位、宫缩、胎心等。

【禁忌证】　胎位不正、头盆不称、产道异常、前置胎盘、三次妊娠以上的经产妇禁用。有剖宫产史、心脏病、子宫肌瘤剔除术史者慎用。

垂体后叶素(pituitrin)

垂体后叶素是从猪、牛垂体后叶提取的粗制品,内含缩宫素和血管加压素。血管加压素有抗利尿作用和收缩血管作用,尤其对毛细血管和内脏小动脉收缩作用明显。临床主要用于治疗尿崩症和肺出血,产科已少用。不良反应有恶心、呕吐、面色苍白、心悸、腹痛及过敏反应等。高血压、冠心病、肺心病、妊娠高血压综合征等患者禁用。

(二)前列腺素类

地诺前列酮(dinoprostone,PGE_2)

地诺前列酮为人工合成品,对各期妊娠子宫均有明显的兴奋作用,作用强度随妊娠的进展而增强,对临产的子宫作用最强,对子宫颈有软化及扩张作用,可引起血管及支气管扩张。临床主要用于终止妊娠、死胎和产后出血等。静脉滴注常出现胃肠道反应,少数患者有头晕、头痛、发热、胸闷、心率加快、血压下降或升高等反应。用于引产的禁忌证和用药监护同缩宫素。

地诺前列素(dinoprost,$PGF_{2\alpha}$)为人工合成品。对各期妊娠子宫均有明显的兴奋作用,可软化和扩张子宫颈。临床主要用于终止妊娠、过期妊娠引产、胎死宫内的引产。可有腹泻、恶心、呕吐、发热等不良反应。用于引产的禁忌证和注意事项同缩宫素。

（三）麦角生物碱类

麦角是寄生在黑麦上的麦角菌的干燥菌核,含有多种生物碱,均为麦角酸的衍生物。按化学结构分为两类:①胺生物碱类:麦角新碱(ergometrine)和甲麦角新碱(methyl-ergometrine),易溶于水,对子宫的兴奋作用强。②肽生物碱类:麦角胺(ergotamine)和麦角毒碱(ergotoxine),难溶于水,对血管作用明显,起效慢,作用维持时间较久。

麦 角 新 碱

麦角新碱口服、皮下注射或肌内注射均吸收快而完全。代谢和排泄较快,维持时间短暂。

【药理作用】　选择性兴奋子宫平滑肌,使子宫收缩。与缩宫素相比,该药有以下特点:①子宫对麦角新碱的敏感性也取决于子宫的功能状态,对妊娠子宫比未孕子宫敏感,尤其临产时和新产后最敏感;②子宫平滑肌收缩作用比缩宫素强而持久,稍大剂量即引起子宫强直性收缩,对子宫体和子宫颈的作用无明显差异,不能用于催产和引产。

【临床应用】

1. 子宫出血　用于产后、刮宫术后、月经过多等原因引起的子宫出血。

2. 产后子宫复原　如复原缓慢则易发生子宫出血或感染,可口服本品促进子宫收缩和复原。

【不良反应与用药监护】　偶有过敏反应,严重者可出现呼吸困难和血压下降。部分病人有恶心、呕吐、头晕、冷汗、面色苍白、血压升高等反应。妊娠中毒症、高血压、冠心病病人禁用。胎儿及胎盘娩出前禁用,以免引起子宫破裂、胎儿宫内窒息或胎盘滞留宫内。

麦 角 胺

【药理作用与临床应用】　麦角胺直接作用于动脉和静脉,使血管收缩。收缩脑血管,可降低脑动脉搏动幅度。偏头痛可能与脑动脉舒张和搏动有关,麦角胺治疗偏头痛有效率可达90%,但不能预防其发生。与咖啡因配伍治疗偏头痛有协同作用,因为咖啡因也有收缩脑血管、减少脑动脉搏动的作用。

【不良反应与用药监护】　长期用药可损害血管内皮细胞,肝脏疾病和外周血管疾病病人更为敏感。本品可导致肢端坏死。

二、子宫平滑肌抑制药

子宫平滑肌抑制药又称抗分娩药,能使子宫平滑肌舒张,主要用于治疗痛经和防治早产。

利托君(ritodrine)

利托君能选择性兴奋子宫平滑肌上的 β_2 受体,降低子宫的收缩强度和频率,减少子宫的活动而延长妊娠。其对妊娠子宫和非妊娠子宫均有抑制作用。临床主要用于防治 20~37 周内的早产。

该药可同时激动 β_1 受体,引起心悸、胸闷、心律失常,还可见恶心、呕吐、震颤、头痛、焦虑不安、升高血糖、升高血压等不良反应。心脏病、肺高压、甲状腺功能亢进症及妊娠不足 20 周的孕妇禁用。

同类药有:沙丁胺醇、克仑特罗、特布他林等。

硫酸镁(magnesium sulfate)

硫酸镁作用广泛,除抗惊厥、导泻和降压作用外,对子宫平滑肌也有抑制作用。主要是通过对钙离子的作用,使子宫平滑肌松弛,并降低子宫对缩宫素的敏感性,从而抑制子宫收缩。可用于防治早产和妊娠高血压综合征及子痫发作。

常用制剂与用法

缩宫素 注射剂:5 U、10 U。引产或催产:一次 2～5 U,用 5％葡萄糖注射液 500 mL 稀释后缓慢滴注,根据宫缩及胎儿情况随时调节。防治产后出血或子宫复原:5～10 U 加入 5％葡萄糖注射液中静脉滴注。催乳:在哺乳前 2～3 min,用滴鼻剂,一次 3 滴,滴入一侧或两侧鼻孔。

垂体后叶素 注射剂:5 U、10 U。防治产后出血:必须在胎儿和胎盘全部娩出后肌内注射,一次 10 U。肺出血:5～10 U 加入 5％葡萄糖注射液 500 mL 缓慢滴注或加入 5％葡萄糖注射液 20 mL 缓慢静脉注射。

地诺前列酮 注射剂:2 mg。引产:2 mg 用所附的稀释液稀释后,溶于 5％葡萄糖注射液 500 mL 中缓慢静脉滴注。产后出血:5 mg 用所附的稀释液稀释后,溶于 0.9％氯化钠注射液中缓慢静脉滴注。阴道栓:3 mg、20 mg。催产:一次 3 mg,置于阴道后穹窿深处,6～8 h 后产程无进展,可再放一次。

地诺前列素 注射液:5 mg/1 mL、20 mg/4 mL、40 mg/8 mL。中期引产:①羊膜腔内给药,一次 40 mg;②羊膜腔外、宫腔内给药,一次 0.75 mg,2～3 h 一次,根据宫缩情况调整用量;③静脉滴注,一次 2 mg 与 1 mg 碳酸钠及 10 mL 0.9％氯化钠注射液混合加入 5％葡萄糖注射液 500 mL 中,滴速为每分钟 4～8 μg。足月妊娠引产:静脉滴注,用上述配制好的注射液,每分钟 1 μg,总量 1～4 mg。

马来酸麦角新碱 片剂:0.2 mg、0.5 mg。一次 0.2～0.5 mg,一日 2～3 次,共 2～3 日。注射剂:0.2 mg、0.5 mg。一次 0.2～0.5 mg,肌内或静脉注射,必要时半小时可重复一次。0.2 mg 以 5％葡萄糖注射液稀释后缓慢滴注。

利托君 片剂:10 mg。注射剂:50 mg/5 mL、150 mg/10 mL。静脉滴注:150 mg,用 5％葡萄糖注射液 500 mL 稀释为 0.3 mg/mL 的溶液,于 48 h 滴注完毕,溶液变色或出现沉淀(或结晶)则不能再用。

硫酸镁 注射液:1 g/10 mL、2 g/20 mL、2.5 g/20 mL。治疗早产:静脉注射及滴注,首次负荷量为 4 g,用 25％葡萄糖注射液稀释后 5 min 内缓慢注射,以后用 25％硫酸镁注射液 60 mL,加于 5％葡萄糖注射液 1000 mL 中静脉滴注,速度为每小时 2 g,直至宫缩停止后 2 h 以后口服 β_2 受体激动药维持。

随堂检测

一、选择题

（A₁型题）

1. 能使子宫产生节律性收缩，用于催产、引产的药物是（　　）。

A. 缩宫素　　B. 垂体后叶素　C. 麦角新碱　　D. 麦角毒碱　　E. 麦角胺

2. 缩宫素适用于（　　）。

A. 产道、胎位均正常，但宫缩乏力　　　　　　B. 产道障碍

C. 有头盆不称　　　　　　　　　　　　　　　D. 有前置胎盘

E. 有剖宫产史

3. 缩宫素用于催产时宜采用（　　）。

A. 皮下注射　　B. 肌内注射　　C. 静脉注射　　D. 静脉滴注　　E. 宫腔内注射

4. 产后出血宜选用（　　）。

A. 缩宫素　　　B. 麦角新碱　　C. 维生素 K　　D. 米索前列醇　　E. 地诺前列素

5. 下列药物中除哪种药外均可用于产后出血？（　　）

A. 麦角新碱　　　　　　　B. 大剂量缩宫素　　　　　　　C. 小剂量缩宫素

D. 氨甲苯酸　　　　　　　E. 止血环酸

6. 产后子宫复原宜选用（　　）。

A. 麦角新碱　　B. 麦角毒碱　　C. 麦角胺　　　D. 氢化麦角碱　E. 缩宫素

7. 小剂量缩宫素对子宫的作用特点是（　　）。

A. 引起节律性收缩　　　　　　　　　　B. 引起强直性收缩

C. 作用强度不受雌激素的影响　　　　　D. 作用强度不受孕激素的影响

E. 引起非节律性收缩

8. 麦角新碱用于产后止血是因为其（　　）。

A. 收缩血管　　　　　　　B. 子宫产生强直性收缩　　　　　C. 促进凝血过程

D. 对子宫颈有强大的兴奋作用　　E. 促进子宫内膜修复

9. 麦角制剂不能用于（　　）。

A. 偏头痛　　　　　　　　B. 产后子宫出血　　　　　　　　C. 中期妊娠引产

D. 产后子宫复旧不良　　　E. 其他原因所致的子宫出血

10. 麦角胺治疗偏头痛的机制是（　　）。

A. 收缩脑血管　　　　　　B. 阻断血管平滑肌 α 受体　　　　C. 抑制前列腺素合成

D. 扩张血管，提高供氧量　E. 阻断 β 受体，使血管收缩

（A₂型题）

11. 周女士，26 岁，足月妊娠，昨晚 8 时发动分娩，开始时子宫收缩力良好，但当宫口开大至 3 cm 时，宫缩减弱，持续时间缩短，间歇时间长，每当阵缩达高峰时按压子宫壁，感觉不够硬且可被压下陷，宫颈不再继续扩张。宜选用哪种药催产？（　　）

A. 小剂量缩宫素静脉滴注　　B. 大剂量缩宫素肌肉注射　　C. 麦角新碱

D. 麦角胺　　　　　　　　　E. 垂体后叶素

（陈建波）

项目九　消化系统药

学习目标

知识目标:掌握抗消化性溃疡药的分类、作用机制及代表药,泻药的作用特点、临床应用。熟悉抑制胃酸分泌药、抗幽门螺杆菌药。了解助消化药、止吐药、促胃肠动力药的药理作用、临床应用。

能力目标:会识别消化性溃疡、便秘病人用药的疗效和不良反应,能够熟练进行用药指导,在实践中逐步提高用药护理能力。

素质目标:具有为呕吐、便秘、腹泻病人护理时,不怕脏、不嫌烦的职业素质,具备安全有效用药理念,正确进行用药护理与沟通。

任务一　抗消化性溃疡药

要点导航

重点:抗消化性溃疡药的分类及其代表药的作用特点、临床应用及用药监护。

难点:各类抗消化性溃疡药的作用机制、抗幽门螺杆菌的用药方案。

消化性溃疡包括胃和十二指肠溃疡,是一种常见的慢性消化系统疾病。其形成与发展主要与胃酸分泌过多、幽门螺杆菌感染、黏膜屏障和黏膜再生能力减弱或黏液分泌太少有关。药物治疗的目的是控制症状、促进溃疡愈合、防止并发症及溃疡复发。目前,临床上治疗消化性溃疡的药物主要包括中和胃酸药、抑制胃酸分泌药、黏液保护药及抗幽门螺杆菌药。

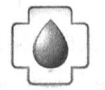
考点提示

抗消化性溃疡药的分类及代表药。

一、中和胃酸药

中和胃酸药又称抗酸药,是一类弱碱性无机化合物,口服后在胃内直接中和胃酸,降低胃液酸度和胃蛋白酶活性,减少或消除胃酸对胃、十二指肠溃疡面的刺激和腐蚀,有些药物还可以对溃疡面起收敛和保护作用,能缓解疼痛和促进溃疡愈合。主要用于治疗胃溃疡、十二指肠溃疡和胃酸过多症。中和胃酸药在胃内容物将近排空或完全排空后才能充分发挥抗酸作用,故通常应在餐后1~1.5 h后或晚上临睡前服用。常用药有碳酸氢钠(sodium bicarbonate)、氢氧化铝(aluminum hydroxide)、三硅酸镁(magnesium trisilicate)、氧化镁(magnesium oxide)、碳酸钙(calcium carbonate)。其作用特点见表9-1。

表9-1 常用中和胃酸药的作用特点

作用特点	碳酸氢钠	氢氧化铝	三硅酸镁	氧化镁	碳酸钙
作用强度	弱	中	弱	强	强
起效	快	慢	慢	慢	慢
维持时间	短	长	长	长	长
产生 CO_2	有	无	无	无	有
黏膜保护	无	有	有	无	无
收敛作用	无	有	无	无	有
排便影响	无	便秘	轻泻	轻泻	便秘

由于中和胃酸药只能直接中和已经分泌的胃酸,而不能抑制胃酸的分泌,并各有不同的作用特点与不良反应。临床上为了达到中和胃酸作用迅速持久、不吸收、不产气、不引起腹泻或便秘、对黏膜及溃疡面有收敛保护作用的理想效果,常用其复方制剂,详见表9-2。

表9-2 中和胃酸药复方制剂名称及主要成分

药物名称	主要成分
复方氢氧化铝片(胃舒平)	氢氧化铝、三硅酸镁、颠茄流浸膏
鼠李铋镁片	碱式硝酸铋、碳酸镁、碳酸氢钠、鼠李皮
复方石菖蒲碱式硝酸铋片	碱式硝酸铋、碳酸镁、碳酸氢钠、大黄
复方铝酸铋	茴香、铝酸铋、重质碳酸镁、甘草流浸膏、碳酸氢钠、鼠李皮

二、抑制胃酸分泌药

胃酸是胃壁细胞通过其表面 H_2 受体、M_1 受体和胃泌素受体的激动,经第二信使介导,激活该细胞表面的 H^+-K^+-ATP 酶而分泌的。因此,阻断胃壁细胞 H_2 受体、M_1 受体、胃泌素受体,或抑制 H^+-K^+-ATP 酶均能减少胃酸分泌,从而缓解溃疡症状并促进溃疡愈合。临床常用抑制胃酸分泌药有以下四类。

(一) H_2 受体阻断药

【药理作用】

H_2 受体阻断药竞争性阻断胃壁细胞上的 H_2 受体而抑制胃酸分泌,也抑制组胺及胆碱受体激动剂所引起的胃酸分泌。对基础胃酸分泌抑制作用最好,对组胺、拟胆碱药引起的胃酸分泌有效,减少胃液分泌量,降低胃液蛋白酶浓度,对进食、促胃泌素、低血糖等诱导的胃酸分泌也有效,是目前治疗消化性溃疡的一类重要药物。此类药物口服易吸收,血药浓度 $1\sim3$ h 达高峰,血浆蛋白结合率低,作用维持 $5\sim12$ h。仅小部分药物被肝脏代谢,大部分药物以原形经肾脏排泄,常用的药物有西咪替丁(cimetidine,甲氰咪胍)、雷尼替丁(ranitidine,呋喃硝胺)、法莫替丁(famotidine)、尼扎替丁(nizatidine)、罗沙替丁(roxatidine)等。其比较见表 9-3。

表 9-3　常用 H_2 受体阻断药比较

药　　物	生物利用度	半衰期/h	峰浓度时间/h	持续时间/h	相对抑酸强度
西咪替丁	60%	$1.5\sim2.5$	$0.75\sim1.5$	5	1
雷尼替丁	50%	$2\sim3$	$1\sim2$	$8\sim12$	$5\sim10$
法莫替丁	43%	$2.5\sim4$	$1\sim3$	12	40
尼扎替丁	90%	2	$1\sim3$	8	$5\sim10$
罗沙替丁	85%	4	$1\sim3$	$8\sim12$	6

【临床应用】

主要用于消化性溃疡的治疗,能迅速缓解症状,并促进溃疡愈合,对十二指肠溃疡的疗效优于胃溃疡;也用于治疗急性胃黏膜出血、反流性食管炎、卓-艾(Zollinger-Ellison)综合征、消化性溃疡出血及预防应激性溃疡。

【不良反应与用药监护】

(1)偶可引起头痛、头晕、腹泻、便秘、肌肉痛、药疹、瘙痒等。

(2)若长期大量使用西咪替丁,因其与雄激素受体结合,拮抗其作用,男性出现阳痿、精子减少、乳房发育,女性出现溢乳、性功能减退等。

(3)妊娠期和哺乳期妇女、老年人、幼儿及肝肾功能不全者慎用。

(4)西咪替丁可抑制肝药酶,使华法林、苯妥英钠、茶碱、地西泮、普萘洛尔等药物的代谢减慢,合用时应调整剂量或分开服用。

(二) M_1 受体阻断药

M 受体阻断药阿托品及其人工合成代用品丙胺太林、甲基阿托品等,能解除平滑肌痉挛,缓解痉挛性腹痛;较大剂量也能抑制胃酸分泌。但是副作用较多,故很少单独用于治疗消化性溃疡。临床主要使用选择性 M_1 受体阻断药如哌仑西平、替仑西平等。

哌仑西平(pirenzepine)

【药理作用】　哌仑西平能选择性阻断胃壁细胞 M_1 受体,抑制胃酸分泌和胃蛋白酶活性,解除平滑肌痉挛,也抑制组胺释放,间接减少胃酸分泌,增加胃黏膜保护作用,促进溃疡愈合。

【临床应用】　治疗消化性溃疡,疗效与西咪替丁相似,二者合用可提高疗效。

【不良反应与用药监护】

(1)不良反应少,有轻度口干、眼睛干燥、视物模糊等,停药后症状即消失。

(2)无明显中枢神经兴奋、心动过速等副作用。

(3)妊娠期妇女、青光眼和前列腺肥大者禁用,肝、肾功能不全者慎用。

(4)吗啡、乙醇等药物可减弱哌仑西平的作用。哌仑西平与 H_2 受体阻断药合用可增强疗效。与西咪替丁合用治疗胃泌素瘤可增强疗效。

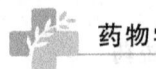

替仑西平(telenzepine)

替仑西平比哌仑西平作用强,维持时间较长,不良反应少而轻。

(三)胃泌素受体阻断药

胃泌素是胃窦和十二指肠黏膜 G 细胞分泌的肽类激素,通过与胃泌素受体结合促进胃酸和胃蛋白酶原分泌。常用的胃泌素受体阻断药有丙谷胺。

丙谷胺(proglumide)

丙谷胺又名二丙谷酰胺,为氨基酸的衍生物,化学结构与胃泌素相似,可竞争性阻断促胃泌素受体,抑制胃酸及胃蛋白酶原分泌,促进胃黏膜分泌黏液,增强胃黏膜的黏液-碳酸氢盐屏障,有保护胃黏膜和促进溃疡愈合的作用,用于治疗消化性溃疡及慢性胃炎。但临床疗效比 H_2 受体阻断药差,现已少用于治疗消化性溃疡。另外,还具有利胆作用。不良反应有口干、腹泻、腹胀、失眠、瘙痒、下肢酸胀等。妊娠期妇女及肝炎患者禁用。

(四) H^+-K^+-ATP 酶抑制剂

胃壁细胞 H^+-K^+-ATP 酶又称 H^+ 泵、质子泵,其功能是将 H^+ 从胃壁细胞内转运到胃腔中,将 K^+ 从胃腔中转运到胃壁细胞内,进行 H^+-K^+ 交换,形成胃酸。H^+-K^+-ATP 酶抑制剂与 H^+-K^+-ATP 酶结合,抑制胃壁细胞分泌 H^+ 的最后通道,能抑制各种因素引起的胃酸分泌。作用强大而持久,疗效显著,已成为目前世界上应用最广的抑制胃酸分泌药物。此外,体内、体外实验证明本类药物对幽门螺杆菌有抑制作用。

奥美拉唑(omeprazole)

【药理作用】 奥美拉唑,属第一代 H^+-K^+-ATP 酶抑制药。抑制胃壁细胞 H^+-K^+-ATP 酶,使 H^+ 不能从胃壁细胞内向胃腔转运,具有强大而持久的抑制胃酸分泌作用;同时可增加黏膜的血流量,促进胃肠黏膜生长与溃疡愈合;抑制幽门螺杆菌,与抗菌药联合应用效果较好。

【临床应用】 用于治疗胃溃疡、十二指肠溃疡、反流性食管炎、卓-艾综合征、上消化道出血、幽门螺杆菌感染。

【不良反应与用药监护】

(1)不良反应发生率较低,神经系统有头晕、头痛、失眠、外周神经炎等。

(2)消化系统症状有口干、恶心、呕吐、腹痛、腹胀、腹泻等。

(3)偶见皮疹、男性乳腺发育、溶血性贫血。

(4)妊娠期和哺乳期妇女、恶性肿瘤病人慎用或禁用,肝功能减退者用量酌减。

(5)服药者,应定期检查胃黏膜有无肿瘤样增生。

(6)奥美拉唑只能用包装内所提供的专用溶剂做溶媒,药物溶解后,直接缓慢静脉注射。针剂溶解后,存放时间不宜超过 4 h。

(7)奥美拉唑对肝药酶有抑制作用,使华法林、地西泮、苯妥英钠等药物体内代谢减慢。

兰索拉唑(lansoprazole)

兰索拉唑,为第二代 H^+-K^+-ATP 酶抑制药,抑制胃酸分泌、胃黏膜保护作用及抗幽门螺杆菌作用比奥美拉唑强。口服易吸收,对胃酸不稳定,生物利用度为85%。其副作用少而轻。

泮托拉唑(pantoprazole)和雷贝拉唑(rabeprazole)

泮托拉唑(又名泮他拉唑)和雷贝拉唑为第三代 H^+-K^+-ATP 酶抑制药。泮托拉唑口服吸收迅速,疗效持久。两药的抗消化性溃疡作用与奥美拉唑相似。雷贝拉唑抑制胃酸分泌的作用更强、更快,抑制胃酸分泌效果、缓解症状、治愈黏膜损害的临床效果远优于其他药物。两药对肝药酶的影响弱于奥美拉唑和兰索拉唑,大大降低对其他药物代谢的影响,使药物治疗更安全。不良反应发生率低且轻微。雷贝拉唑可使地高辛血浆药物浓度增高20%。

三、胃黏膜保护药

胃黏膜屏障包括细胞屏障和黏液-HCO_3^-盐屏障。细胞屏障有抵抗胃酸和胃蛋白酶作用,黏液-HCO_3^-盐屏障对黏膜细胞有保护作用。当胃黏膜屏障功能受损时,可导致溃疡发生。胃黏膜保护药通过增强胃黏膜的细胞屏障、黏液-HCO_3^-盐屏障或使两者均增强而发挥抗溃疡作用。

(一)蔗糖硫酸酯盐类

硫糖铝(sucralfate)

【药理作用】 硫糖铝,是蔗糖硫酸酯的碱式铝盐,口服后在胃内酸性环境中聚合成胶冻,牢固地黏附于胃、十二指肠黏膜表面,在溃疡面形成保护屏障,防止胃酸、胃蛋白酶对胃黏膜及溃疡灶的腐蚀,促进溃疡愈合;促进胃黏膜和血管增生,使胃黏膜和碳酸氢钠分泌增加,并能促进胃黏液的分泌,抑制幽门螺杆菌的繁殖,阻止其释放蛋白酶及脂酶对黏膜的破坏。

【临床应用】 临床主要用于治疗消化性溃疡、慢性糜烂性胃炎、幽门螺杆菌感染、反流性食管炎等。

【不良反应与用药监护】
(1)不良反应轻微,有口干、恶心、便秘、腹泻等。
(2)本药在酸性(PH<4)环境中发挥作用,故不宜与碱性药及抑制胃酸分泌药合用。
(3)与布洛芬、吲哚美辛、氨茶碱、地高辛合用,能降低上述药物的生物利用度。

(二)铋制剂

枸橼酸铋钾(bismuth potassium citrate)

【药理作用】 枸橼酸铋钾又名胶体枸橼酸铋,口服后在胃液酸性条件下,能与溃疡基底膜坏死组织中的蛋白质或氨基酸结合,形成蛋白质-铋复合物,覆盖在溃疡表面形成保护膜,从而隔离胃酸、胃蛋白酶及食物对溃疡面的刺激,促进溃疡的修复和愈合。该药还有抑制胃蛋白酶、促进黏膜合成前列腺素、促进黏液分泌、清除幽门螺杆菌的作用。

【临床应用】 用于治疗胃溃疡、十二指肠溃疡、慢性胃炎等,特别适用于溃疡伴有幽门螺杆菌感染者。疗效于 H_2 阻断剂相似,但不易导致复发。

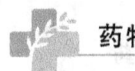

【不良反应与用药监护】

（1）不良反应发生率低，偶见恶心、便秘、腹泻等消化道症状，个别患者出现面部潮红。

（2）用药期间口腔有氨味，可使口、舌、粪便染成黑色，停药后可自行消失。

（3）严重肾功能不全者禁用，以免引起血铋过高。本品孕妇禁用。

（4）牛奶、抗酸药可起干扰作用。

（三）前列腺素衍生物

米索前列醇（misoprostol）

【药理作用】　米索前列醇是前列腺素的衍生物，性质稳定，口服吸收良好，进入血液后与胃壁细胞和胃黏膜浅表细胞的前列腺素受体结合，抑制基础胃酸分泌及组胺、五肽胃泌素等刺激引起的胃酸分泌，改善胃黏膜血液供应，增强黏液、HCO_3^- 分泌及黏膜屏障功能，也可减少胃蛋白酶原分泌。

【临床应用】　用于消化性溃疡、应激性溃疡及急性胃黏膜损伤引起的消化道出血等。

【不良反应与用药监护】

（1）不良反应主要有头痛、眩晕、恶心、腹痛、腹泻等。

（2）脑血管及冠状动脉病变者慎用。

（3）能引起子宫收缩，孕妇禁用；前列腺素过敏者禁用。

（4）与米非司酮合用，终止 49 天内的早期妊娠。

恩前列素（enprostil）

其作用类似米索前列醇，但作用时间较长，一次用药，疗效可持续 12 h。

麦滋林（marzulene）

能增加胃黏膜前列腺素 E_2 合成，促进黏膜上皮细胞增殖，增加黏液分泌，增强黏膜屏障作用，抑制胃蛋白酶活性，减轻病人症状，促进溃疡愈合。

四、抗幽门螺杆菌药

1982 年，澳大利亚科学家 Barry Marshall 和 Robin Warren 从慢性胃炎患者的胃黏膜中发现了幽门螺杆菌（helicobacter pylori，Hp），并证明其感染与胃炎、胃溃疡及十二指肠溃疡的发病与复发关系密切。两人因此获得了 2005 年的诺贝尔生理学或医学奖。多年来的基础和临床研究都表明，在抗酸治疗的同时，必须根除幽门螺杆菌感染才能真正达到临床治愈消化性溃疡的目的。临床常用的抗幽门螺杆菌药分为三类：第一类为抑制胃酸分泌药如 H^+-K^+-ATP 酶抑制药；第二类为铋剂如枸橼酸铋钾；第三类为抗菌药如阿莫西林、克拉霉素、甲基红霉素、庆大霉素、四环素、呋喃唑酮、甲硝唑、替硝唑等。

知识链接

根治幽门螺杆菌治疗方案

三联疗法方案,即铋剂/H^+-K^+-ATP酶抑制药+两种抗菌药物联合应用。

(1)枸橼酸铋钾240 mg+阿莫西林1000 mg+甲硝唑400 mg。

(2)枸橼酸铋钾240 mg+阿莫西林1000 mg+克拉霉素500 mg。

(3)枸橼酸铋钾240 mg+阿莫西林1000 mg+呋喃唑酮100 mg。

(4)枸橼酸铋钾240 mg+克拉霉素500 mg+甲硝唑400 mg。

方案中枸橼酸铋钾240 mg可用H^+-K^+-ATP酶抑制剂,如奥美拉唑20 mg或兰索拉唑30 mg代替。以上为每次剂量,每日2次,连用1~2周。

四联疗法方案:H^+-K^+-ATP酶抑制剂+铋剂+两种抗菌药物,多用于三联疗法失败的病人。

常用制剂与用法

复方氢氧化铝 片剂,成人一次2~4片,一日3次。

三硅酸镁 片剂:0.3 g,为氧化镁及二氧化硅的复合物。一次0.3~0.9 g,一日3次。

碳酸氢钠 片剂:0.3 g、0.5 g。一次0.3~1.0 g,一日3次。纠正酸中毒:轻者可口服,较重者可静脉滴注4%~5%碳酸氢钠溶液,0.25 g/kg。

氧化镁 片剂:0.2 g。抗酸,一次0.2~1 g,一日3次。缓泻,一次3 g,一日3次。

西咪替丁 片剂:0.2 g。一次0.4 g,一日2次,饭后或睡前服,疗程为4~6周。注射剂:0.2 g。一次0.2~0.4 g,稀释后静脉注射,一日1~2次。

雷尼替丁 片剂:0.15 g。一次0.15 g,一日2次,早、晚饭后服。

法莫替丁 片剂:20 mg。一次20 mg,一日2次,早、晚饭后服。注射剂:20 mg/2 mL。本品20 mg加入0.9%氯化钠注射液或5%葡萄糖注射液20 mL,缓慢静脉注射或静脉滴注,一日2次。

丙谷胺 片剂:0.2 g。一次0.4 g,一日3次,疗程为4~6周。

哌仑西平 片剂:50 mg。一次50 mg,一日2次。早、晚饭前1.5 h服,疗程为4~6周。

奥美拉唑 片(胶囊)剂:20 mg。一次20 mg,一日1次,疗程为2~4周。治疗反流性食管炎,一次20~60 mg,一日1次。卓-艾综合征,一次60 mg,一日1次。注射剂:40 mg。一次40 mg,一日1~2次。

米索前列醇 片剂:200 μg。一次200 μg,一日4次。餐前1 h或睡前服用。

恩前列醇 片剂:35 μg。一次35~70 μg,一日2次。

硫糖铝 片剂:0.25 g、0.5 g。一次1.0 g,一日3次。

枸橼酸铋钾 片剂:0.3 g。一次0.6 g,一日2次,疗程为4~8周。

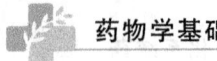

随堂检测

一、选择题

（A₁型题）

1. 哌仑西平是一种（　　）。

A. H₁受体阻断药　　　　　　　B. H₂受体阻断药　　　　　　　C. M₁受体阻断药

D. 多巴胺受体阻断药　　　　　E. 胃壁细胞 H^+-K^+-ATP 酶抑制药

2. 下列哪种药是胃壁细胞 H^+-K^+-ATP 酶抑制药？（　　）

A. 哌仑西平　　B. 西咪替丁　　C. 雷尼替丁　　D. 奥美拉唑　　E. 丙谷胺

3. 下列抗消化性溃疡的药物中最有效的是（　　）。

A. 哌仑西平　　B. 雷尼替丁　　C. 氢氧化铝　　D. 雷贝拉唑　　E. 丙谷胺

4. 消化性溃疡应用抗菌药物的主要目的是（　　）。

A. 清除肠道寄生菌　　　　　　B. 抗幽门螺杆菌　　　　　　C. 抑制胃酸分泌

D. 减轻症状　　　　　　　　　E. 保护胃黏膜

5. 硫糖铝治疗消化性溃疡的机制是（　　）。

A. 中和胃酸　　　　　　　　　B. 抑制胃酸分泌　　　　　　C. 抑制 H^+-K^+-ATP 酶

D. 保护溃疡黏膜　　　　　　　E. 抑制胃蛋白酶活性

（A₃/A₄型题）

6～7 题共用题干

林某，女，38岁，对青霉素过敏。长期饮食不当，上腹痛6年，具有一定的规律性：疼痛—进食—缓解，每年秋末冬初易复发。近来腹痛加重，饱胀、反酸、头晕、乏力，到医院就诊，经胃镜检查，诊断为十二指肠溃疡幽门螺杆菌阳性。

6. 该患者宜选用中和胃酸药（　　）。

A. 三硅酸镁　　　　　　　　　B. 碳酸钙　　　　　　　　　C. 复方氢氧化铝

D. 碳酸氢钠　　　　　　　　　E. 氢氧化铝

7. 根治幽门螺杆菌不能用（　　）。

A. 枸橼酸铋钾　　B. 奥美拉唑　　C. 克拉霉素　　D. 阿莫西林　　E. 甲硝唑

8～9 题共用题干

周某，女，33岁。半月前，胃镜检查提示慢性胃炎。2天来，反酸、烧心、上腹部隐痛不适、腹胀、大便干结。

8. 该患者在治疗过程中宜使用哪种非复方中和胃酸药？（　　）

A. 复方氢氧化铝　　　　　　　B. 碳酸氢钠　　　　　　　　C. 三硅酸镁

D. 碳酸钙　　　　　　　　　　E. 氢氧化铝

9. 下列药物在中和胃酸时能产生气体的是（　　）。

A. 氢氧化铝　　B. 氧化镁　　C. 碳酸钙　　D. 碳酸氢钠　　E. 三硅酸镁

（B型题）

10～12 题共用选项

A. 碳酸氢钠　　B. 氢氧化铝　　C. 三硅酸镁　　D. 西咪替丁　　E. 奥美拉唑

10. 溶解度低、作用弱，可引起腹泻的药是（　　）。

11. 作用较强，可引起便秘的药是（　　）。

12. 作用强、快、短暂,可致碱血症的药是(   )。

二、案例分析题

曹某,男,43 岁,司机。上腹痛反复发作,呈烧灼样或钝痛、胀痛,多发于餐后 2～3 h,至下次进餐后缓解,也常见于空腹或夜间,有进食—缓解—疼痛的规律性,伴反酸、嗳气半年。近 3 天症状加重,入院就诊。胃镜检查后诊断:十二指肠溃疡幽门螺杆菌阳性。请思考:

1. 抗消化性溃疡药有哪几类? 各类的代表药物是什么?
2. 怎样根治幽门螺杆菌?

任务二 助消化药

 要点导航

重点:助消化药的药理作用、临床应用。

难点:服用助消化药的注意事项。

助消化药是指能促进胃肠道中食物消化的药物,多为消化液中的成分或促进消化液分泌的药物,能促进食物的消化。助消化药应在饭前或饭中服用。主要用于消化不良或消化液分泌不足所致的消化功能减弱。该类药不良反应少。常用助消化药比较见表 9-4。

表 9-4 常用助消化药比较

药物名称	药理作用	临床应用	不良反应及用药注意事项
胃蛋白酶 (pepsin)	分解蛋白质和多肽,消化蛋白质及淀粉	胃蛋白酶不足引起的消化不良	常与稀盐酸溶液合用,忌与碱性药物配伍,消化性溃疡慎用
10%盐酸 (10%hydrochloric acid)	增加胃液酸度,提高胃蛋白酶活性	胃酸缺乏症,发酵性消化不良	常与胃蛋白酶合用(临床常用两者混合制剂,即胃酶合剂)
胰酶 (pancreatin)	消化蛋白质、淀粉和脂肪	胰腺疾病所致的消化不良、食欲不振	常用肠溶片,整片吞服,不可与酸性药物同服
乳酶生 (lactasin,表飞鸣)	分解糖类产生乳酸,抑制腐败菌生长繁殖,减少蛋白质发酵、产气	小儿消化不良、腹胀及消化不良性腹泻	不宜与抗菌药物、抗酸药及吸附剂如活性炭合用
干酵母 (dried yeast,酵母)	补充 B 族维生素氨基酸等	B 族维生素缺乏症消化不良、食欲不振	嚼碎后服用,剂量过大可引起腹泻

常用制剂与用法

稀盐酸　一次 0.5～2 mL,用水稀释,饭前服。

胃蛋白酶　粉剂:一次 0.2～0.6 g,一日 3 次,饭前或饭时服。合剂:每 10 mL 含胃蛋白酶 0.2～0.3 g,稀盐酸 0.1 mL,一次 10 mL,一日 3 次,饭前服。

胰酶　片剂,一次 0.3～0.5 g,一日 3 次,饭前服。

乳酶生　片剂,一次 0.3～0.9 g,一日 3 次。

任务三　止吐药及促胃肠动力药

要点导航

重点:甲氧氯普胺、多潘立酮、西沙比利、昂丹司琼的作用特点、临床应用。

难点:止吐药、促胃肠动力药的作用机制。

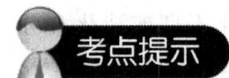 考点提示

各类止吐药的临床应用及用药护理。

一、止吐药

呕吐是多种疾病的常见症状,也是一种机体复杂的反射活动和保护反应,由延髓呕吐中枢协调完成。剧烈而持久的呕吐,极易引起脱水和电解质紊乱,及时使用止吐药具有重要的临床意义。止吐药具有通过抑制呕吐反射的不同环节、阻断呕吐所涉及的不同受体而发挥止吐作用。本类药物仅起对症治疗作用,须结合对因治疗,才能获得满意疗效。常用药物分为多巴胺受体阻断药、5-羟色胺受体阻断药、M 受体阻断药、H_1 受体阻断药四类。

(一) 多巴胺受体阻断药

甲氧氯普胺(metoclopramide)

【药理作用】　甲氧氯普胺又名胃复安、灭吐宁,具有中枢和外周双重作用。中枢作用能阻断呕吐中枢化学催吐感受区多巴胺受体,发挥止吐作用。剂量较大时能阻断 5-羟色胺($5-HT_3$)受体,产生止吐作用,引起明显的锥体外系症状及焦虑、抑郁。外周作用能阻断胃肠壁中的多巴胺受体,增加胃肠蠕动,加速胃肠正向排空;阻断下丘脑多巴胺受体,抑制催乳抑制因子,具有催乳作用。

【临床应用】　临床常用于胃肠疾病、妊娠及肿瘤放疗、化疗等引起的呕吐;也用于缓解胃

肠功能失调所致的食欲不振、消化不良、胃肠胀气、腹胀等。

【不良反应与用药监护】

(1) 治疗量时,常见头晕、嗜睡、乏力等不良反应。

(2) 偶见便秘、腹泻、药疹、溢乳及男性乳房发育等。

(3) 大剂量长期应用可引起锥体外系症状如肌肉震颤、共济失调等。

(4) 注射给药可引起体位性低血压。

(5) 妊娠期和哺乳期妇女慎用,对本品过敏者禁用。

多潘立酮(domperidone)

【药理作用】　多潘立酮,口服吸收迅速,但生物利用度低。不易通过血脑屏障,主要在外周发挥作用,它能阻断胃肠壁中的多巴胺受体,有加速和协调胃肠蠕动、促进胃排空,防止食物反流及较强的止吐作用。

【临床应用】　治疗偏头痛、颅脑外伤、肿瘤放疗及化疗等引起的恶心、呕吐,治疗各种轻度胃瘫,尤其适用于治疗慢性功能性消化不良、恶心、呕吐。

【不良反应与用药监护】

(1) 不良反应较轻,可见头痛、眩晕、乏力。

(2) 偶见口干,暂时性、轻度腹痛、腹泻,也可引起溢乳、男性乳房发育等。

(3) 妊娠期妇女及对本药过敏者禁用。

(二) 5-羟色胺受体阻断药

昂丹司琼(ondansetron)

【药理作用】　昂丹司琼又名奥丹西龙,能高度选择性阻断中枢和外周的 5-羟色胺受体,产生迅速而强大的止吐作用。

【临床应用】　主要用于防治恶性肿瘤化疗和放疗引起的恶心、呕吐,防治手术后的恶心、呕吐,但对晕动病和多巴胺受体激动药去水吗啡引起的呕吐无效。

【不良反应与用药监护】

(1) 不良反应可见头痛、头晕、腹泻、便秘、药疹等。

(2) 部分病人可有暂时性氨基转移酶升高。

(3) 妊娠期和哺乳期妇女禁用。肠梗阻病人及对本药过敏者禁用。

格拉司琼(granisetron)

格拉司琼为强效高选择性 5-羟色胺受体阻断药,作用机制和应用同昂丹司琼,止吐作用比昂丹司琼强 5～11 倍,作用时间约为昂丹司琼的 2 倍。

(三) M 受体阻断药

常见的有东莨菪碱、阿托品、苯海索等,通过阻断呕吐中枢和外周反射弧中 M 受体,降低迷路感受器的敏感性,抑制前庭-小脑通路传导,对晕动性呕吐有效,其中东莨菪碱的镇吐作用较为明显。

(四) H_1 受体阻断药

苯海拉明、异丙嗪、茶苯海明、美克洛嗪等 H_1 受体阻断药,具有中枢镇静作用和止吐作用,临床用于防治晕动病、内耳眩晕症及妊娠、放射治疗等引起的呕吐。

二、促胃肠动力药

促胃肠动力药是一类能增强胃肠道蠕动、收缩并协调胃肠节律性运动的药物。主要用于胃肠运动功能减弱引起的消化道症状。

西沙比利(cisapride)

西沙比利,属苯甲酰类药物,5-羟色胺(5-HT$_4$)受体激动药,增加肠壁肌层神经丛释放乙酰胆碱,促进食管至结肠平滑肌的协调性运动,为全胃肠动力药,协调胃肠运动,对胃和小肠作用与甲氧氯普胺相似,但能增强结肠运动,引起腹泻。其无阻断多巴胺受体作用。

【临床应用】 主要用于胃肠运动障碍性疾病,如反流性食管炎、胃轻瘫、胃肠反流性疾病、结肠运动减弱、慢性自发性便秘等。

【不良反应与用药监护】

(1) 不良反应有腹痛、腹泻、头痛、头晕、嗜睡等。

(2) 剂量过大可引起心电图 Q-T 间期延长、严重心律失常和昏厥。

(3) 心律失常、胃肠出血或穿孔、机械性肠梗阻及妊娠期妇女禁用。

(4) 哺乳期妇女、儿童及肝肾功能不全者慎用。

常用促胃肠动力药的种类和作用机制见表9-5。

表 9-5　常用促胃肠动力药的种类和作用机制

药物种类	代表药物	作用机制
多巴胺受体阻断药	甲氧氯普胺(metoclopramide)	阻断多巴胺受体
5-HT$_4$ 受体激动药	西沙比利(cisapride)	激活神经元的 5-HT$_4$ 受体
促胃动素受体激动药	乙琥红霉素(erythromycin)	激动平滑肌胃动素受体
M 受体激动药	氨甲酰甲胆碱(bethanechol)	增强胃肠道平滑肌收缩力
胆碱酯酶抑制药	新斯的明(neostigmine)	减少乙酰胆碱水解

注:促胃动素是一种胃肠激素,与胃和小肠快速蠕动有关。乙琥红霉素与胃肠道神经和平滑肌上的促胃动素受体结合,增强胃肠收缩,促进胃排空,与其抗菌作用无关。

🏥 常用制剂与用法

甲氧氯普胺　片剂:5 mg。一次 10 mg,一日 3 次,饭前 0.5 h 服。注射剂:10 mg/mL。肌内注射,一次 10～20 mg,每日不超过 0.5 mg/kg。

多潘立酮　片剂:10 mg。一次 10～20 mg,一日 3 次,饭前 0.5 h 服。注射剂:10 mg。一次 10 mg,一日 3 次,肌内注射。

昂丹司琼　片剂:4 mg、8 mg。一次 8 mg,一日 3 次。注射剂:4 mg、8 mg。0.15 mg/kg,于化疗前每 4 h 一次,共 2 次,再口服给药。

西沙比利　片剂:5 mg。一次 5～10 mg,一日 3 次,饭前 0.5 h 服。

随 堂 检 测

一、选择题

（A₁型题）

1. 多潘立酮的止吐作用机制是阻断哪种受体？（　　）

A. 5-HT₃受体　　　B. M₁受体　　　C. α₁受体　　　D. 多巴胺受体　　　E. H₂受体

2. 昂丹司琼主要用于治疗（　　）。

A. 恶性肿瘤化疗、放疗引起的呕吐　　　　　　　B. 晕动病引起的呕吐

C. 去水吗啡引起的呕吐　　　　　　　　　　　　D. 十二指肠溃疡

E. 胃溃疡

3. 甲氧氯普胺不具有（　　）。

A. 阻断呕吐中枢化学催吐感受区多巴胺受体，发挥止吐作用

B. 阻断胃肠多巴胺受体，促进胃肠蠕动

C. 阻断5-羟色胺受体，发挥止吐作用

D. 大剂量、长期应用，可引起锥体外系反应

E. 易引起男子乳房发育、溢乳

（A₂型题）

4. 贺某，男性，30岁。患晕动病。此次乘汽车出差，为了有效控制头晕、恶心、呕吐等晕车反应，不能用哪种药物？（　　）

A. 异丙嗪　　　B. 东莨菪碱　　　C. 昂丹司琼　　　D. 苯海拉明　　　E. 茶苯海明

任务四　泻药和止泻药

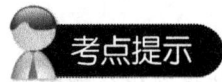 **要点导航**

重点：硫酸镁、酚酞的药理作用、临床应用、不良反应与用药监护。

难点：硫酸镁的作用机制，止泻药的作用特点及用药监护。

考点提示

硫酸镁、酚酞、液状石蜡、甘油的作用特点及用药监护要点。

一、泻药

泻药是一类能促进肠蠕动、增加肠内水分、软化粪便或润滑肠道，促使肠内容物排出的药

物。临床主要用于治疗功能性便秘,也可用于清洁肠道或加速肠内毒物、虫体排出。按作用机制分为容积性泻药、接触性泻药和润滑性泻药。

（一）容积性泻药

容积性泻药又称渗透性泻药,药物口服后肠道很少吸收,通过增加肠腔内容物容积、促进肠道推进性蠕动,产生导泻作用。

硫酸镁(magnesium sulfate)

【药理作用】 硫酸镁是给药途径不同,产生药理作用不同的代表药物。

1. 导泻、利胆作用 口服用药后,硫酸镁在肠道内很少吸收,水溶液中解离出 Mg^{2+} 和 SO_4^{2-},使肠腔内渗透压升高,体液的水分向肠腔移动,使肠腔内容物容积增大、肠壁扩张,刺激肠壁的传入神经末梢,反射性引起肠蠕动加快而导泻。其作用于全部肠管,导泻作用迅速而强大。

口服高浓度(33%)硫酸镁或用导管直接注入十二指肠,可刺激肠黏膜,反射性引起胆总管括约肌松弛和胆囊收缩,促进胆囊排空,产生利胆作用。

2. 抗惊厥、降压作用 注射硫酸镁,血液中 Mg^{2+} 浓度升高,抑制中枢神经系统,并拮抗 Ca^{2+} 的偶联作用而抑制骨骼肌、平滑肌(血管、支气管、胆道)和心肌收缩,导致骨骼肌松弛和血压下降。

3. 消肿止痛 局部外用 50% 硫酸镁溶液热敷患处,能改善局部血液循环,有消肿止痛作用。

4. 抑制子宫平滑肌收缩 妊娠期间可防治早产。

【临床应用】

（1）用于排出肠内毒物,清洁肠道及协助驱虫药排出肠虫,也用于治疗急性便秘。

（2）治疗慢性胆囊炎、胆石症和阻塞性黄疸。

（3）用于各种原因引起的惊厥,尤其是子痫(兼有惊厥和血压升高),可首选硫酸镁治疗。

（4）治疗高血压危象和高血压脑病。

（5）外用治疗扭伤、挫伤引起的局部肿痛。

【不良反应与用药监护】

（1）静脉注射过量或过快,可致血压急剧下降、呼吸抑制等中毒症状,甚至死亡。用药过程中,密切观察中毒先兆。一旦中毒,应立即停药并进行人工呼吸,以及静脉注射钙盐解救。

（2）老年人和体弱者慎用。

（3）口服硫酸镁可刺激肠壁,易致盆腔充血和失水,月经期和妊娠期妇女禁用。

（4）硫酸镁能抑制中枢神经功能,中枢抑制药中毒者禁用。

硫酸钠(sodium sulfate)

硫酸钠的导泻作用机制同硫酸镁,作用较弱,无中枢抑制作用。临床主要用于口服中枢抑制药中毒时的导泻。对肾功能不全者,用硫酸钠导泻比硫酸镁安全。硫酸钠是钡化合物中毒的特殊解毒药。

纤维素类(celluloses)

常用的有植物纤维素、甲基纤维素等,口服后肠道不吸收,可增加肠内容物并保持粪便湿软,有良好通便作用,可防止功能性便秘。

甘露醇(mannitol)

口服给药不吸收,能引起渗透性腹泻,用于肠道内某些药物或毒物的排出以及术前肠道准备。

（二）接触性泻药

接触性泻药又称刺激性泻药,可刺激结肠推进性蠕动,产生导泻作用。

酚酞(phenolphthalein)

【药理作用】 酚酞又称果导、非诺呋他林,口服后与碱性肠液形成可溶性钠盐,刺激结肠黏膜,促进肠蠕动,同时抑制肠腔内水分吸收而产生缓泻作用。服药后 6～8 h 排出软便,部分药物随胆汁排泄并形成肠肝循环,延长作用时间,具有温和而持久的作用特点,一次用药可维持 3～4 天。

【临床应用】 主要用于慢性便秘、习惯性或功能性便秘。

【不良反应与用药监护】

（1）不良反应较少,偶见出血倾向、皮疹、过敏反应。

（2）幼儿和孕妇慎用,婴儿禁用。

（3）该药吸收后约 15% 经肾排泄,可使碱性尿液呈现红色,用药前应告知患者。

（4）过量或长期滥用可造成电解质紊乱,诱发心律不齐、神志不清、肌痉挛或倦怠无力。

比沙可啶(bisacodyl)

比沙可啶又名双醋苯啶,药理作用和临床应用似酚酞。经口服或直肠给药后,在肠道被细菌的酶迅速转化为去乙酰基活性产物,对结肠有较强刺激性而产生导泻作用。一般口服 6 h、直肠给药 15～60 min 内排软便。主要用于便秘、肠道内窥镜检查、术前排空肠内容物等。不良反应比酚酞少,但由于刺激性较强,可致肠痉挛、直肠炎等。妊娠期妇女慎用。胃肠炎、阑尾炎、直肠出血及肠梗阻患者禁用。

蓖麻油(castor oil)

蓖麻油口服后,在十二指肠内水解为甘油和具有刺激性的蓖麻油酸,后者刺激小肠,增加肠蠕动而发挥导泻作用。口服 2～8 h 后排出大量稀便。主要用于手术前或诊断性检查前清洁肠道。服用过多,可有恶心、呕吐。月经期及妊娠期女性慎用。因蓖麻油可促进脂溶性物质吸收,故苯、磷等脂溶性毒物中毒时禁用。

（三）润滑性泻药

润滑性泻药通过局部润滑、软化粪便而促进排便。

液状石蜡(liquid paraffin)

液状石蜡是一种无色无味的矿物油,口服后在肠道内不吸收,同时阻止水分吸收,起润滑肠壁、软化粪便作用,使粪便易于排出。适用于慢性便秘,尤其年老体弱、高血压、儿童便秘、痔或疝术后病人的便秘。久用可妨碍脂溶性维生素及钙、磷吸收,必要时给予补充。

甘油(glycerin)

常用50%的甘油(开塞露)或甘油栓直肠给药,由于局部润滑作用和高渗透压可刺激直肠壁引起排便反射,促进排便。其润滑肠道,用药几分钟即可排便,作用迅速、方便、安全。用于偶发的急性功能性便秘,尤其适用于老年体弱和儿童便秘。

二、止泻药

腹泻是消化系统疾病的常见症状,也可以由生理功能紊乱或神经、精神因素所致,剧烈而持久的腹泻能引起脱水和电解质紊乱。对病人以病因治疗为主,可适当给予止泻药。

止泻药指作用于消化道,能抑制肠道蠕动或保护肠道免受刺激而达到止泻效果的药物。根据作用机制止泻药分为抑制肠蠕动止泻药、收敛止泻药和吸附止泻药三类。常用止泻药比较见表9-6。

表9-6 常用止泻药比较

分类	药物名称	药理作用	临床应用	不良反应与注意事项
抑制肠蠕动止泻药	地芬诺酯 (diphenoxylate, 苯乙哌啶)	哌替啶衍生物,能提高肠张力,抑制肠蠕动,增加水分吸收	急、慢性功能性腹泻	久用产生依赖性,过量可导致呼吸抑制和昏迷,肝病病人慎用
	洛哌丁胺 (loperamide, 苯丁哌胺)	氟哌啶醇衍生物,阻止释放乙酰胆碱,抑制肠蠕动及腺体分泌	急性腹泻、慢性腹泻	不良反应较少,过量中枢抑制时,可用纳洛酮治疗
收敛止泻药	鞣酸蛋白 (tannalbin)	肠内释放鞣酸,使肠黏膜表面蛋白质凝固、沉淀形成保护层,减少刺激,收敛止泻	急性及慢性腹泻、小儿消化不良	不宜与胰酶、胃蛋白酶同服,治疗细菌性肠炎时,应先用抗菌药控制感染
	次碳酸铋 (bismuth subcarbonate)	在胃肠黏膜表层形成保护膜,阻止毒素与黏膜细胞的结合,产生收敛止泻作用	胃肠功能障碍引起的非特异性腹泻、腹胀	大剂量长期服用可引起便秘
吸附止泻药	药用炭 (medicinal charcoal, 活性炭)	能吸附肠内气体、细菌、病毒及其他毒性物质等,起止泻和阻止毒物吸收作用	一般性腹泻、食物中毒病人腹泻、肠胀气	不宜与抗生素、激素、维生素、消化酶合用;应干燥保存
	蒙脱石 (smectite)	均匀覆盖整个肠腔表面,吸附、固定病原体,保护肠黏膜	急、慢性腹泻肠道菌群失调	久用可致便秘,不宜与其他药合用

常用制剂与用法

硫酸镁　粉剂。导泻：一次 5～20 g,同时服用大量温水。利胆时,一次 2～5 g,一日 3 次,饭前服。

酚酞　片剂：50 mg、100 mg。一次 50～200 mg,睡前服。

地芬诺酯　片剂：2.5 mg。一次 2.5～5 mg,一日 3 次。

洛哌丁胺　胶囊剂：2 mg。一次 2 mg,一日 3 次,首剂加倍。

鞣酸蛋白　片剂：0.25 mg、0.5 mg。一次 1 g,一日 3 次,空腹服。

药用炭　片剂：0.3 g、0.5 g。一次 1 g,一日 3 次。粉剂：一次 1～3 g,一日 3 次。

随堂检测

一、选择题

(A₁ 型题)

1. 硫酸镁不具有下列哪一项作用？(　　)

A. 降低血压　　B. 中枢兴奋　　C. 骨骼肌松弛　　D. 导泻　　　　E. 利胆

2. 下列哪种止泻药长期应用可以产生依赖性？(　　)

A. 地芬诺酯　　B. 洛哌丁胺　　C. 鞣酸蛋白　　D. 次碳酸铋　　E. 药用炭

(A₂ 型题)

3. 王某,男,62 岁。主诉左侧腹股沟斜疝术后 10 日。4 日未排大便,排便时费力、大便干结、排出困难。请问该病人宜选用的泻药为？(　　)

A. 硫酸镁　　B. 蓖麻油　　C. 液状石蜡　　D. 硫酸钠　　E. 甘露醇

(张龙功)

项目十　呼吸系统药

学习目标

知识目标：熟悉各类镇咳药、平喘药的作用特点、临床应用与用药监护；了解祛痰药的临床应用、不良反应与用药监护。

能力目标：能用辩证唯物主义观点，认识咳、痰、喘三大症状的关系，正确评价呼吸系统药的两重性，具有合理选用药物和帮助病人缓解症状的能力。

素质目标：具有高度的职业素养与爱伤情怀，正确指导病人合理使用药物。

任务一　镇　咳　药

要点导航

重点：中枢性镇咳药与外周性镇咳药的作用特点、临床应用、不良反应与用药监护。

难点：喷托维林、苯佐那酯、苯丙哌林的作用机制与特点。

> **知识链接**
>
> ### 咳嗽是怎样产生的？
>
> 人体内有一个神奇的"咳嗽反射弧"，这个反射弧由咳嗽感受器（包括机械感受器、化学感受器和肺牵张感受器）、传入神经、延髓咳嗽中枢、传出神经、效应器五个部分组成。咳嗽是通过"咳嗽反射弧"完成的：当外界的冷空气、灰尘、烟雾、异物及急慢性呼吸道感染等刺激了神经末梢感受器，经传入神经兴奋延髓的咳嗽中枢，再由咳嗽中枢发出冲动，经传出神经作用于肋间肌、膈和声门等效应器，人体用力地吸气，声门关闭，肋间肌和膈肌猛烈收缩，形成肺内高气压，而后声门突然开放，使肺内气体高速冲出呼吸道而暴发咳嗽，将呼吸道黏膜上黏附的物质带出，形成咳嗽和咳痰。

咳嗽是呼吸系统疾病的主要症状之一，也是人体一种非常复杂的保护性、防御性反射活动。轻度、不频繁的咳嗽有利于排出痰液和异物，也是某些疾病的症状，一般来说不需要使用镇咳药。剧烈而频繁的咳嗽，会给病人带来痛苦、影响休息，引起其他疾病和并发症，应在对因治疗的同时，给予镇咳药。目前临床常用的镇咳药，根据其作用机制分为中枢性镇咳药和外周性镇咳药两类。

一、中枢性镇咳药

中枢性镇咳药直接抑制延髓咳嗽中枢而发挥镇咳作用，可分为依赖性镇咳药（如可待因）和非依赖性镇咳药（如右美沙芬、喷托维林等）。

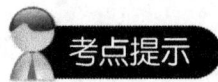

考点提示

临床应用可待因的用药监护。

可待因（codeine）

【药理作用】 可待因又名甲基吗啡，为阿片生物碱之一，作用于中枢阿片受体，选择性抑制延髓的咳嗽中枢，具有强而快的镇咳作用，是典型的中枢性镇咳药。亦具有镇痛作用，镇痛强度为吗啡的 $1/10 \sim 1/7$，而镇咳作用相对较强，是吗啡的 $1/4$。口服或注射均易吸收，口服后约 20 min 起效，注射起效更快，作用持续时间为 $4 \sim 6$ h。

【临床应用】 可待因是目前临床应用最有效的镇咳药。镇咳作用强，镇咳剂量不抑制呼吸。主要用于治疗各种原因引起的、其他镇咳药无效的剧烈干咳和刺激性咳嗽，尤其适用于胸膜炎干咳伴有胸痛的病人，也用于中等强度疼痛的镇痛。

【不良反应与用药监护】

（1）偶见恶心、呕吐、便秘。

（2）大剂量（60 mg）可产生中枢兴奋、烦躁不安和呼吸抑制。

（3）长期应用可产生耐受性和依赖性，该药属于麻醉药品，须严格按照麻醉药品的管理规定使用。

（4）可待因能抑制支气管腺体分泌和纤毛运动，多痰、稠痰病人禁用。

右美沙芬（dextromethorphan）

【药理作用】 右美沙芬又名右甲吗喃，是合成的吗啡衍生物，为非麻醉性中枢镇咳药。镇咳作用与可待因相似或略强。起效快，口服 $15 \sim 30$ min 起效，维持 $3 \sim 6$ h。无镇痛作用，治疗量对呼吸中枢无抑制作用，长期应用未见耐受性和依赖性。

【临床应用】 常用于上呼吸道感染、急慢性支气管炎、百日咳、胸膜炎早期、肺炎、肺癌等引起的无痰干咳及剧烈、频繁的咳嗽。

【不良反应与用药监护】

（1）偶有恶心、食欲不振、头晕、轻度嗜睡、兴奋和精神错乱等。

（2）痰多病人慎用，有精神病史者、妊娠 3 个月内妇女禁用。

喷托维林（pentoxyverine）

【药理作用】 喷托维林又名咳必清，对咳嗽中枢具有选择性抑制作用，并有局部麻醉作用

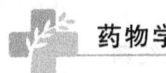

和轻度阿托品样作用,是一种兼有中枢及外周镇咳作用的药物。镇咳强度约为可待因的 1/3,但无成瘾性,一次给药可维持 4～6 h。

【临床应用】　用于上呼吸道感染、百日咳、急慢性支气管炎、支气管哮喘、肺炎、肺癌所引起的干咳、阵咳。有阿托品样作用,可解除支气管痉挛。

【不良反应与用药监护】

(1)不良反应轻,偶有恶心、口干、便秘等副作用。

(2)青光眼、前列腺肥大病人慎用。

(3)痰多者常宜与祛痰药合用。

二、外周性镇咳药

外周性镇咳药主要通过抑制咳嗽反射弧中的感受器、传入神经或传出神经传导中任一环节而起到镇咳作用。某些药物尚能抑制咳嗽中枢,兼有中枢及外周性镇咳作用。

苯佐那酯(benzonatate)

【药理作用】　苯佐那酯又名退嗽,为丁卡因的衍生物,有较强的局部麻醉作用,抑制肺牵张感受器及感觉神经末梢,抑制肺-迷走神经反射,阻止咳嗽冲动的传入而镇咳。用药后 20 min 左右起效,维持 3～7 h。治疗剂量尚有一定的中枢抑制作用。

【临床应用】　对干咳、阵咳效果良好,常用于无痰干咳、阵咳,也用于支气管镜或喉镜检查前,预防咳嗽。

【不良反应与用药监护】

(1)不良反应轻,偶见轻度头晕、嗜睡、鼻塞、过敏性皮炎等。

(2)注意服用时勿咬破药丸,以免产生口腔麻木感。

(3)糖衣丸应注意保管,防止儿童误服。

(4)对本品过敏者、孕妇慎用。

那可丁(noscapine)

那可丁可抑制肺牵张感受器,对呼吸道有局部麻醉作用,减轻或消除局部刺激而产生镇咳作用,兼有呼吸中枢兴奋作用。口服给药,无耐受性和依赖性。用于上呼吸道感染引起的刺激性干咳、咽部发痒等。少数病人可见轻微头痛、恶心等。不宜与其他中枢兴奋药合用。

苯丙哌林(benproperine)

苯丙哌林又名咳快好,能抑制咳嗽中枢,也能抑制肺及胸膜牵张感受器引起的肺-迷走神经反射,且有解除支气管平滑肌痉挛作用,为中枢兼外周性镇咳药。镇咳作用较可待因强 2～4 倍,口服起效快,维持时间长,不抑制呼吸,无成瘾性。主要用于各种原因引起的咳嗽及刺激性干咳。口服有一过性口腔或咽喉部麻木感,服用时须吞服。偶见头晕、嗜睡、乏力、口干、胃部不适等。

二氧丙嗪(dioxopromethazine)

二氧丙嗪又名克咳敏,为异丙嗪的衍生物,中枢兼外周性镇咳药。并有抗组胺、抗炎、解除平滑肌痉挛作用。临床上用于各种原因所致的咳嗽、过敏性哮喘及过敏性皮疹、瘙痒。不良反应有头晕、乏力、精神不振等。

常用制剂与用法

磷酸可待因　片剂:15 mg、30 mg。一次 15～30 mg,一日 3 次。注射剂:15 mg/1 mL、30 mg/1 mL。一次 15～30 mg,皮下注射。

右美沙芬　片剂:10 mg、15 mg。一次 10～20 mg,一日 3 次。

枸橼酸喷托维林　片剂:25 mg。一次 25 mg,一日 3～4 次。

苯佐那脂　糖衣丸或胶囊剂:25 mg、50 mg。一次 50～100 mg,一日 3 次。

那可丁　片剂:10 mg。一次 10～20 mg,一日 3 次。

苯丙哌林　片剂:20 mg。一次 20～40 mg,一日 3 次。

二氧丙嗪　片剂:5 mg。一次 5～10 mg,一日 2 次或 3 次。极量为一次 10 mg,一日 30 mg。

随堂检测

一、选择题

(A₁ 型题)

1. 可待因镇咳是由于(　　)。

A. 直接抑制咳嗽中枢　　　　B. 抑制呼吸道感受器　　　　C. 扩张支气管

D. 祛痰　　　　E. 以上均不是

2. 可待因主要用于(　　)。

A. 长期慢性咳嗽　　　　B. 无痰剧咳　　　　C. 多痰咳嗽

D. 支气管哮喘　　　　E. 痰多不易咳出

3. 可待因适合用于下列哪种病症?(　　)

A. 剧烈干咳伴有胸痛　　　　B. 长期慢性咳嗽　　　　C. 咳嗽多痰

D. 痰黏稠不易咳出　　　　E. 喘息性支气管炎

4. 下列哪项不是右美沙芬的特点?(　　)

A. 直接抑制咳嗽中枢　　　　　　　　B. 镇咳作用与可待因相等或略强

C. 也有镇痛作用　　　　　　　　D. 不成瘾

E. 治疗量时不抑制呼吸

5. 下列哪种镇咳药具有较强的局麻作用?(　　)

A. 可待因　　B. 右美沙芬　　C. 苯佐那酯　　D. 喷托维林　　E. 苯丙哌林

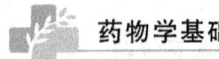
任务二 祛 痰 药

 要点导航

重点：黏痰溶解药的药理作用、临床应用及用药监护。
难点：各类祛痰药的作用机制。

痰是呼吸道炎症的产物，主要由气管、支气管腺体细胞和杯状细胞分泌的黏液、浆液组成。痰不但刺激呼吸道黏膜引起咳嗽，而且还是细菌生长的良好培养基，能加重感染。祛痰药是指能稀释痰液或降低痰液黏稠度，使痰液易于排出的药物。祛痰药按作用方式可分为恶心性祛痰药、刺激性祛痰药和黏痰溶解药。

一、恶心性祛痰药

恶心性祛痰药又称痰液稀释药，本类药物可刺激胃黏膜引起轻度恶心，反射性增加呼吸道腺体分泌，使痰液稀释而易于咳出，常用药有氯化铵。

氯化铵（ammonium chloride）

【药理作用】 氯化铵口服后，对胃黏膜引起化学刺激，引起轻度恶心，通过迷走神经反射性地增加呼吸道腺体分泌，使黏痰变稀而易于咳出。氯化铵吸收后，部分由呼吸道排出，因盐类的渗透作用而带出水分，可使痰液进一步被稀释。

【临床应用】

（1）目前氯化铵很少单独使用，常与其他药物配伍制成复方制剂，用于急、慢性呼吸道感染引起痰多及痰液黏稠而不易咳出患者。

（2）氯化铵是酸性无机盐，吸收后可使体液和尿液呈酸性，用于碱中毒、某些碱血症及酸化尿液。

【不良反应与用药监护】

（1）口服有恶心、呕吐等胃肠道反应，消化性溃疡患者慎用。

（2）过量服可致高氯性酸中毒、低血钾。

（3）血氨高、肝功能不全、肾功能不全者慎用。

（4）本品与金霉素、新霉素、呋喃妥因、磺胺嘧啶、华法林呈配伍禁忌。

二、刺激性祛痰药

刺激性祛痰药是指一些挥发性物质，如桉叶油、安息香酊等加入沸水中，其蒸汽可刺激呼吸道黏膜，增加腺体分泌，将痰液稀释，并改善呼吸道黏膜血液循环，使痰液易于咯出。因给药不方便，目前已很少应用。

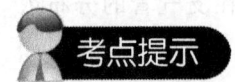考点提示

急救时应用乙酰半胱氨酸的不良反应与用药监护。

三、黏痰溶解药

乙酰半胱氨酸(acetylcysteine)

【药理作用】　乙酰半胱氨酸又名痰易净,为半胱氨酸的 N-乙酰化物,通过分子结构中所含疏基(—SH)与黏痰中黏蛋白多肽链中的二硫键(—S—S—)相互作用,使黏蛋白分子裂解而降低痰液黏稠度,对脓痰中的 DNA 纤维也有裂解作用,故对白色黏痰和脓性黏痰均有效。

【临床应用】　适用于大量黏痰阻塞呼吸道而咳出困难、窒息等危重患者,包括手术后、急性和慢性支气管炎、支气管扩张、肺结核、肺炎、肺气肿等引起的大量黏痰难以咳出者。本药在非应急情况下,以喷雾吸入给药,紧急情况下可采用气管内滴入给药或注入给药,以迅速溶解黏痰。气管内滴入时应做好吸痰准备,以免大量稀痰阻塞呼吸道。

【不良反应与用药监护】

(1)有特殊的蒜臭味,可引起恶心、呕吐,一般减量即可缓解,严重者可暂停给药。

(2)对呼吸道有刺激性,可引起咳嗽、支气管痉挛。气雾吸入常与异丙肾上腺素合用以提高疗效,减少副反应。支气管哮喘患者禁用。

(3)注意及时吸引排痰,以防气管内滴入药物产生大量稀痰堵塞呼吸道。

(4)注意避免药物与金属、橡胶、氧气及氧化剂接触,可发生不可逆结合而失去活性,故盛药器皿或喷雾器要采用玻璃或塑料制品。

(5)本药能使青霉素、四环素、头孢菌素等抗生素失活,故不宜将它们混合吸入,必要时可间隔 4 h 交替使用;与碘化油、糜蛋白酶、胰蛋白酶呈配伍禁忌。

羧甲司坦(carbocisteine)

【药理作用】　羧甲司坦又名强利痰灵,能促进支气管腺体分泌,增加低黏度的唾液黏蛋白分泌,减少高黏度岩藻蛋白的分泌。其也能使黏蛋白中的二硫键断裂,使痰的黏稠度降低而易于咳出,祛痰作用与乙酰半胱氨酸相似。该品口服有效,起效快,服药后 4 h 显效。

【临床应用】　用于慢性支气管炎、支气管哮喘等疾病引起的痰液黏稠、咳痰困难和痰阻气管及术后咳痰困难者。

【不良反应与用药监护】

(1)偶有轻度头晕、恶心、胃部不适、胃肠道出血、腹泻及皮疹等。

(2)服用该品时,注意避免合用强镇咳药,以免大量稀痰堵塞呼吸道。

(3)有出血倾向的消化性溃疡患者慎用。

溴己新(bromhexine)

溴己新又名溴己铵,能直接裂解黏痰中的黏多糖,降低痰液黏稠度,兼有恶心性祛痰及促进呼吸道纤毛运动的作用,利于痰液咳出。适用于慢性支气管炎、哮喘及支气管扩张等痰液黏稠不易咳出的患者。偶有恶心、胃部不适,减量或停药后可消失,胃炎或胃溃疡患者慎用。偶

见血清氨基转移酶短暂升高,能自行恢复。溴己新可增加四环素类抗生素在支气管的分布浓度,合用时能增强抗生素的抗菌疗效。

氨溴索(ambroxol)

氨溴索是溴己新在体内的活性代谢产物。能促进肺表面活性物质分泌及气道液体分泌,使痰中黏多糖纤维断裂,降低痰液黏度,增强支气管纤毛运动,促进痰液排出。祛痰作用较溴己新强。常用于各种原因所致痰多、黏稠及咳痰困难者。不良反应较溴己新轻,妊娠3个月内慎用,过敏者禁用。

常用制剂与用法

氯化铵　片剂:0.3 g。一次 0.3~0.6 g,一日 3 次。注射剂:5 g。治疗碱中毒或酸化尿液,一日 2~20 g,静脉滴注。

乙酰半胱氨酸　片剂:200 mg、500 mg。一次 200 mg,一日 2~3 次。喷雾剂:1.0 g。临用前用氯化钠注射液配成 10% 的溶液,一次 1~3 mL,一日 2~3 次,喷雾吸入。

羧甲司坦　片剂:0.25 g。成人每次 0.25~0.5 g,一日 3 次。儿童一日 30 mg/kg。

盐酸溴己新　片剂:4 mg、8 mg。一次 8~16 mg,一日 3 次。气雾剂:0.2% 溶液。一次 2 mL,一日 2~3 次。

盐酸氨溴索　片剂:15 mg、30 mg。成人及 12 岁以上儿童每次 30 mg,一日 3 次。注射液:15 mg/2 mL。静脉注射、皮下注射或肌内注射,成人每次 15 mg,每日 2 次。

随堂检测

一、选择题

(A₁ 型题)

1. 过量可引起酸中毒的祛痰药是(　　)。

A.胰酶　　　　　　　　B.氯化铵　　　　　　　　C.乙酰半胱氨酸

D.羧甲司坦　　　　　　E.溴己新

2. 常用的黏痰溶解剂是(　　)。

A.氯化铵　　　　　　　B.乙酰半胱氨酸　　　　　C.远志

D.碘化钾　　　　　　　E.苯佐那酯

3. 既能促进支气管黏膜的黏液腺分泌黏稠性低的分泌物,又能裂解痰中酸性黏多糖纤维的药物是(　　)。

A.乙酰半胱氨酸　　　　B.溴己新　　　　　　　　C.氯化铵

D.羧甲司坦　　　　　　E.苯佐那酯

4. 剧咳伴有黏痰患者应选用(　　)。

A.可待因　　　　　　　B.麻黄碱　　　　　　　　C.氯化铵

D.可待因+乙酰半胱氨酸　E.喷托维林

(A₂ 型题)

5. 陈某,男,55 岁,有多年吸烟史,近一周来出现发热、咳嗽,且痰多不易咳出,宜选用（　　）。

　　　A. 氯化铵　　　B. 可待因　　　C. 喷托维林　　　D. 右美沙芬　　　E. 吗啡

任务三　平喘药

 要点导航

重点：沙丁胺醇、氨茶碱、倍氯米松的药理作用、临床应用、不良反应与用药监护。

难点：抗过敏平喘药、M 受体阻断药的作用机制。

　　支气管哮喘简称哮喘，是由过敏原或其他因素引起的以肥大细胞和嗜酸性粒细胞反应为主的变态反应和呼吸道反应性增高为特征的慢性呼吸系统疾病。呼吸道局部过敏介质（组胺、腺苷前列腺素、白三烯等）释放和对各种刺激（冷空气、灰尘、异味等）反应性增高，引起支气管黏膜充血、水肿、渗出、黏液过度分泌、支气管平滑肌痉挛导致呼吸道狭窄，发生突发、反复发作的呼气性呼吸困难伴哮鸣音而形成哮喘。

　　平喘药是指能缓解、消除或预防支气管哮喘的药物。常用药物有肾上腺素受体激动药、茶碱类、M 受体阻断药、抗过敏平喘药、肾上腺糖皮质激素五类。

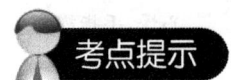 **考点提示**

　　平喘药分类及其代表药的临床应用和用药监护。

一、肾上腺素受体激动药

　　人体呼吸道广泛分布的肾上腺素受体主要是 β_2 受体。应用肾上腺素受体激动药，兴奋呼吸道不同效应细胞上的 β_2 受体，使支气管平滑肌松弛、肥大细胞释放炎症介质与过敏介质减少、血管通透性降低、呼吸道黏膜水肿减轻、纤毛运动增强，从而缓解或消除哮喘。

　　此类药物包括非选择性 β 受体激动药和选择性 β 受体激动药。非选择性 β 受体激动药如肾上腺素、麻黄碱、异丙肾上腺素，激动 β_2 受体产生强大平喘作用的同时，易激动 β_1 受体，引起严重的心脏不良反应，治疗哮喘已少用。选择性 β_2 受体激动药如沙丁胺醇、克伦特罗等，对 β_2 受体有较强的兴奋作用，对 β_1 受体亲和力低，无明显作用，常用量口服或吸入给药时，很少发生心血管系统不良反应而常用于平喘。

沙丁胺醇（salbutamol）

　　【药理作用】　沙丁胺醇又名舒喘灵，能选择性激动呼吸道 β_2 受体，有效抑制过敏介质释放和解除支气管平滑肌痉挛而发挥平喘作用。扩张支气管作用比异丙肾上腺素强 10 倍，而对

心脏的 β_1 受体激动作用仅为异丙肾上腺素的 1/10。沙丁胺醇有气雾剂、普通片剂、缓释剂、注射剂等多种剂型供临床选择,使用方便。口服给药,15~30 min 起效,作用维持 6 h 以上;气雾吸入起效快,疗效最好,1~5 min 内起效,作用维持 4~6 h;缓释剂型和控释剂型作用时间延长,尤适用于夜间发作病人。

【临床应用】　用于支气管哮喘、喘息型支气管炎及伴有支气管痉挛的呼吸道疾病。

【不良反应与用药监护】

(1) 大剂量应用可见心悸、心律失常,使用前后须测量心率、脉搏及血压。心功能不全、高血压、甲状腺功能亢进症病人及孕妇慎用。

(2) 长期应用易引起耐受性,使疗效降低甚至可加重哮喘。

(3) 偶见头晕、不安及手指震颤(骨骼肌上分布有 β_2 受体)。

(4) 用气雾剂吸入需嘱病人掌握剂量,做深而慢的呼吸,保证药物分布均匀。

(5) 与肾上腺糖皮质激素合用,可引起低血钾,导致心律失常,必要时应补钾。

(6) 增加肌糖原分解促进糖异生,促钾入胞,引起血乳酸、丙酮酸升高,并产生酮体,故糖尿病病人慎用。

其他常用 β_2 受体激动药比较见表 10-1。

表 10-1　其他常用 β_2 受体激动药比较

药物名称	平喘强度	用药途径	维持时间	临床用途	主要不良反应
沙美特罗 (salmeterol)	强而缓慢	气雾吸入	8~12 h(长效)	哮喘,喘息型支气管炎	肌肉震颤,偶见心悸、头疼
克伦特罗 (clanbuteror)	比沙丁胺醇强 100 倍	口服,气雾吸入	8~12 h(长效)	哮喘,喘息型支气管炎	手指震颤
特布他林 (terbutaline)	与沙丁胺醇相似	气雾吸入,口服、注射	4~6 h(中效)	哮喘、喘息型支气管炎或肺气肿	心悸,手指震颤
福莫特罗 (Formoterol)	为沙丁胺醇的 4 倍	口服	8~12 h(长效)	哮喘、喘息型支气管炎或肺气肿	偶见震颤、心悸、恶心

二、茶碱类

茶碱(theophylline)是茶中所含的白色不定型结晶状生物碱,为甲基黄嘌呤的衍生物,具有松弛平滑肌、兴奋心脏及利尿作用。茶碱的安全范围较窄,不良反应较多见。用量过大时,可出现严重不良反应甚至呼吸、心跳停止而死亡。茶碱难溶于水,由于乙二胺能增加茶碱的水溶性,并增强其平喘作用。故临床上常用其复盐如氨茶碱(茶碱与乙二胺形成的复盐)、胆茶碱(茶碱和胆碱形成的复盐)等。

氨茶碱(aminophylline)

【药理作用】

1. 解痉平喘　氨茶碱能直接松弛支气管平滑肌,解除平滑肌的痉挛状态而发挥解痉平喘作用。作用机制是多环节的,具体如下:①抑制磷酸二酯酶的活性,cAMP(环磷酸腺苷)破坏减少,呼吸道平滑肌细胞内 cAMP 含量升高,使平滑肌张力降低,呼吸道扩张;②阻断腺苷受体,使腺苷引起呼吸道肥大细胞释放组胺和白三烯减少;③促使内源性儿茶酚胺的释放;④干扰支气管平滑肌 Ca^{2+} 的转运,松弛支气管平滑肌;⑤具有免疫调节和抗炎作用;⑥增加内源性肾上腺素的释放,扩张支气管。

2. 强心作用 氨茶碱能直接作用于心肌,增强心肌收缩力,加速心率,增加心输出量。

3. 利尿作用 扩张肾血管,增加肾血流量,提高肾小球滤过率,抑制肾小管对钠、水的重吸收。

此外,尚有松弛胆道括约肌、增加膈肌收缩力、扩张外周血管和兴奋中枢作用。

【**临床应用**】 主要用于支气管哮喘、喘息型支气管炎、支气管阻塞性肺气肿等疾病,以缓解喘息症状。与肾上腺糖皮质激素合用治疗哮喘持续状态,也用于心源性哮喘及心源性水肿的辅助治疗。与镇痛药合用,可治疗胆绞痛。

【**不良反应与用药监护**】

1. 局部刺激 该药碱性较强,口服可引起恶心、呕吐,宜饭后服用或选择肠溶片;肌内注射引起局部红肿、剧痛,一般不宜肌内注射。

2. 心脏兴奋 氨茶碱的安全范围窄,静脉滴注过快或浓度过高时,可引起头晕、心悸、心律失常、血压骤降甚至死亡。故必须稀释后缓慢滴注,并注意观察患者反应。

3. 中枢兴奋 少数病人有烦躁不安、失眠、谵妄、惊厥等中枢兴奋症状,可用镇静药对抗。

4. 其他 肝肾功能不全、甲状腺功能亢进症、孕妇、哺乳期妇女、小儿慎用;急性心肌梗死、低血压病人禁用。静脉给药时,不可与维生素C、去甲肾上腺素、四环素类盐酸盐配伍。

胆茶碱(choline theophylline)

胆茶碱的水溶性强于氨茶碱,口服易吸收。对胃刺激性小,病人可耐受较大剂量。对心脏及中枢神经系统影响较小。药理作用与临床应用同氨茶碱。但其作用较弱,主要用于氨茶碱不能耐受者。

二羟丙茶碱(diprophylline)

二羟丙茶碱是茶碱与二羟丙基的复盐,pH 值接近中性。对胃黏膜刺激性小,口服易耐受,肌内注射无疼痛。平喘作用弱于氨茶碱,兴奋心脏作用较弱。临床应用同氨茶碱,尤适用于伴有心动过速或不能耐受氨茶碱的哮喘病人,也用于缓解心源性肺水肿引起的哮喘。

三、M 受体阻断药

可选择性阻断呼吸道 M 受体,使支气管平滑肌松弛。常用药物有异丙托溴铵等。

异丙托溴铵(ipratropium bromide)

【**药理作用**】 异丙托溴铵又名异丙阿托品,为阿托品的异丙基衍生物,是一种对支气管平滑肌 M 受体有较高选择性的抗胆碱药,松弛支气管平滑肌作用较强,而对心血管系统和呼吸道腺体作用不明显,不影响痰液的分泌和痰液的黏稠度。本品口服不易吸收,采用气雾吸入给药,5 min 内起效,维持 4~6 h。

【**临床应用**】 主要用于防治支气管哮喘、喘息型慢性支气管炎和肺气肿,对喘息型慢性支气管炎疗效较好,但疗效不及沙丁胺醇。

【**不良反应与用药监护**】

(1) 全身不良反应少,少数病人吸入用药后,有鼻干、口干、口苦等症状。

(2) 按雾化吸入护理要求,指导病人正确使用该药。

(3) 青光眼、前列腺增生病人慎用。

氧托溴铵(oxitropium,氧托品)

本品能阻断呼吸道 M_1、M_2、M_3 胆碱受体,对 M_1、M_2、M_3 胆碱受体无明显选择性,气雾吸入后,对呼吸道平滑肌有较强的松弛作用。

泰乌托品(tiotropium,噻托溴铵)

本品为长效呼吸道 M_1、M_3 胆碱受体阻断药,平喘作用较强,疗效较好,不良反应较少。

四、抗过敏平喘药

抗过敏平喘药主要通过抑制肥大细胞释放过敏介质、抗组胺和抗炎症介质作用而用于预防和治疗哮喘的发作。本类药物包括肥大细胞膜稳定药、H_1 受体阻断药、抗白三烯药。

(一) 肥大细胞膜稳定药

色甘酸钠(disodium cromoglicate)

【药理作用】 色甘酸钠又名咽泰,能稳定肥大细胞膜,抑制肥大细胞释放过敏介质如组胺、慢反应物质、白三烯等,对速发型过敏反应具有明显的抑制作用。无拟肾上腺素作用,不松弛支气管平滑肌,不对抗组胺等过敏介质引起的支气管平滑肌痉挛。

【临床应用】

(1) 支气管哮喘:用于预防哮喘的发作,被认为是最安全的支气管哮喘药。本药起效缓慢,一般在接触抗原前 7~10 日给药,可预防速发型和迟发型过敏性哮喘,也可防止运动和其他刺激诱发的哮喘。对糖皮质激素依赖型哮喘病例可用本品部分或全部取代。对已发作的哮喘无效。长期疗法用于慢性哮喘。

(2) 对过敏性鼻炎、过敏性结膜炎、过敏性湿疹等均有较好疗效。

(3) 溃疡性结肠炎和直肠炎,通过灌肠可改善症状。

【不良反应与用药监护】

(1) 不良反应很少,少数患者吸入时因粉末刺激而产生咽喉部刺激症状如呛咳、气急甚至诱发哮喘,与少量异丙肾上腺素合用可以预防。

(2) 突然停药可诱发哮喘,应逐渐减量停药。

(3) 原来用其他平喘药的患者,改用本药后应继续用药至少 1 周或病人症状明显改善后,方可逐渐减量停用原药。

(4) 孕妇慎用。

(二) H_1 受体阻断药

酮替芬(ketotifen)

酮替芬具有强大的阻断 H_1 受体和类似色甘酸钠抑制肥大细胞释放过敏介质的作用,预防和逆转 β_2 受体"向下调节",增强 β_2 受体激动药的平喘作用。临床主要用于防治轻、中度外源性支气管哮喘发作,亦可用于运动性哮喘及阿司匹林诱发的哮喘。口服可以吸收,约 3 h 达血药浓度峰值。可单独应用或与 β₂ 受体激动药、茶碱类药合用。疗效优于色甘酸钠,对儿童疗效优于成人。不良反应有短暂头晕、嗜睡、乏力、反应迟钝、谷丙转氨酶和碱性磷酸酶活性升高等。服药期间应注意检查肝功能。本品孕妇慎用。

(三) 抗白三烯药

半胱氨酰白三烯是哮喘发病的一种重要炎症介质,可引起支气管黏液分泌增加、纤毛运动减弱、毛细血管通透性增加。其作用比组胺强 1000 倍。

白三烯是哮喘发病的重要炎症介质,抗白三烯药可与支气管平滑肌等部位的白三烯受体结合,竞争性拮抗白三烯的作用,抑制炎症反应,发挥平喘作用。用于轻、中度哮喘的预防和治疗,尤其适合阿司匹林哮喘。不宜用于哮喘急性发作。与糖皮质激素合用产生协同抗炎作用,可减少糖皮质激素用量。对部分吸入糖皮质激素不能控制的哮喘仍有效。

扎鲁司特钠(zafirlukast sodium)

适用于 6 岁以上和成人支气管哮喘,尤其是阿司匹林哮喘的预防和长期治疗。

孟鲁斯特(montelukast)

适用于 12 岁以上和成人支气管哮喘的预防和长期治疗。两者不良反应相似,有轻微头痛、咽炎、恶心、呕吐。孕妇、哺乳期妇女及肝功能不全者慎用。

五、肾上腺糖皮质激素

肾上腺糖皮质激素具有较强的抗过敏、抗炎、提高 β 受体对儿茶酚胺反应性等作用,对支气管哮喘疗效显著。临床有两种给药方式:①全身用药:当哮喘急剧发作或哮喘持续状态经其他药物治疗无效时,可口服或静脉注射糖皮质激素,常用泼尼松、泼尼松龙、地塞米松。其不良反应发生率高且较严重,一般哮喘不推荐这种给药方式。②气雾吸入:近年来采用气雾吸入局部给药法,直接将药物送入呼吸道,充分发挥糖皮质激素的局部抗炎作用,对哮喘有良好的疗效,几乎无全身不良反应。目前常用的吸入用糖皮质激素有倍氯米松、布地奈德等。

倍氯米松(beclomethasone)

【药理作用】　倍氯米松为地塞米松的衍生物,对支气管和肺组织有较高的特异性,气雾吸入给药后,有 10%～20% 在支气管和肺部吸收,抗炎作用为口服地塞米松的 500～600 倍,平喘作用强大,且无全身不良反应。长期应用也不抑制肾上腺皮质功能。吸入很小剂量(每日 0.4 mg)即有效。倍氯米松起效缓慢,需要连续吸入 10 日后才能出现明显疗效。

【临床应用】　主要用于中、重度及顽固性哮喘。因不能吸入足够量的药物,不宜用于哮喘持续状态;因起效慢,不用于哮喘急性发作的抢救。若用必须同时静脉注射或口服其他糖皮质激素,也可合用 β₂ 受体激动药或茶碱类平喘药。该药也用于治疗过敏性鼻炎,外用可治疗过敏性皮肤病。

【不良反应与用药监护】
(1) 吸入常用剂量,一般不产生不良反应。
(2) 长期吸入用药,有 80%～90% 的药物沉积在咽部并吞咽到胃肠道,可引起声音嘶哑、声带萎缩变形,可诱发口咽部念珠菌感染。若吸入后立即漱口可降低发生率。

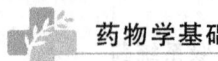

布地奈德(budesonide)

布地奈德气雾剂是不含卤素的糖皮质激素类药物。局部抗炎作用强,约为倍氯米松的 2 倍。主要用于支气管哮喘和喘息型慢性支气管炎。气雾吸入,不良反应很少,少数病人会出现轻度咳嗽和声嘶、精神紧张、咽部念珠菌感染。

🏥 常用制剂与用法

沙丁胺醇　片剂:2 mg。一次 2～4 mg,一日 3 次。气雾剂:0.2% 溶液。一次 0.2～0.4 mg,一日 4 次。

硫酸特布他林　片剂:2.5 mg、5 mg。一次 2.5～5 mg,一日 3 次。气雾剂:50 mg。一次 0.25～0.5 mg,一日 3～4 次,气雾吸入。注射剂:0.25 mg。一次 0.25 mg,必要时可重复一次,但 4 h 内不能超过 0.5 mg,静脉注射。

盐酸克仑特罗　片剂:20 μg。一次 20～40 μg,一日 3 次。气雾剂:一次 10～20 μg 吸入,一日 3～4 次。

氨茶碱　片剂:0.1 g、0.2 g。一次 0.1～0.2 g,一日 3 次。极量:一次 0.5 g,一日 1 g。注射剂:0.25 g。一次 0.25～0.5 g,一日 1 次,以 50% 葡萄糖注射液 20～40 mL 稀释后缓慢静脉注射,以 5% 葡萄糖注射液 500 mL 稀释后静脉滴注。极量:一次 0.5 g,一日 1 g。

胆茶碱　片剂:0.1 g、0.2 g。口服:成人每次 0.1～0.2 g。一日 3 次。小儿一日 10～15 mg,分 3～4 次服。

二羟丙茶碱　片剂:0.1 g、0.2 g。口服:每次 0.1～0.2 g,一日 3 次。注射剂:0.25 g/2 mL。肌内注射:每次 0.2～0.5 g,静脉滴注:用于严重哮喘发作,每次 0.5～1 g 加入 5% 葡萄糖注射液 1500～2000 mL 中滴注。

异丙托溴铵　气雾剂:10 mL。一次 40～80 μg,一日 3～4 次,气雾吸入。

色甘酸钠　气雾剂:700 mg。一次 3.5～7 mg,一日 3～4 次,气雾吸入。粉雾剂:20 mg。一次 20 mg,一日 4 次,粉雾吸入。

酮替芬　片剂:0.5 mg、1 mg。一次 1 mg,一日 2 次。

扎鲁斯特　片剂:20 mg、40 mg。一次 20 mg,一日 2 次,饭前 1 h 或饭后 2 h 服。

丙酸倍氯米松　气雾剂:10 mg。开始吸入量一次 50～200 μg,一日 2～3 次,维持吸入量应个体化,以能控制症状的最低量为准。

布地奈德　气雾剂:10 mg、20 mg、60 mg。气雾吸入,成人开始剂量为每次 200～800 μg,一日 2 次,维持剂量个体化。儿童开始剂量为每次 100～200 μg,一日 2 次,维持剂量个体化。

🏥 随堂检测

一、选择题

(A₁ 型题)

1. 有心脏病的支气管哮喘病人的对症治疗宜选用哪种平喘药?(　　)

A. 肾上腺素　　　　　B. 异丙肾上腺素　　　　　C. 麻黄碱

D. 沙丁胺醇　　　　　E. 多巴胺

2. 心源性哮喘可选用（　　）。

A. 肾上腺素　　　　　　　　B. 沙丁胺醇　　　　　　　　C. 吗啡

D. 异丙肾上腺素　　　　　　E. 去甲肾上腺素

3. 支气管哮喘病人禁用（　　）。

A. 麻黄碱　　　B. 异丙阿托品　C. 沙丁胺醇　　D. 溴己新　　　E. 乙酰半胱氨酸

4. 选择性较高的 β_2 受体激动药是（　　）。

A. 肾上腺素　　　　　　　　B. 麻黄碱　　　　　　　　　C. 异丙肾上腺素

D. 沙丁胺醇　　　　　　　　E. 多巴胺

5. 通过稳定肥大细胞膜，减少过敏介质释放而预防哮喘发作的平喘药物是（　　）。

A. 沙丁胺醇　　B. 氨茶碱　　　C. 异丙阿托品　D. 倍氯米松　　E. 色甘酸钠

6. 既可用于心源性哮喘又可用于支气管哮喘的平喘药是（　　）。

A. 吗啡　　　　B. 肾上腺素　　C. 氨茶碱　　　D. 克伦特罗　　E. 多巴胺

（A₃ 型题）

7～8 题共用题干

李某，女，54 岁。患慢性支气管哮喘，目前使用其他药物疗效不佳。

7. 如果给予糖皮质激素治疗，那么最适合的给药途径是（　　）。

A. 口服　　　　B. 肌内注射　　C. 静脉滴注　　D. 吸入　　　　E. 皮下注射

8. 在用糖皮质激素期间，进行相应的用药护理，正确观念或做法是（　　）。

A. 每次吸入后用清水漱口　　　　　　　　B. 长期使用不易引起肾上腺皮质萎缩

C. 易产生全身不良反应　　　　　　　　　D. 不易发生口腔真菌感染

E. 不会出现声音嘶哑

（张龙功）

项目十一　激 素 类 药

学习目标

知识目标：掌握糖皮质激素类药及胰岛素常用制剂的药理作用、临床应用、不良反应与用药监护；熟悉甲状腺激素、抗甲状腺药和口服降血糖药的类型、作用特点、临床应用及用药监护；了解性激素及常用避孕药的分类、作用特点与临床应用。

能力目标：能根据激素类药的特点制订护理措施，能对病人及家属进行相关疾病的护理宣教。

素质目标：具有严肃认真的学习态度和高尚的职业道德，能正确指导病人合理用药。

任务一　肾上腺皮质激素类药

要点导航

重点：糖皮质激素的药理作用、临床应用、不良反应与用药监护。

难点：糖皮质激素的药理作用、不良反应、用药监护。

肾上腺皮质激素是肾上腺皮质所分泌各类激素的总称，因其都具有甾体化学结构，又称甾体类激素。肾上腺皮质由外向内依次分为：①球状带：分泌盐皮质激素，包括醛固酮和去氧皮质酮等，主要影响水盐代谢，临床应用少。②束状带：分泌糖皮质激素，包括氢化可的松、可的松等，主要影响糖、脂肪和蛋白质代谢，作用广泛，临床常用。③网状带：分泌性激素，包括雄激素和少量雌激素，由于分泌量少且生物活性低，不包括在通常所说的肾上腺皮质激素内。肾上腺皮质激素的分泌受下丘脑-垂体前叶-肾上腺皮质轴调节（图 11-1）。

糖皮质激素脂溶性较高，易转运；易吸收，主要在肝脏转化，随尿液排出。可的松和泼尼松需在肝内分别转化为氢化可的松和泼尼松龙才具有活性，故严重肝功能不全病人宜选用氢化可的松或泼尼松龙。

临床常用的糖皮质激素按作用时间和给药方式的不同可分为短效、中效、长效和外用四

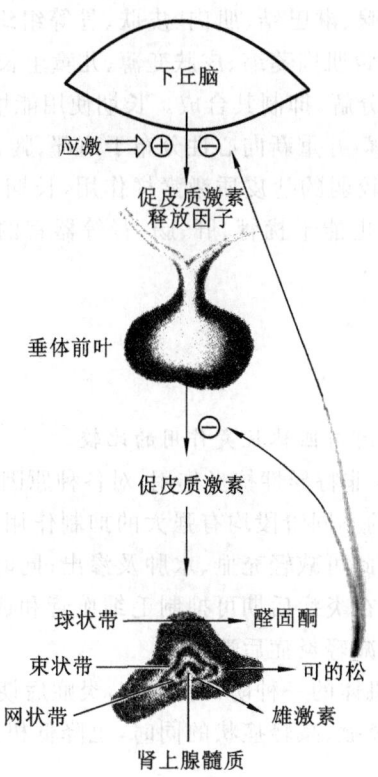

图 11-1　肾上腺皮质激素分泌的调节

注："＋"表示促进，"－"表示反馈性抑制。

类,其比较见表 11-1。

表 11-1　常用糖皮质激素的比较

类别	药物	水盐代谢 （比值）	糖代谢 （比值）	抗炎作用 （比值）	等效剂量 /mg	半衰期 /min
短效	氢化可的松	1.0	1.0	1.0	20	90
	可的松	0.8	0.8	0.8	25	90
中效	泼尼松	0.6	3.5	3.5	5	＞200
	泼尼松龙	0.6	4.0	4.0	5	＞200
	甲泼尼松龙	0.5	5.0	5.0	4	＞200
	曲安西龙	0	5.0	5.0	4	＞200
长效	地塞米松	0	30	30	0.75	＞300
	倍他米松	0	30～35	25～35	0.60	＞300
外用	氟氢可的松	125		12		
	氟轻松			40		

【**药理作用**】　超生理剂量的糖皮质激素,除影响物质代谢外,具有广泛的药理作用。

1. 对物质代谢的影响

（1）糖代谢　促进糖原异生,增加肝糖原、肌糖原含量,减慢葡萄糖分解与利用,升高血糖。

（2）蛋白质代谢　促进胸腺、淋巴结、肌肉、皮肤、骨等组织的蛋白质分解代谢，抑制蛋白质合成，造成负氮平衡，久用可致肌肉萎缩、皮肤变薄、儿童生长缓慢等现象。

（3）脂肪代谢　促进脂肪分解，抑制其合成。长期使用能增高血胆固醇含量，并激活四肢皮下脂肪酶，促使皮下脂肪分解，并重新向心性分布于面部、胸、背及臀部，形成向心性肥胖。

（4）水和电解质代谢　有较弱的盐皮质激素样作用，长期大量应用呈现明显的保钠排钾作用，可致水钠潴留、低血钾。也能干扰骨、肝、肠、肾等器官的钙磷代谢，长期应用可致骨质疏松。

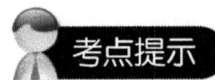

糖皮质激素的抗炎作用与阿司匹林抗炎作用的比较。

2. 抗炎作用　具有强大的非特异性抗炎作用，对各种原因（物理性、化学性、生物性、免疫性等）所致的炎症及炎症发展的不同阶段均有强大的抑制作用。在急性炎症初期可收缩局部血管，降低毛细血管通透性，因此可减轻充血、水肿及渗出；同时抑制白细胞浸润及吞噬反应，从而改善红、肿、热、痛等症状；在炎症后期可抑制毛细血管和成纤维细胞的增生，延缓肉芽组织生长，防止粘连及瘢痕形成，减轻炎症后遗症。

但必须注意，炎症反应是机体的一种防御性反应，炎症后期的反应更是组织修复的重要过程。因此，糖皮质激素在抑制炎症、减轻症状的同时，也降低机体的防御功能，可致感染扩散、创口愈合延迟。

3. 免疫抑制与抗过敏作用

（1）对免疫系统的抑制作用　小剂量主要抑制细胞免疫，大剂量则能抑制体液免疫。对免疫过程多个环节均有抑制作用：①抑制巨噬细胞对抗原的吞噬和处理；②促进致敏淋巴细胞解体及向血管外组织移行，使血中淋巴细胞减少。

（2）抗过敏作用　糖皮质激素还能减少组胺、5-羟色胺、过敏性慢反应物质、缓激肽等过敏介质的产生，呈现抗过敏作用。

4. 抗内毒素作用　糖皮质激素可提高机体对细菌内毒素的耐受力，减轻其对机体造成的损害，既有良好的退热作用，又能明显缓解毒血症症状。但不能杀灭细菌，也不能中和、破坏内毒素，对细菌外毒素无效。其作用机制可能与稳定溶酶体膜、减少内热原的释放、降低体温调节中枢对致热原的敏感性有关。

5. 抗休克作用　大剂量糖皮质激素广泛用于各种严重休克，特别是中毒性休克。其原因除与抗炎、抗免疫、抗毒素作用相关以外，还与下列因素有关：①兴奋心脏、增强心肌收缩力，使心输出量增加；②降低血管对某些缩血管活性物质的敏感性，使痉挛状态的血管舒张，改善休克状态；③稳定溶酶体膜，减少心肌抑制因子（MDF）的形成，防止因 MDF 所致的心肌收缩力降低及内脏血管收缩。

6. 其他作用

（1）退热作用　糖皮质激素具有迅速、良好的退热作用，可能与其能抑制体温调节中枢对致热原的反应、稳定溶酶体膜，减少内源性致热原释放有关。但需注意在发热原因诊断未明前不可滥用，否则易掩盖症状而延误诊断。

（2）血液与造血系统　糖皮质激素能刺激骨髓造血功能，使红细胞、血红蛋白增多，大剂量可使血小板增多并提高纤维蛋白原浓度，缩短凝血时间；促使中性粒细胞数增多，但中性粒细胞却降低其游走、吞噬、消化及糖酵解等功能,因而减弱对炎症区的浸润与吞噬活动。对淋巴组织也有明显影响,在肾上腺皮质功能减退者,可致淋巴组织增生,淋巴细胞增多;而在肾上腺皮质功能亢进者,淋巴细胞减少,淋巴组织萎缩。另一方面,可使血液中淋巴细胞、单核细胞和嗜酸性粒细胞计数明显减少。

(3)中枢神经系统 能提高中枢神经系统的兴奋性,出现欣快感、易激动、失眠等,偶可诱发精神失常。大剂量对儿童可致惊厥。

(4)消化系统 糖皮质激素能使胃酸和胃蛋白酶分泌增多,提高食欲,促进消化,但大剂量应用可减少胃黏液分泌,降低胃黏膜自我保护能力,诱发或加重消化性溃疡。

(5)雄激素样作用 长期用药可引起痤疮、多毛、女性病人男性化等。

【临床应用】

1.替代疗法 用于急慢性肾上腺皮质功能不全,脑垂体前叶功能减退及肾上腺次全切除术后的补充治疗。

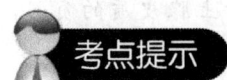

考点提示

糖皮质激素的药理作用及临床应用。

2.严重感染或炎症

(1)治疗严重急性感染 主要用于中毒性感染或同时伴有休克者,如中毒性菌痢、暴发型流行性脑膜炎、中毒性肺炎及败血症等。但糖皮质激素抗炎不抗菌,同时降低机体的免疫力,所以必须在使用足量有效抗菌药物治疗的前提下,加用糖皮质激素作辅助治疗。

对病毒性感染一般不用糖皮质激素,因为目前缺乏有效的抗病毒药物。但对严重病毒感染(如严重的传染性非典型肺炎、病毒性肝炎、流行性腮腺炎和乙型脑炎),需用糖皮质激素迅速控制症状,防止或减轻并发症和后遗症。

(2)防止某些炎症后遗症 如结核性脑膜炎、脑炎、心包炎、风湿性心瓣膜炎、损伤性关节炎、睾丸炎以及烧伤后瘢痕挛缩等,早期应用肾上腺皮质激素可减少炎性渗出,防止后遗症发生。对虹膜炎、角膜炎、视网膜炎和视神经炎等非特异性眼炎,应用后也可迅速消炎止痛、防止角膜混浊和疤痕粘连的发生。

3.自身免疫性疾病及过敏性疾病

(1)自身免疫性疾病 如风湿性心肌炎、风湿及类风湿性关节炎、系统性红斑狼疮、结节性动脉周围炎、皮肌炎、自身免疫性贫血和肾病综合征等应用糖皮质激素后可缓解症状,对多发性皮肌炎,糖皮质激素为首选,宜采用综合疗法。

(2)过敏性疾病 如荨麻疹、枯草热、花粉症、血清病、血管神经性水肿、支气管哮喘及过敏性鼻炎等过敏性疾病,在应用肾上腺受体激动药和抗组胺药治疗无效或病情特别严重时,可用于本类药物为辅助治疗。

(3)器官移植排异反应 糖皮质激素可抑制异体器官移植手术后的排斥反应。为增强疗效,减少用药剂量,常与环孢素 A 等免疫抑制剂合用。

4.休克治疗 感染中毒性休克时,在足量有效的抗菌药物治疗下,可及早、短时间突击使用大剂量糖皮质激素,见效后即停药;对过敏性休克,糖皮质激素为次选药,可与首选药肾上腺素合用;对心源性休克,须结合病因治疗;对低血容量性休克,在补液、补电解质或输血后效果不佳者,可合用超大剂量的糖皮质激素。

5. 血液病　常用于急性淋巴细胞性白血病,尤其是儿童急性淋巴细胞性白血病的治疗。也用于再生障碍性贫血、粒细胞减少症、血小板减少症和过敏性紫癜等的治疗,但停药后易复发。

6. 皮肤黏膜病　对接触性皮炎、湿疹、肛门瘙痒、牛皮癣等,宜用氢化可的松、泼尼松龙或氟轻松等软膏、霜剂或洗剂局部使用。对天疱疮及剥脱性皮炎等严重病例仍需全身用药。局部用于眼前部的炎症如结膜炎、角膜炎和虹膜炎,可迅速起效,对于眼后部炎症如脉络膜炎、视网膜炎需全身或球后给药。

> **知识链接**
>
> ### 糖皮质激素的分泌
>
> 　　糖皮质激素的分泌具有昼夜节律性,即每日上午8—10时为分泌高峰,随后逐渐下降,午夜12时为低谷。上午8时左右糖皮质激素对下丘脑和脑垂体的负反馈作用最强,此时应用糖皮质激素类药物,顺应内源性的负反馈,可降低对肾上腺皮质的负反馈抑制,减轻不良反应。

【给药方法】

1. 大剂量突击疗法　用于急性、重度、危及生命的疾病的抢救,如严重感染和休克等。常于短时间内给予大剂量糖皮质激素,一般选用氢化可的松静脉滴注,首剂200～300 mg,一日量可超过1 g,疗程不超过3天。同时配合抗感染、抗休克治疗。

2. 一般剂量长期疗法　用于结缔组织病和肾病综合征等。常选用泼尼松口服,开始每日10～30 mg,一日3次,产生疗效后,逐渐减量至最小维持量,疗程为6～12个月。

> **知识链接**
>
> ### 助记口诀——糖皮质激素的"四四三三五五"
>
> 　　四类药物:短效、中效、长效、外用。
>
> 　　四大生理作用:升糖、解蛋、分脂、保钠。
>
> 　　四抗作用:抗炎、抗毒、抗免疫、抗休克。
>
> 　　四用法:大剂量突击、中剂量维持、小剂量替代、隔日清晨顿服。
>
> 　　三多三少:红细胞、血小板、中性粒细胞增多,嗜酸性粒细胞、单核细胞、淋巴细胞减少。
>
> 　　不良反应:"五个一、五诱发"。
>
> 　　一进:类肾上腺皮质功能亢进症。
>
> 　　一退:肾上腺皮质萎缩和分泌功能减退。
>
> 　　一抑制:抑制儿童生长发育。
>
> 　　一缓:延缓伤口愈合。
>
> 　　一反:反跳。
>
> 　　五诱发:诱发或加重感染、诱发或加重糖尿病、诱发或加重消化性溃疡、诱发或加重精神病和癫痫、诱发或加重高血压。

3. 小剂量替代疗法　用于治疗急、慢性肾上腺皮质功能不全症、腺垂体功能减退、艾迪生病及肾上腺皮质次全切除术后。常选用可的松或氢化可的松,每日给予生理需求量。

4. 隔日疗法　用于需长期治疗的疾病,是安全、有效的给药方法。根据糖皮质激素分泌的昼夜节律性,可将两日总药量隔日早晨 7～8 时一次顿服,称为隔日疗法。在内源性糖皮质激素分泌高峰时给药,可最大限度地降低对肾上腺皮质功能的抑制,减轻长期用药引起的不良反应。常选用泼尼松和泼尼松龙等中效制剂。

5. 局部用药　用于治疗湿疹、接触性皮炎等,常用氟轻松、曲安奈德软膏或霜剂。

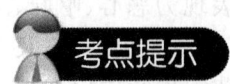
考点提示

糖皮质激素的不良反应及给药方法。

【不良反应与用药监护】

1. 长期大量应用引起的不良反应

长期大量应用糖皮质激素的不良反应可参见图 11-2。

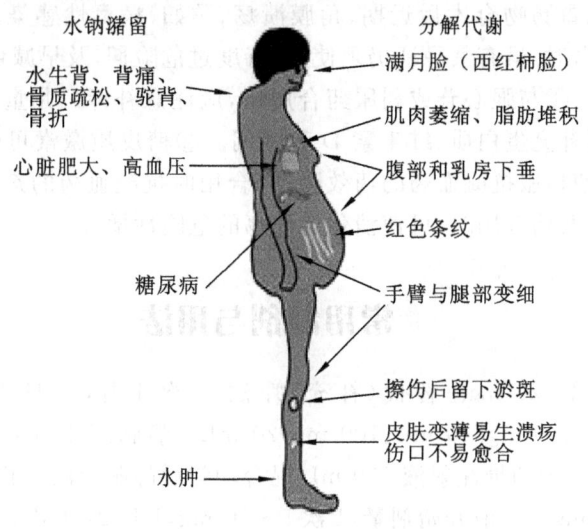

水钠潴留

水牛背、背痛、骨质疏松、驼背、骨折

心脏肥大、高血压

糖尿病

水肿

分解代谢

满月脸（西红柿脸）

肌肉萎缩、脂肪堆积

腹部和乳房下垂

红色条纹

手臂与腿部变细

擦伤后留下淤斑

皮肤变薄易生溃疡伤口不易愈合

图 11-2　长期大量应用糖皮质激素的不良反应

（1）类肾上腺皮质功能亢进综合征　又称医源性肾上腺皮质功能亢进症。长期大剂量应用可引起物质代谢和水盐代谢紊乱,表现为满月脸、水牛背、皮肤变薄、痤疮、多毛、水肿、低钾血症、高血压、高血糖。停药后可自行消退,必要时采取对症治疗,如应用抗高血压药、降血糖药、补充氯化钾等,并采取低盐、低糖、高蛋白、高钾饮食等措施。

（2）诱发或加重感染　因糖皮质激素抑制机体防御功能,长期应用可诱发感染或使体内潜在病灶扩散,特别是原有疾病已使抵抗力降低如肾病综合征、白血病、再生障碍性贫血等。还可使原来静止的结核病灶扩散、恶化,故结核病病人应合用抗结核药,抗菌药物控制有效的感染禁用本类药物。

（3）消化系统并发症　因可使胃酸、胃蛋白酶分泌增加,抑制胃黏液分泌,降低胃肠黏膜防御功能,可诱发或加重消化性溃疡,甚至造成消化道出血或穿孔。少数病人可诱发胰腺炎或脂肪肝。应定期做大便潜血试验,加服抗酸药及胃黏膜保护药。

（4）心血管系统并发症　可诱发高血压和动脉粥样硬化,还可引起脑卒中、高血压性心脏病、血管脆性增加等。必要时加用抗高血压药。

（5）其他　骨质疏松、肌肉萎缩、伤口愈合迟缓、抑制生长发育等。骨质疏松多见于儿童、老年人和绝经妇女，严重者可发生自发性骨折。孕妇偶可引起畸胎。故长期用药应适当补充维生素 D 和钙剂。还可诱发精神失常、白内障、青光眼、糖尿病、精神病和癫痫等。

2. 停药反应

（1）医源性肾上腺皮质功能不全　长期应用超生理剂量糖皮质激素的病人，由于外源性糖皮质激素反馈性抑制腺垂体促皮质激素（ACTH）的分泌，使内源性皮质激素释放减少及肾上腺皮质萎缩，骤然停药或减量过快，可引起肾上腺皮质功能不全或危象，表现为恶心、呕吐、乏力、低血压甚至休克等，尤其当机体遇到感染、创伤、手术等严重应激情况时更易出现，需及时抢救。长期应用糖皮质激素，不可骤然停药，需缓慢减量逐渐停药，且停药需连续应用促皮质激素 7 天左右；在停药 1 年内如遇应激情况，应及时补充糖皮质激素。

（2）反跳现象　长期用药，突然停药或减量过快可使原有病情复发或加重，故需减量逐渐停药。

【禁忌证】　肾上腺皮质功能亢进症、严重高血压、活动性消化性溃疡、糖尿病、精神病、癫痫、骨折、创伤修复期、胃肠吻合术后近期、角膜溃疡、孕妇、病毒性感染、麻疹、真菌感染等禁用。但当病情危及生命时，虽有禁忌证仍须使用，待度过危险期，及早减量或停药。

【药物相互作用】　①与强心苷或利尿药合用时，应注意补钾。儿童和绝经期妇女应用时为防止骨质疏松症，可补充蛋白质、维生素 D 和钙剂。②糖皮质激素可降低胰岛素和口服降血糖药的效应。也可使口服抗凝血药的药效降低，合用时抗凝血药的剂量宜加大。可使水杨酸盐的消除速度加快，两药合用时，可使消化性溃疡的危险性增大。

常用制剂与用法

氢化可的松　片剂：20 mg。替代（补充）疗法：1 次 1 片，一日 1～2 次。注射剂：10 mg/2 mL、25 mg/5 mL、50 mg/10 mL、100 mg/20 mL。静脉滴注，1 次 100～200 mg，与 0.9％氯化钠注射液或 5％葡萄糖注射液 500 mL 混合均匀后静脉滴注。软膏：0.1％，外用。

泼尼松　片剂：5 mg。一般开始剂量，1 次 5～10 mg，1 日 2～6 次，维持量 5～10 mg。

泼尼松龙　片剂：5 mg。开始一日 15～20 mg，分 3～4 次，维持量一日 5 mg。注射剂：125 mg/5 mL。静脉滴注，每次 10～25 mg，加入 5％葡萄糖注射液 500 mL 中应用。

甲泼尼松龙　片剂：2 mg、4 mg。开始一日 16～24 mg，分 2 次，维持量一日 4～8 mg。

地塞米松　片剂：0.75 mg。开始 1 次 0.75～1.5 mg，一日 2～4 次，维持量一日 0.75 mg。注射剂：2 mg/1 mL、5 mg/1 mL。皮下、肌内或静脉注射，1 次 2～20 mg，一日 2 次。

倍他米松　片剂：0.5 mg。开始一日 0.5～2 mg，分 3～4 次，维持量一日 0.5～1 mg。

氟轻松　软膏、乳膏：0.025％。外用，一日 3～4 次。

随堂检测

一、选择题

（A₁ 型题）

1. 肾上腺皮质球状带分泌的激素是（　　　）。

A. 肾上腺素　　　　　　　B. 去甲肾上腺素　　　　　　　C. 醛固酮

D. 生长激素　　　　　　　　　E. 性激素

2. 与应激反应有关的激素是(　　)。

A. 肾上腺素　　B. 生长激素　　C. 雄激素　　D. 胰岛素　　E. 糖皮质激素

3. 临床上长期大量应用糖皮质激素将导致(　　)。

A. 肾上腺皮质萎缩　　　　　　B. 肾上腺皮质增生　　　　　　C. 肾上腺髓质萎缩

D. 肾上腺髓质增生　　　　　　E. 腺垂体萎缩

4. 分泌增多后可导致向心性肥胖的激素是(　　)。

A. 甲状腺激素　　B. 生长激素　　C. 肾上腺素　　D. 糖皮质激素　　E. 胰岛素

5. 糖皮质激素全身应用时不良反应较多,但不会引起(　　)。

A. 水肿　　　B. 高血压　　　C. 高血钾　　　D. 高血钠　　　E. 高血糖

6. 长疗程应用糖皮质激素采用隔日清晨一次给药可避免(　　)。

A. 诱发溃疡　　　　　　　　B. 停药症状　　　　　　　　C. 诱发感染

D. 反跳现象　　　　　　　　E. 反馈性抑制垂体-肾上腺皮质功能

7. 糖皮质激素隔日疗法的给药时间最好在隔日(　　)。

A. 中午 12 时　　B. 上午 8 时　　C. 晚上 8 时　　D. 下午 5 时　　E. 夜间 11 时

8. 长期应用糖皮质激素可引起(　　)。

A. 高血钙　　　B. 低血钾　　　C. 高血钾　　　D. 高血磷　　　E. 低血糖

9. 严重肝功能不良的病人需用糖皮质激素治疗时,不宜选用(　　)。

A. 泼尼松　　　B. 氢化可的松　　C. 地塞米松　　D. 倍他米松　　E. 曲安西龙

10. 糖皮质激素大剂量突击疗法适用于(　　)。

A. 肾病综合征　　　　　　　B. 结缔组织病　　　　　　　C. 恶性淋巴瘤

D. 感染中毒性休克　　　　　E. 顽固性支气管哮喘

(A_2 型题)

11. 王某,男,44 岁。半年来面部色素沉着、厌食、乏力,时有恶心呕吐;呼吸、心率正常,血压 110/70 mmHg;血皮质醇、17-羟类固醇、17-酮类固醇和 24 h 尿游离皮质醇均低于正常;血浆 ACTH 升高;低血钠、高血钾。应选用的治疗药是(　　)。

A. 丙酸睾酮　　B. 泼尼松龙　　C. 胰岛素　　D. 呋塞米　　E. 美替拉酮

12. 刘某,女,18 岁。无明显诱因皮下紫斑半年。脾脏轻度肿大,肝脏大小正常,血压、呼吸、心率无异常。两肺 X 线检查正常,多次检查血小板<$100×10^9$/L,应选择的治疗药物是(　　)。

A. 垂体后叶素　　B. 肾上腺素　　C. 氢化可的松　　D. 保泰松　　E. 色甘酸钠

(A_3/A_4 型题)

13～14 题共用题干

患者发热、咳嗽、咳痰,血压 80/50 mmHg,临床诊断为中毒性肺炎,首选足量有效抗微生物药治疗。

13. 症状未见好转,应及早(　　)。

A. 使用氢化可的松　　　　　B. 输血　　　　　　　　　C. 补充维生素

D. 使用脂肪乳剂　　　　　　E. 使用抗病毒药物

14. 病情缓解后应立即(　　)。

A. 停用抗微生物药　　　　　B. 停用肾上腺皮质激素　　　　C. 加用镇咳药物

D. 使用阿司匹林类药物　　　　　E. 以上都行

15～17 题共用题干

李某,女,45 岁。有轻度甲状腺功能亢进症病史 2 年,并患有支气管哮喘,合用下列药物半年,出现皮肤变薄、多毛、尿糖。

15. 此系哪一种药物的不良反应(　　　)。

A. 卡比马唑　　　　　　　　　　　　B. 曲安西龙

C. 沙丁胺醇(哮喘严重时使用)　　　　D. 甲硫氧嘧啶(与卡比马唑交替使用)

E. 氨茶碱

16. 长期应用该药停药后,肾上腺皮质对 ACTH 起反应功能的恢复约需(　　　)。

A. 停药后立即恢复　　　B. 1 周　　　　　　　　　C. 1 个月

D. 2 个月　　　　　　　E. 半年以上

17. 如突然停用该药,会产生反跳现象,其原因是(　　　)。

A. 病人对激素产生依赖性或病情未充分控制　　B. ACTH 突然分泌增多

C. 肾上腺皮质功能亢进　　　　　　　　　　　D. 甲状腺功能亢进

E. 垂体功能亢进

(B 型题)

18～19 题共用选项

A. 倍他米松　　B. 地塞米松　　C. 氢化可的松　　D. 氟氢可的松　　E. 泼尼松龙

18. 属于短效糖皮质激素的是(　　　)。

19. 属于中效糖皮质激素的是(　　　)。

20～22 题共用选项

A. 防止粘连和瘢痕形成　　　B. 增强机体防御功能　　　　C. 刺激骨髓造血功能

D. 抑制免疫反应的多个环节　　E. 抑制蛋白质合成

20. 糖皮质激素禁用于创伤修复期是因为其(　　　)。

21. 糖皮质激素对造血系统的作用是(　　　)。

22. 糖皮质激素免疫抑制作用的特点是(　　　)。

任务二　甲状腺激素与抗甲状腺药

 要点导航

重点:硫脲类和碘制剂的药理作用、临床应用、不良反应与用药监护。

难点:抗甲状腺药的分类与不良反应、用药监护的关系。

甲状腺激素由甲状腺合成、储存和分泌,包括甲状腺素(T_4)和三碘甲状腺原氨酸(T_3),它们都是由甲状腺球蛋白（TG）上的酪氨酸经碘化、缩合而形成的含碘氨基酸，其中 T_4 约占总量的 90%，T_3 分泌量少但活性却是 T_4 的 5 倍，T_4 在外周脱碘可转变为 T_3。甲状腺激素合成和分泌受下丘脑-腺垂体调控（图 11-3）。甲状腺激素合成和分泌不足或过多会导致机体代谢紊乱引起甲状腺功能减退症（甲减）或甲状腺功能亢进症（甲亢）。甲减需补充甲状腺激素（替代疗法）；甲亢可用抗甲状腺药、放射性碘以及手术治疗。

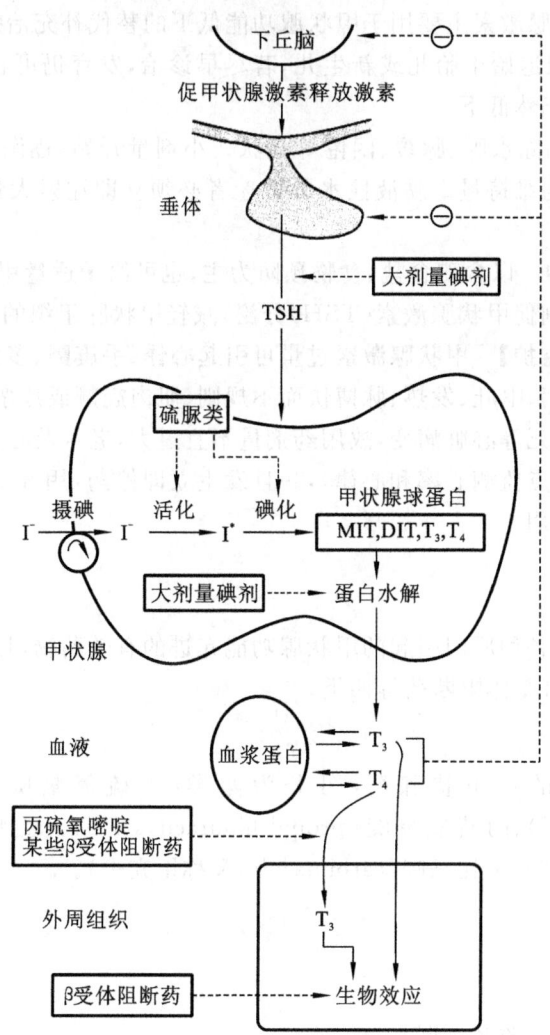

图 11-3　甲状腺激素的合成、分泌、调节及抗甲状腺药物作用环节示意图

注：I^- 为碘离子；I^* 为活化碘；MIT 为单碘酪氨酸；DIT 为双碘酪氨酸。

一、甲状腺激素

甲状腺激素类药物主要包括动物甲状腺脱脂，干燥，研碎制得的甲状腺片（thyroidtables），以及人工合成的左甲状腺素（levothyroxine）和碘塞罗宁（liothyronine）。

【药理作用】

1. 维持正常生长发育　可促进蛋白质合成及骨骼、中枢神经系统的生长发育，此作用在出生后最初 4 个月内最为明显。甲状腺功能低下时，婴幼儿可出现智力低下、身材矮小的呆小病（克汀病）；成年人可引起黏液性水肿，表现为中枢兴奋性降低、记忆力减退、畏寒等。T_4、T_3

还可加速胎儿肺的发育,新生儿呼吸窘迫综合征常与 T_4、T_3 不足有关。

2. 促进代谢　能促进物质氧化,增加组织耗氧量,使基础代谢率提高,产热量增加。甲亢时有怕热、多汗等症状。成人甲减时,出现畏寒症状,代谢活动降低。

3. 提高交感神经系统的敏感性　使机体对儿茶酚胺的敏感性增强。甲亢时可出现神经过敏、易激动、心率加快、血压升高等症状。

【临床应用】　甲状腺激素主要用于甲状腺功能低下的替代补充治疗。

1. 呆小病　功能减退始于胎儿或新生儿,若尽早诊治,发育仍可正常;若治疗过晚,躯体虽可发育正常,但智力仍然低下。

2. 黏液性水肿　消除水肿、脉缓、困倦等症状。小剂量开始,逐渐增至足量,待基础代谢率恢复正常,可逐渐减为维持量。黏液性水肿昏迷者必须立即注射大量 T_3,直至清醒后改为口服。

3. 单纯性甲状腺肿　以含碘食盐、食物预防为主,也可给予适量甲状腺激素,以补充内源性激素的不足,并可抑制促甲状腺激素(TSH)分泌,减轻甲状腺组织的代偿性增生。

【不良反应与用药监护】　甲状腺激素过量可引起心悸、手震颤、多汗、体重减轻、失眠等甲亢症状,重者可出现腹泻、呕吐、发热、脉搏快而不规则、肌肉震颤或痉挛甚至有心绞痛、心功能不全、心律失常、心肌梗死等心脏病变,故用药剂量不宜过大,老年及心血管疾病者增加剂量宜缓慢,且需严密观察(重点监测心率和心律),一旦发生立即停药,用 β 受体阻断药对抗,停药 1 周后再从小剂量开始应用。

二、抗甲状腺药

抗甲状腺药是治疗各种原因引起的甲状腺功能亢进的有效药物,目前常用的有硫脲类、碘和碘化物、放射性碘及 β 受体阻断药等四类。

(一) 硫脲类

硫脲类是最常用的抗甲状腺药,可分为两类:① 硫氧嘧啶类:包括甲硫氧嘧啶(methylthiouracil,MTU)、丙硫氧嘧啶(propylthiouracil,PTU)。② 咪唑类:包括甲巯咪唑(thiamazole,又称他巴唑)、卡比马唑(carbimazole,又称甲亢平)。

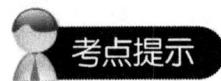

考点提示

硫脲类的代表药物及作用机制。

【药理作用】

1. 抑制甲状腺激素的合成　通过抑制甲状腺过氧化物酶,进而抑制酪氨酸的碘化及偶联,减少 T_3 和 T_4 的合成。但不影响甲状腺对碘的摄取,故对已合成的甲状腺激素无效,因此须待体内储存的激素消耗后才能显效,一般症状改善常需 2~3 周,基础代谢率恢复正常需1~2个月。

2. 抑制 T_4 转化为 T_3　丙硫氧嘧啶还能抑制外周组织的 T_4 转化为 T_3,能迅速控制血清中生物活性较强的 T_3 水平,故在重症甲亢、甲状腺危象时该药可作为首选。

3. 免疫抑制作用　硫脲类有轻度的免疫抑制作用,能抑制免疫球蛋白的合成,使血液循环中甲状腺刺激性免疫球蛋白(TSH)含量下降。故对自体免疫性甲亢除能控制高代谢症状外,还具有一定的病因治疗作用。

【临床应用】

1. 甲亢的内科治疗　适用于轻度、不适于手术和放射性碘治疗的甲亢病人,也可作为放射性碘治疗的辅助治疗。开始治疗时用大剂量,待症状缓解后改为维持量,一般用药后 2～3 周症状开始减轻,1～3 个月基础代谢率恢复正常,疗程为 1～2 年,疗程过短易复发。如遇感染或其他应激情况可酌加剂量。

2. 甲亢术前准备　对需做甲状腺次全切除手术的病人,手术前服用硫脲类药物使甲状腺功能恢复或接近正常,以减少麻醉和手术后的并发症及术后甲状腺危象的发生。

3. 甲状腺危象的治疗　甲状腺危象主要由感染、外伤、手术、情绪激动等诱发,病人可出现高热、虚脱、心力衰竭、肺水肿、水和电解质紊乱甚至死亡。此时除消除诱因、对症治疗外,主要给予大剂量碘剂以抑制甲状腺激素的释放,同时应用大剂量硫脲类药物阻止甲状腺激素合成。

知识链接

硫脲类药物与大剂量碘合用

使用硫脲类药物后 TSH 分泌增多,使腺体增生,组织脆而充血,不利于手术进行,需在术前 2 周左右加服大剂量碘,使腺体缩小变韧,利于手术。

【不良反应与用药监护】　硫脲类不良反应发生率为 3%～12%,甲硫氧嘧啶的发生率较高,丙硫氧嘧啶和甲巯咪唑的发生率较低。

1. 粒细胞缺乏症　为最严重的不良反应,一般发生在治疗后的 2～3 个月内,老年人较易发生,应定期检查血常规,若用药后出现咽痛或发热,立即停药则可恢复,必要时可加用糖皮质激素。

2. 胃肠道反应　表现为厌食、呕吐、腹痛、腹泻等,在进餐时服用可减轻。

3. 过敏反应　最常见,有瘙痒、皮疹、荨麻疹等,少数伴有发热,多数情况下不需停药也可消失。

4. 甲状腺肿和甲状腺功能减退　长期用药后,可使血清甲状腺激素水平显著下降,反馈性增加 TSH 分泌而引起腺体代偿性增生,腺体增大、充血,甲状腺功能减退,及时发现并停药可自愈,严重者产生压迫症状,可考虑替代疗法。

5. 其他　硫脲类易通过胎盘,也可进入乳汁,妊娠期妇女慎用,哺乳期妇女禁用。结节性甲状腺肿合并甲亢和甲状腺癌患者禁用。

（二）碘和碘化物

常用的有复方碘溶液,又称卢戈液,含碘 5%、碘化钾 10%,也可单用碘化钾、碘化钠或碘酸钾等。

【药理作用】　不同剂量的碘化物对甲状腺功能可产生不同的作用。

1. 小剂量碘　是合成甲状腺激素的原料,用于治疗单纯性甲状腺肿。

2. 大剂量碘　每日用量超过 6 mg,则发挥抗甲状腺作用。主要通过抑制甲状腺球蛋白水解酶,使甲状腺激素释放减少;其次,抑制过氧化物酶,影响酪氨酸碘化和碘化酪氨酸的偶联,使 T_3、T_4 合成减少。此外,大剂量的碘剂能抑制垂体分泌 TSH,使甲状腺缩小、变硬、血管减少,利于手术。

【临床应用】

1. 单纯性甲状腺肿 单纯性甲状腺肿是由于摄入碘量不足所致,早期应用小剂量碘疗效较好,但对晚期病人疗效差,如腺体太大已有压迫症状者,应考虑手术治疗。食用碘盐或其他含碘食物可防止发病。

2. 甲亢手术前准备 在硫脲类药物控制症状的基础上,于术前2周加用复方碘口服液,使甲状腺组织退化、血管减少,腺体缩小、变硬,有利于手术进行并减少出血。

3. 甲状腺危象 大剂量碘剂可阻止甲状腺激素的释放,可将碘化钾加入10%葡萄糖溶液中静脉滴注;也可用复方碘口服液。需同时合用硫脲类药物及其他综合治疗措施。

【不良反应与用药监护】

1. 过敏反应 少数对碘过敏的病人在用药后几小时内即可发生,表现为皮疹、药物热、皮炎、血管神经性水肿,严重者有喉头水肿,可致窒息。一般停药可消退,加服食盐或增大饮水量可促进碘排泄,必要时采取抗过敏治疗。

2. 慢性碘中毒 长期应用可出现口内铜腥味、口腔及咽喉烧灼感、唾液分泌增多、鼻炎和结膜刺激症状等,停药后可消退。

知识链接

碘剂服用时间与方法

口服碘及碘化物制剂应在饭后,并用大量水送服,以减轻胃肠刺激;也可用果汁、牛奶等饮料稀释,以减少刺激,增加可口性;用吸管服用,可避免刺激性气味以及对牙齿的侵蚀。

---

3. 诱发甲状腺功能紊乱 长期或过量服用碘剂可诱发甲亢,但也有报道碘化物可诱发甲状腺肿大和甲减,因此长期用药需注意碘化物对甲状腺功能产生的严重影响。与放射性碘(^{131}I)合用时可减少甲状腺对^{131}I的摄取和利用。

【禁忌证】 碘化物还可进入乳汁和透过胎盘,引起婴儿和新生儿甲状腺肿,严重者可压迫气管而致命,故哺乳期妇女与孕妇慎用。甲状腺肿大、有甲状腺损害史及甲亢家族史者慎用。对碘过敏者禁用。

(三)放射性碘

临床应用的放射性碘为^{131}I,其$t_{1/2}$为8天。

【药理作用】 利用甲状腺高度摄碘能力,^{131}I可被甲状腺摄取,并可产生β射线(占99%),在组织内的射程仅约2 mm,因此其辐射作用只限于甲状腺内,而很少波及周围组织,起到类似手术切除部分甲状腺的作用。^{131}I还产生γ射线(占1%),可在体外测得,故可用作甲状腺摄碘功能的测定。

【临床应用】

1. 甲亢的治疗 ^{131}I适用于不宜手术、手术后复发或其他药物无效及过敏者,其作用缓慢,一般于用药后1个月开始显效,经3~4个月可达最大疗效。

2. 甲状腺摄碘功能检查 γ射线射程远,在体外可测得,小剂量^{131}I可用于测定甲状腺摄碘能力。

【不良反应与用药监护】 ^{131}I剂量过大易致甲状腺功能低下,故应严格掌握剂量,一旦发生需补充甲状腺激素。甲状腺危象、重症浸润性突眼症及甲状腺不能摄碘者禁用。20岁以下病人、妊娠或哺乳期妇女及严重肝肾功能不佳者不宜使用。用药前后 1 个月内避免使用含碘药物或食物。

（四）β 受体阻断药

β 受体阻断药如普萘洛尔、阿替洛尔、美托洛尔等是治疗甲亢及甲状腺危象的辅助治疗药。通过阻断 β 受体而改善甲亢病人的焦虑、震颤、心悸等症状。此外还能抑制外周 T_4 脱碘成为 T_3，减少 T_3 生成。适用于不宜应用抗甲状腺药、手术及 ^{131}I 治疗的甲亢病人，可迅速减轻焦虑、震颤及窦性心动过速等症状；甲亢手术前应用大剂量本类药物可避免甲状腺充血，利于手术进行；静脉注射给药可帮助甲状腺危象病人度过危险期。与硫脲类合用疗效迅速而显著。

常用制剂与用法

甲状腺片　片剂：10 mg、40 mg、60 mg。开始时，一日 10~20 mg，逐渐加量，维持量一般为一日 40~80 mg。

碘塞罗宁（三碘甲状腺原氨酸钠）　片剂：20 μg。成人开始一日 10~20 μg，以后逐渐增至一日 80~100 μg，分 2~3 次服。儿童体重在 7 kg 以下者开始一日 2.5 μg，7 kg 以上者开始一日 5 μg，以后每隔 1 周每日增加 5 μg，维持量一日 15~20 μg，分 2~3 次服。

左甲状腺素钠（优甲乐）　片剂：25 μg、50 μg、100 μg。甲状腺肿（甲状腺功能正常者），成人 75~125 μg，一日 1 次；婴儿及儿童甲状腺功能减退者，每日完全替代剂量为 6 个月以内 6~8 μg/kg，6~12 个月 6 μg/kg，1~5 岁 5 μg/kg，6~12 岁 4 μg/kg。开始时应用完全替代量的 1/3~1/2，以后每 2 周逐渐减量。

丙硫氧嘧啶　片剂：50 mg、100 mg。初始剂量一日 300~600 mg，分 3~4 次；维持量一日 25~100 mg，分 1~2 次服。

甲巯咪唑（他巴唑）　片剂：5 mg。初始剂量一日 20~60 mg，分 3 次；维持量一日 5~10 mg，服药时间最短不能少于 1 年。

卡比马唑　片剂：5 mg。一日 15~30 mg，分 3 次服。服用 4~6 周后如症状改善，改用维持量，一日 2.5~5 mg。

复方碘溶液（卢戈液）　每 1000 mL 含碘 50 g、碘化钾 100 g。用于甲亢术前准备：1 次 5~15 滴，一日 3 次，用水稀释后服用，约服 2 周。用于甲状腺危象：1 次 5 mL，每 6 h 1 次。

> **知识链接**
>
> ### 抗甲状腺药
>
> 甲亢术前要治疗，先用硫脲后用碘；
> 甲亢危象要抢救，先用碘来后硫脲。

随 堂 检 测

一、选择题

（A_1 型题）

1. 王某，女，28 岁，内陆山区居住。近 1 年来出现颈部增粗，诊断为单纯性甲状腺肿，以下选项为最可能病因的是(　　)。

　　A.妊娠期需要量增多　　　　　　　　　　B.地方性碘缺乏

　　C.先天性甲状腺激素合成障碍　　　　　　D.服用过多致甲状腺肿药物

　　E.青春发育期对甲状腺激素需要量增加

2.李某,女,32岁,拟行甲状腺次全切除术,术前给予碘剂口服,服用碘剂的作用是(　　)。

　　A.防止缺碘　　　　　　　B.抑制甲状腺素分泌　　　　　　C.减少甲状腺血流

　　D.抑制甲状腺素合成　　　E.增加甲状腺球蛋白分解

3.赵某,男,34岁。因甲亢接受放射性碘治疗。治疗后护士应嘱患者定期复查,以便及早发现(　　)。

　　A.突眼恶化　　　　　　　B.粒细胞减少　　　　　　　C.甲状腺结节癌变

　　D.诱发甲状腺危象　　　　E.永久性甲状腺功能减退

4.治疗甲状腺危象首选(　　)。

　　A.甲硫氧嘧啶　B.丙硫氧嘧啶　C.甲基咪唑　　D.卡比马唑　　E.普萘洛尔

5.抑制甲状腺素的合成首选以下药物中的(　　)。

　　A.^{131}I　　　　　B.碘剂　　　　C.他巴唑　　　D.丙硫氧嘧啶　E.甲硫氧嘧啶

6.宜选用大剂量碘剂治疗的疾病是(　　)。

　　A.结节性甲状腺肿　　　　　B.黏液性水肿　　　　　　C.甲状腺功能亢进

　　D.甲状腺功能减退　　　　　E.弥漫性甲状腺肿

7.小剂量碘剂主要用于(　　)。

　　A.呆小病　　　　　　　　　B.黏液性水肿　　　　　　C.单纯性甲状腺肿

　　D.抑制甲状腺素的释放　　　E.甲状腺功能检查

8.治疗呆小病的主要药物是(　　)。

　　A.甲巯咪唑　　B.卡比马唑　　C.丙硫氧嘧啶　D.甲状腺素　　E.小剂量碘剂

9.治疗黏液性水肿的主要药物是(　　)。

　　A.甲巯咪唑　　B.丙硫氧嘧啶　C.甲状腺素　　D.小剂量碘剂　E.卡比马唑

10.丙硫氧嘧啶治疗甲状腺功能亢进的严重不良反应是(　　)。

　　A.瘙痒　　　　B.药疹　　　　C.粒细胞缺乏　D.关节痛　　　E.咽痛、喉水肿

(A$_2$型题)

11.王某,女,62岁。有甲状腺功能低下病史7年、黏液性水肿2年。本次发病前病人表现为怕冷、乏力、皮肤干燥无汗、食欲不振、便秘、声哑、嗜睡,进而呼吸频率减慢,心率55次/分,血压90/60 mmHg,腱反射消失,昏迷。处理措施是静脉注射(　　)。

　　A.肾上腺素　　　　　　　　B.多巴胺　　　　　　　　　C.胰岛素

　　D.三碘甲状腺原氨酸　　　　E.布美他尼

(A$_3$/A$_4$型题)

12～13题共用题干

张某,女,35岁。患原发性甲状腺功能亢进3年,经多方治疗病情仍难控制,需行甲状腺部分切除术。

12.术前准备药物有丙硫氧嘧啶,丙硫氧嘧啶的基本作用是(　　)。

　　A.抑制碘泵　　　　　　B.抑制 Na$^+$-K$^+$泵　　　　　C.抑制甲状腺过氧化物酶

D. 抑制甲状腺蛋白水解酶　　　　E. 阻断甲状腺激素受体

13. 用于术前准备,可使腺体缩小变硬、血管收缩而有利于手术进行的药物是(　　)。

A. 甲巯咪唑　　B. 丙硫氧嘧啶　C.^{131}I　　　　D. 卡比马唑　　E. 碘化物

14~16 题共用题干

刘某,女。甲状腺肿大伴多汗、多食、消瘦、心悸、烦躁,根据放射性核素扫描及血 T_3、T_4 检查结果,诊断为甲状腺功能亢进症。

14. 该病人应选用以下何药进行治疗?(　　)

A. 甲状腺素　　B. 丙硫氧嘧啶　C. 碘剂　　　　D.^{131}I　　　　E. 肾上腺皮质激素

15. 治疗期间应定期复查(　　)。

A. 尿常规　　　B. 肝肾功能　　C. 血常规　　　D. 心电图　　E. 甲状腺扫描

16. 服用一段时间后症状控制不好,甲状腺肿大明显,需手术治疗,此时应(　　)。

A. 服用碘剂　　　　　　　　　　　　　B. 继续服用抗甲状腺药物

C. 用普萘洛尔控制心率　　　　　　　　D. 辅助治疗

E. 以上都需要

(B 型题)

17~19 题共用选项

A. 血管神经性水肿　　　　B. 诱发心绞痛　　　　C. 甲状腺功能减退

D. 肾衰竭　　　　　　　　E. 粒细胞缺乏症

17. 甲状腺激素的不良反应是(　　)。

18. 碘化物的主要不良反应是(　　)。

19. 放射性^{131}I 的主要不良反应是(　　)。

20~22 题共用选项

A. 甲状腺素　　B.^{131}I　　　C. 大量碘化钾　D. 普萘洛尔　　E. 磺酰脲类

20. 甲状腺危象宜选用(　　)。

21. 甲状腺功能亢进术后复发,对硫脲类药物无效,宜选用(　　)。

22. 黏液性水肿宜选用(　　)。

任务三　降 血 糖 药

要点导航

重点:胰岛素、口服降血糖药物的药理作用、临床应用、不良反应与用药监护。

难点:胰岛素及磺酰脲类的分类、药理作用、不良反应与用药监护。

糖尿病(diabetes mellitus)是由多种原因导致胰岛素绝对或相对不足,引起糖、蛋白质和脂肪等代谢紊乱的一种临床综合征,可分为胰岛素依赖型糖尿病(IDDM,又称为1型糖尿病)和非胰岛素依赖型糖尿病(NIDDM,又称为2型糖尿病)。在我国,NIDDM占糖尿病病人总数的90%以上。糖尿病的治疗目标是使病人的血糖控制在正常水平或接近正常范围,纠正代谢紊乱,防止或延缓并发症发生,降低病死率,提高病人的生活质量。在饮食调节和适当体育锻炼的基础上根据病情使用药物治疗。IDDM病人内源性胰岛素分泌不足,需用胰岛素治疗。NIDDM常用口服降血糖药或胰岛素治疗。

一、胰岛素及其制剂

胰岛素是由胰岛B细胞分泌的一种酸性蛋白质激素,药用胰岛素一般多由猪、牛胰腺提取。目前可通过重组DNA技术人工合成胰岛素,还可将猪胰岛素B链第30位的丙氨酸用苏氨酸代替而获得人胰岛素。

胰岛素易被消化酶破坏,口服无效,必须注射给药。皮下注射吸收快,为常用的给药途径;紧急情况时可静脉注射正规胰岛素,起效迅速,但维持时间短。在正规胰岛素中加入碱性蛋白质(精蛋白、珠蛋白)和微量锌可降低其溶解度、增加稳定性,制成中效及长效制剂。依据起效快慢、活性达峰时间、作用持续长短,胰岛素制剂可分为短效、中效、长效3种。其比较见表11-2。

表11-2 胰岛素制剂及其作用时间

分类	制剂名称	给药途径	作用时间/h			给药时间
			开始	高峰	维持	
短效类	普通胰岛素 (regular insulin)	静脉、 皮下	立即	0.5	0.5~1	急救餐前 0.5 h,每天2~4次
中效类	低精蛋白锌胰岛素 (isophane insulin)	皮下	2~4	6~8	5~10	早、晚餐前1 h
	珠蛋白锌胰岛素 (globin zinc insulin)	皮下	2~4	8~12	18~24	早、晚餐前1 h
长效类	精蛋白锌胰岛素 (protamine zinc insulin)	皮下	4~6	16~18	24~36	早、晚餐前1 h

【药理作用】

1. 糖代谢 胰岛素可促进糖原的合成与储存,抑制糖原的分解和异生,加速葡萄糖的无氧酵解和有氧氧化,使血糖的利用增加而来源减少,从而降低血糖。

2. 脂肪代谢 胰岛素可促进脂肪合成,抑制脂肪分解,减少游离脂肪酸和酮体的生成。

3. 蛋白质代谢 胰岛素可增加氨基酸的转运,促进核酸、蛋白质的合成,抑制蛋白质分解。

4. 钾离子转运 胰岛素可激活细胞膜 Na^+-K^+-ATP 酶,促进 K^+ 内流,升高细胞内 K^+ 浓度。

【临床应用】

1. 治疗糖尿病 适用于各型糖尿病:①IDDM;②NIDDM经饮食控制或用口服降血糖药未能控制者;③糖尿病发生各种急性或严重并发症者,如酮症酸中毒、高渗性非酮症昏迷和乳酸性酸中毒伴高血糖等;④合并重度感染、消耗性疾病、高热、妊娠、创伤以及手术的各型糖尿病。

2. 纠正细胞内缺钾 临床上将胰岛素、葡萄糖和氯化钾三者组成极化液（GIK），可促进钾内流，纠正细胞内缺钾，用于心肌梗死早期防止心律失常。

3. 其他 胰岛素可与 ATP、辅酶 A 组成能量合剂，用于急慢性肝炎、肝硬化、肾炎、心力衰竭等病人的辅助治疗，以增加食欲和增强体力。

【不良反应与用药监护】

1. 低血糖反应 低血糖反应是胰岛素最重要、最常见的不良反应，为胰岛素用量过大或未按时进食所致。早期表现为饥饿感、出汗、心悸、震颤等症状，严重者可出现休克、惊厥甚至死亡。尤其须注意有些老年病人，发生低血糖时往往缺乏典型症状，迅速表现为昏迷，称为"无警觉性低血糖昏迷"。

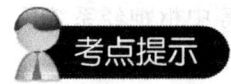

> **警惕低血糖反应**
>
> 　为防止低血糖的严重后果，应教会病人熟知低血糖反应，以便及早发现和摄食，轻者可饮用糖水或进食，严重者应立即静脉注射 50% 葡萄糖溶液。此外，必须在糖尿病病人中鉴别低血糖昏迷和酮症酸中毒性昏迷及非酮症性糖尿病昏迷。
>
> 　叮嘱病人随身携带糖类食品以备随时补充。

2. 过敏反应 一般轻微而短暂，如荨麻疹、血管神经性水肿，偶见过敏性休克。必要时用 H_1 受体阻断药和糖皮质激素治疗，也可换用高纯度制剂或人胰岛素。

3. 胰岛素抵抗 胰岛素抵抗也称胰岛素耐受性，可分为两型：①急性型，由创伤、感染、手术、情绪激动等引起，可能与血中的肾上腺皮质激素增多有关，处理方法是清除诱因，并加大胰岛素用量；②慢性型，可能与体内产生抗胰岛素抗体或靶细胞膜上胰岛素受体数量减少有关，处理方法是换用高纯度制剂或人胰岛素，并适当调整剂量。

4. 局部反应 注射部位可出现红肿、硬结、皮下脂肪萎缩或增生。长期注射胰岛素必须有计划地更换注射部位。

考点提示

口服降血糖药的类型、作用特点及代表药物。

二、常用口服降血糖药

人工合成的口服降血糖药使用方便，但作用慢而弱，不能替代胰岛素，仅用于轻、中型糖尿病。常用药物有磺酰脲类、双胍类、α-葡萄糖苷酶抑制药、胰岛素增敏药及餐时血糖调节剂。

（一）磺酰脲类

磺酰脲类是第一个被广泛使用，且使用时间最长的口服降血糖药。第一代磺酰脲类有甲苯磺丁脲（tolbutamide，甲糖宁）和氯磺丙脲（chlorpropamide）等；第二代有格列本脲（glibenclamide，优降糖）、格列吡嗪（glipizide，美吡达）、格列喹酮（gliquidone）等；第三代有格列美脲（glimepiride）和格列齐特（gliclazide）等。常用磺酰脲类药物的药代动力学参数见表 11-3。

表 11-3　磺酰脲类药物的药代动力学参数

药物	给药途径	效应强度	血浆蛋白结合率	作用持续时间/h	$t_{1/2}$/h	代谢途径	排泄（经肝、肾）
甲苯磺丁脲	口服	＋	＞90％	4～6	3～5	氧化	95％
氯磺丙脲	口服	＋＋＋	＞90％	60	24～48	不代谢	90％
格列本脲	口服	＋＋＋＋	＞90％	24	10～16	氧化	50％
格列吡嗪	口服	＋＋＋＋	＞90％	24	3～7	氧化	90％

【药理作用】

1. 降血糖作用　磺酰脲类药物对正常人及胰岛功能尚存的糖尿病病人均有降血糖作用，但对胰岛功能完全丧失者无效。其作用机制是：①刺激胰岛 B 细胞释放胰岛素；②抑制胰岛素代谢，增加胰岛素受体的数目和亲和力，提高靶细胞对胰岛素的敏感性；③抑制胰高血糖素分泌。

2. 抗利尿作用　氯磺丙脲通过促进抗利尿激素分泌并增强其作用而发挥抗利尿作用。

3. 影响凝血功能　格列齐特和格列本脲能降低血小板黏附力、刺激纤溶酶原的合成，有助于防治糖尿病病人微血管并发症。

【临床应用】

1. 糖尿病　用于胰岛功能尚存且单用饮食控制无效的 2 型糖尿病病人，或与胰岛素合用减少胰岛素抵抗病人的胰岛素用量。

2. 尿崩症　只有氯磺丙脲有效，可明显减少尿量。

【不良反应与用药监护】

1. 胃肠道反应　较常见，表现为恶心、呕吐、胃痛、厌食、腹胀和腹泻等，减量后可减轻。

2. 低血糖　较少见，但须注意，氯磺丙脲和格列本脲可引起持久性低血糖，处理不当可致不可逆性损伤甚至死亡。由于低血糖往往持续时间较久，须反复注射葡萄糖。老年病人和肝肾功能不良者更易发生，故老年糖尿病病人不宜用氯磺丙脲。

3. 其他　偶见肝损害，皮疹或红斑等过敏反应；嗜睡、眩晕、共济失调等中枢神经系统反应；以及白细胞和血小板减少、溶血性贫血等血液系统反应。应定期检查血常规、肝功能。

【药物相互作用】　由于磺酰脲类有较高的血浆蛋白结合率，因此在蛋白结合上能与其他药物（如保泰松、水杨酸钠、吲哚美辛、青霉素、双香豆素等）发生竞争，使游离药物浓度上升而引起低血糖反应。此外，氯丙嗪、糖皮质激素、噻嗪类利尿药、口服避孕药等均可降低其降血糖作用，故磺酰脲类与这些药物联用时要特别警惕出现高血糖。磺酰脲类可以增强乙醇的毒性，用药期间应戒酒。肝、肾功能不全者及孕妇禁用。

（二）双胍类

临床应用的双胍类降血糖药有二甲双胍（metformin，甲福明）和苯乙双胍（phenformin，苯乙福明），二甲双胍较为常用。

【药理作用】　能明显降低糖尿病病人血糖水平，但对正常人血糖无影响。主要是通过促进组织对葡萄糖的摄取、利用来减少葡萄糖经肠道吸收、抑制糖异生、抑制胰高血糖素释放等而降低血糖。

【临床应用】　主要用于轻、中度 2 型糖尿病病人，尤其是肥胖以及单用饮食控制无效的病人，也可与胰岛素和（或）磺酰脲类合用于中、重度病人，以增强疗效、减少胰岛素用量。

【不良反应与用药监护】　常见的不良反应有恶心、呕吐、腹泻、口中有金属味等，还可抑制维生素 B_{12} 经肠道吸收引起巨幼红细胞性贫血。严重的不良反应是乳酸性酸中毒等。苯乙福明的不良反应发生率较高，易引起酸中毒，发生后死亡率达 50%，应用时应严格掌握适应证并限制剂量，在某些欧美国家已禁止使用。肝、肾功能不良，慢性心功能不全和尿酮体阳性者等禁用。

（三）其他类

胰岛素增敏剂

本类药物可降低机体对胰岛素的抵抗性，使胰岛素能正常发挥作用。主要有罗格列酮（rosiglitazone）、环格列酮（ciglitazone）、吡格列酮（pioglitazone）、恩格列酮（englitazone）等。

【药理作用】

1. 降血糖作用　通过改善胰岛素抵抗性，降低过高的血糖和血浆中甘油三酯水平，增加肌肉及脂肪组织对胰岛素的敏感性而发挥降血糖作用。

2. 改善脂肪代谢紊乱　胰岛素增敏剂能激活外周组织中游离脂肪酸代谢的调控基因，纠正胰岛素抵抗病人的脂质代谢异常情况，显著降低血浆中游离脂肪酸、甘油三酯水平，增加高密度脂蛋白水平，增强低密度脂蛋白对氧化修饰的抵抗力。

【临床应用】　主要用于其他降血糖药疗效不佳的 2 型糖尿病，尤其是胰岛素抵抗者。可单独应用，也可与磺酰脲类或胰岛素合用。

【不良反应与用药监护】　不良反应少，低血糖发生率低。副作用主要有嗜睡、水肿、头痛、胃肠道症状等。

α-葡萄糖苷酶抑制剂

葡萄糖苷酶抑制剂通过抑制小肠中各种 α-葡萄糖苷酶使淀粉和蔗糖等分解为葡萄糖的速度减慢、吸收延缓，使餐后血糖降低。目前用于临床的有阿卡波糖（acarbose）、伏格列波糖（voglibose）、米格列醇（miglitol）等。

由于其降血糖作用较弱，主要用于轻、中度 2 型糖尿病病人，尤其适用于老年病人。主要不良反应为胃肠道症状，其表现有腹胀、腹泻或便秘，多不影响治疗。消化性溃疡病人慎用。

餐时血糖调节剂

瑞格列奈（repaglinide，诺和龙）是一种新型促胰岛素分泌药，可以模仿胰岛素的生理性分泌机制，刺激胰岛 B 细胞释放胰岛素，使血糖快速降低，起效快，维持时间短。低血糖反应发生率低，适用于 2 型糖尿病病人，老年病人也可应用。

🏥 常用制剂与用法

胰岛素　注射剂：400 U/10 mL、300 U/3 mL（笔芯）。剂量和给药次数根据病情决定，通常以 24 h 内尿糖 2～4 g 给胰岛素 1 U，重症病人每日用量可在 40 U 以上。一般饭前半小时皮下注射，一日 3～4 次，必要时可以肌内或者静脉注射。

低精蛋白锌胰岛素　注射剂：400 U/10 mL、300 U/3 mL（笔芯）。剂量视病情而定，早饭

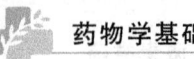

前(或晚饭前)30～60 min 给药,仅做皮下注射。

　　精蛋白锌胰岛素　注射剂:400 U/10 mL。剂量视病情而定,早饭前 30～60 min 给药,一日 1 次,皮下注射。

　　甲苯磺丁脲(D-860,甲糖宁)　片剂:0.5 g。每日剂量 1～2 g,分次服用,一日 2～3 次。

　　格列本脲(优降糖)　片剂:2.5 mg。开始每日早饭后服 2.5 mg,以后逐渐增量,但每日不得超过 15 mg。

　　格列齐特(达美康)　片剂:80 mg。应从小剂量开始,一次 40～80 mg,一日 2 次,早晚两餐前服用,连用 2～3 周,然后根据血糖情况调整剂量,一般一日 80～240 mg,每日最大剂量不超过 240 mg。

　　格列吡嗪　片剂:2.5 mg、5 mg。通常开始剂量为一日 5 mg,早餐前半小时服用。根据血糖情况调整剂量,最大剂量为一日 20 mg。

　　二甲双胍(甲福明)　片剂:0.25 g、0.5 g、0.85 g。一次 0.25 g,一日 2～3 次,饭后服。以后根据尿糖(或血糖)情况增减。

　　罗格列酮　片剂:2 mg、4 mg、8 mg。一次 2～4 mg,一日 2 次。

　　吡格列酮　片剂:15 mg。一次 15～30 mg,一日 1 次。

　　瑞格列奈　片剂:0.5 mg、1 mg、2 mg。开始一次 0.5 mg,渐增至一次 4 mg,一日 3 次。餐前服。

　　阿卡波糖　片剂:50 mg、100 mg。开始饭前口服 50 mg,一日 3 次,根据血糖变化情况在 6～8 周后可增加到 100 mg,一日 3 次,每日最大剂量不超过 200 mg。

随堂检测

一、选择题

(A₁ 型题)

1. 可造成乳酸血症的降血糖药是(　　　)。

A.氯磺丙脲　　　B.胰岛素　　　C.甲苯磺丁脲　　D.二甲双胍　　　E.格列齐特

2. 磺酰脲类降血糖药的作用机制是(　　　)。

A.提高胰岛 A 细胞功能　　　　　　　　　　B.刺激胰岛 B 细胞释放胰岛素

C.加速胰岛素合成　　　　　　　　　　　　D.抑制胰岛素降解

E.以上都不是

3. 有严重肝病的糖尿病病人应禁用的降血糖药是(　　　)。

A.结晶锌胰岛素　　　　　　B.氯磺丙脲　　　　　　　　C.甲苯磺丁脲

D.格列齐特　　　　　　　　E.以上都不是

4. 合并重度感染的糖尿病病人应选用(　　　)。

A.氯磺丙脲　　　B.格列本脲　　C.格列吡嗪　　D.胰岛素　　　E.精蛋白锌胰岛素

5. 糖尿病酮症酸中毒时宜选用(　　　)。

A.精蛋白锌胰岛素　　　　　B.低精蛋白锌胰岛素　　　　C.珠蛋白锌胰岛素

D.氯磺丙脲　　　　　　　　E.大剂量胰岛素

6. 可降低磺酰脲类药物降血糖作用的药物是(　　　)。

A.保泰松　　　B.水杨酸钠　　　C.氯丙嗪　　　D.青霉素　　　E.双香豆素

7. 可使磺酰脲类游离药物浓度升高的药物是(　　)。

A. 氯丙嗪　　　　　　　　B. 糖皮质激素　　　　　　C. 噻嗪类利尿药

D. 口服避孕药　　　　　　E. 青霉素

8. 老年糖尿病病人不宜用(　　)。

A. 格列齐特　　B. 氯磺丙脲　　C. 甲苯磺丁脲　　D. 二甲双胍　　E. 苯乙双胍

9. 抢救胰岛素过量引起的低血糖反应,应首选(　　)。

A. 静脉注射地塞米松　　　　B. 静脉注射 50% 葡萄糖　　C. 肌内注射肾上腺素

D. 静脉注射葡萄糖酸钙　　　E. 静脉注射 5% 葡萄糖

10. 下述哪一种糖尿病不需首选胰岛素治疗?(　　)

A. 妊娠期糖尿病　　　　　　B. 酮症酸中毒　　　　　　C. 轻或中度糖尿病

D. 合并严重感染的重型糖尿病　E. 幼年重度糖尿病

(A_2 型题)

11. 张某,男,56 岁。有糖尿病病史 15 年,近日并发肺炎。查体:呼吸 35 次/分,心率 105 次/分,血压 90/60 mmHg。呼出气体有丙酮味,意识模糊。尿酮呈强阳性,血糖 500 mg/dL。处置药物应选用(　　)。

A. 格列齐特　　　　　　　　B. 胰岛素　　　　　　　　C. 三碘甲状腺原氨酸

D. 珠蛋白锌胰岛素　　　　　E. 低精蛋白锌胰岛素

(A_3/A_4 型题)

12~13 题共用题干

刘某,男,30 岁,肥胖。近来出现多饮、多食、多尿、消瘦、尿糖呈阳性、血糖升高,诊断为非胰岛素依赖型糖尿病。

12. 首选下列何种治疗方法?(　　)

A. 单纯饮食控制　　　　　　B. 服用二甲双胍　　　　　C. 胰岛素皮下注射

D. 格列本脲口服　　　　　　E. 甲苯磺丁脲口服

13. 经上述治疗,尿糖仍持续呈阳性、血糖仍高,考虑改用(　　)。

A. 长效胰岛素　　B. 苯乙双胍　　C. 氯磺丙脲　　D. 格列本脲　　E. 甲苯磺丁脲

14~16 题共用题干

吴某,20 岁,1 型糖尿病病人,在治疗过程中出现心悸、出汗、饥饿感、意识模糊。

14. 病人最可能发生的问题是(　　)。

A. 过敏反应　　　　　　　　B. 心律失常　　　　　　　C. 自主神经功能紊乱

D. 低血糖　　　　　　　　　E. 周围神经炎

15. 引起该现象的常见原因是(　　)。

A. 注射胰岛素剂量过大　　　　　　　　B. 每日运动量适中

C. 注射胰岛素与进餐时间密切配合　　　D. 每餐按规定进食量进餐

E. 并发冠心病及脑血管病

16. 护士应立即采取的措施是(　　)。

A. 使用胰岛素　　　　　　　B. 报告值班医生　　　　　C. 做心电图检查

D. 静脉注射 50% 葡萄糖　　　E. 静脉滴注生理盐水并等待医嘱

（B 型题）

17～19 题共用选项

A. 二甲双胍　　　　　　　B. 氯磺丙脲　　　　　　　C. 胰岛素

D. 珠蛋白锌胰岛素　　　　E. 丙硫氧嘧啶

17. 尿崩症病人宜选用（　　　）。

18. 轻度糖尿病病人宜选用（　　　）。

19. 糖尿病酮症酸中毒病人宜选用（　　　）。

20～21 题共用选项

A. 胰岛素　　　B. 格列本脲　　C. 大剂量碘剂　D. 二甲双胍　　E. 丙硫氧嘧啶

20. 肥胖糖尿病病人宜选用（　　　）。

21. 对胰岛素耐受者宜选用（　　　）。

22～24 题共用选项

A. 中效类胰岛素　　　　　　B. 长效类胰岛素　　　　　C. 磺酰脲类

D. α-葡萄糖苷酶抑制剂　　　E. 双胍类

22. 阿卡波糖属于（　　　）。

23. 苯乙福明属于（　　　）。

24. 格列齐特属于（　　　）。

任务四　性激素类药及避孕药

 要点导航

重点：性激素类药及避孕药的药理作用、临床应用、不良反应与用药监护。

难点：性激素类药及避孕药的分类、不良反应与用药监护。

一、性激素

性激素为性腺分泌的激素，属甾体激素，包括雌激素、孕激素和雄激素。目前临床应用的性激素类药多为人工合成品及其衍生物。常用的避孕药大多属于性激素制剂。

（一）雌激素类药

卵巢分泌的雌激素主要是雌二醇。从孕妇尿中提取的雌酮和雌三醇等为雌二醇的代谢产物。雌二醇是传统的雌激素类药物，近年来以雌二醇为母体，人工合成了许多高效的衍生物，如炔雌醇、炔雌醚及尼尔雌醇等。此外，也曾合成一些结构较简单的具有雌激素样作用的非甾体类化合物，如己烯雌酚等。雌二醇经口服易在肝脏被破坏，需注射给药。

【药理作用】

1. 对生殖系统的作用　雌激素类药可促进女性第二性征和性器官发育成熟；促进子宫内

膜增殖期变化,与孕激素一起参与形成月经周期。

2. 抑制排卵 大剂量雌激素通过负反馈抑制下丘脑-垂体系统而抑制排卵。

3. 对代谢的影响 有轻度水、钠潴留作用;能增加骨骼钙盐沉积,加速骨骺闭合,预防骨质疏松;大剂量可降低低密度脂蛋白和胆固醇,升高高密度脂蛋白,预防动脉粥样硬化。

【临床应用】

1. 更年期综合征 更年期综合征是更年期妇女因雌激素分泌减少,垂体促性腺激素分泌增多,造成内分泌平衡失调的现象。此时会出现一系列症状,如面颈部红热、恶心、失眠、情绪不安,也称绝经期综合征。采用雌激素替代治疗可抑制垂体促性腺激素的分泌,从而减轻各种症状,并能防止由雌激素水平的降低所引起的病理性改变。

2. 卵巢功能不全和闭经 原发性或继发性卵巢功能不全病人以雌激素替代治疗可促进外生殖器、子宫及第二性征的发育;与孕激素类合用,可产生人工月经周期。

3. 功能性子宫出血 可用雌激素促进子宫内膜增生,修复出血创面,也可适当配伍孕激素,以调整月经周期。

4. 乳房胀痛及回乳 部分妇女停止哺乳后可发生乳房胀痛,可用大剂量雌激素抑制乳汁分泌、缓解胀痛,俗称回乳。

5. 晚期乳腺癌 绝经5年以上的乳腺癌病人用雌激素治疗,缓解率可达40%左右。但绝经期以前的病人禁用,因为可能会促进肿瘤的生长。

6. 前列腺癌 大剂量雌激素可使病人症状改善、肿瘤病灶退化。

7. 其他 还可用于痤疮、骨质疏松及避孕等。

【不良反应与用药监护】

(1)常见恶心、食欲不振,早晨及口服时多见。从小剂量开始,逐渐增加剂量可减轻反应。

(2)长期大量应用可引起子宫内膜过度增生及子宫出血,故有子宫出血倾向及子宫内膜炎者慎用。

(3)本品在肝脏灭活,并可能引起胆汁淤积性黄疸,故肝功能不良者慎用;可致水、钠潴留,引起高血压、水肿,加重心力衰竭;绝经期前乳腺癌病人、妊娠期妇女禁用。

(二)孕激素类药

天然孕激素即黄体酮(孕酮),主要由卵巢黄体分泌,临床多用人工合成品及其衍生物。如甲羟孕酮、甲地孕酮、炔诺酮、炔诺孕酮等。黄体酮口服无效,需注射给药;合成孕激素类可口服。

【药理作用】

1. 对生殖系统的作用 孕激素类药对生殖系统有以下作用:

(1)促进子宫内膜增生,有利于孕卵的着床和胚胎发育。

(2)抑制子宫收缩,降低子宫对缩宫素的敏感性,有保胎作用。

(3)避孕作用,一定剂量可抑制垂体前叶促黄体生成素(LH)的分泌,从而抑制卵巢的排卵过程。

(4)促使乳腺腺泡发育,为哺乳做准备。

2. 对代谢的影响 孕激素与醛固酮的结构相似,孕激素能竞争性地对抗醛固酮,从而促进 Na^+ 和 Cl^- 的排出而利尿。

3. 升高体温作用 孕激素有轻度升高体温作用,使月经周期的基础体温较高。

【临床应用】

1. 治疗功能性子宫出血 黄体功能不足会导致子宫内膜不规则成熟与脱落，引起子宫出血，应用孕激素类药可使子宫内膜协调一致地转为分泌期，故可维持正常的月经。

2. 治疗痛经和子宫内膜异位症 孕激素类药可抑制排卵并减轻子宫痉挛性收缩从而止痛，也可使异位的子宫内膜退化。与雌激素制剂合用，疗效更好。

3. 治疗先兆流产与习惯性流产 黄体功能不足可致先兆流产与习惯性流产，孕激素类药有时可以安胎，但对习惯性流产疗效不确切。

4. 其他 可用于子宫内膜癌、前列腺肥大或前列腺癌等。

【不良反应与用药监护】 偶见头晕、恶心及乳房胀痛等；长期应用可引起子宫内膜萎缩、月经量减少，并易诱发阴道真菌感染；大剂量黄体酮可引起胎儿先天畸形。

（三）雄激素类药和同化激素类药

Ⅰ. 雄激素类药

天然雄激素主要为睾丸间质细胞分泌的睾酮。临床多用人工合成的睾酮衍生物，如甲睾酮、丙酸睾酮和苯乙酸睾酮等。

知识链接

睾酮体内代谢过程与用法

睾酮口服易被肝脏破坏，口服无效。其油溶液肌内注射或植入皮下吸收缓慢，作用可长达 6 周；人工合成品甲睾酮等不易被肝脏破坏，口服有效。

【药理作用】

1. 生殖系统 雄激素可促进并维持男性性征和生殖器官发育，并保持其成熟状态。大剂量使用能抑制垂体前叶分泌促性腺激素（负反馈），可减少女性雌激素的分泌，尚有抗雌激素作用。

2. 同化作用 能显著地促进蛋白质合成（同化作用），减少蛋白质分解（异化作用），使肌肉增长、体重增加，降低氮质血症，有利于生长发育和虚弱体质的改善。

3. 刺激骨髓造血功能 可使促红细胞生成素合成和分泌增加，也可直接刺激骨髓造血功能使红细胞生成增多。

4. 增强免疫 促进免疫球蛋白合成，增强机体免疫功能及抗感染能力，有糖皮质激素样抗炎作用。

【临床应用】

1. 治疗睾丸功能不全 雄激素可作为替代疗法用于无睾症或类无睾症。

2. 治疗功能性子宫出血 雄激素可利用其抗雌激素作用使子宫平滑肌及其血管收缩、内膜萎缩而止血。

3. 治疗晚期乳腺癌及卵巢癌 雄激素可利用其抗雌激素作用和抑制垂体促性腺激素分泌作用，减少卵巢分泌雌激素，缓解症状。

4. 治疗再生障碍性贫血 用丙酸睾酮或甲睾酮可改善骨髓造血功能。

【不良反应与用药监护】 若长期应用于女性病人可能引起痤疮、多毛、声音变粗、闭经、乳腺退化、性欲改变等男性化现象。发现此现象应立即停药。多数雄激素可干扰肝内毛细胆管的排泄功能,引起胆汁淤积性黄疸,应用时若发现黄疸或肝功能障碍时,则应停药;肾炎、肾病综合征、肝功能不全、高血压及心力衰竭病人慎用;孕妇及前列腺癌病人禁用。

Ⅱ. 同化激素类药

同化激素是指一些雄激素活性减弱而同化作用增强的睾酮衍生物,如苯丙酸诺龙、司坦唑醇(康力龙)等。主要用于蛋白质吸收和合成不足、蛋白质分解亢进或损失过多的病人,如严重烧伤、手术后慢性消耗性疾病、老年骨质疏松和肿瘤恶病质等病人,服用时应同时增加食物中的蛋白质成分。长期应用可引起水、钠潴留及女性轻微男性化等现象,肾炎、心力衰竭和肝功能不良者慎用,孕妇、前列腺癌病人及运动员禁用。

二、避孕药

生殖过程是一个复杂的生理过程,包括精子和卵子的形成、成熟、排卵、受精、着床,以及胚胎发育等多个环节。阻断其中任何一个环节都可以达到避孕的目的。这些环节多发生在女性体内,所以女性避孕药较多,男性避孕药较少。

(一) 抑制排卵的避孕药

本类药物多为不同类型的雌激素类药和孕激素类药组成的复方制剂,是目前临床上最常用的口服避孕药。

【药理作用】

1. 抑制排卵　大剂量雌激素可抑制排卵,但停药后排卵功能可很快恢复正常。

2. 影响受精　避孕药可增加宫颈黏液黏稠度,使精子不易进入子宫腔;影响子宫和输卵管平滑肌的正常活动,使受精卵不能适时地到达子宫。

3. 抗着床　抑制子宫内膜的正常增殖,使腺体减少、内膜萎缩,阻碍受精卵着床。

【分类与用法】

1. 短效口服避孕药　一般从月经周期第5天开始服用,1片/天,连服22天,不能间断,如漏服应于24 h内补服1片。

2. 长效口服避孕药　于月经周期第5天口服1片,最初2次间隔20天,以后每月服1片。

3. 长效注射避孕药　于月经周期的第5天第一次深部肌内注射2支,以后每隔28天或于每次月经周期第11~12天注射一次,每次1支。

【不良反应与用药监护】

1. 类早孕反应　少数妇女在用药初期可出现轻微的类早孕反应,如恶心、呕吐及择食等。一般坚持用药2~3个月后反应可减轻或消失,严重者可加服维生素B_6。

2. 子宫不规则出血　漏服或体内激素不足时可出现不规则出血,轻者表现为点滴状出血,可加服炔雌醇或己烯雌酚控制;重者表现为月经样出血,应停药,作为月经处理,于第5天再开始服药。

3. 月经量少或闭经　可有月经量减少,有1%~2%的服药妇女发生闭经,有不正常月经史者较易发生。如连续2个月闭经应停药。

4. 轻度肝功能损害　可引起肝脏良性腺瘤及肝脏局灶性结节增生,用药期间应定期检查肝脏。

5. 其他　可出现乳汁减少、痤疮、皮肤色素沉着、个别病人血压升高等。

(二) 抗着床避孕药

本类药物为大剂量孕激素,也称探亲避孕药,主要可使子宫内膜发生各种功能和形态变化,使之不利于孕卵着床。临床上常用大剂量炔诺酮、甲地孕酮以及双炔失碳酯等。一般于同居当晚或事后服用。14 日以内必须连服 14 片,若超过 14 日,应接服Ⅰ号或Ⅱ号口服避孕药。

不良反应有类早孕反应、停药后阴道出血等,但可自愈。肝、肾功能不全者慎用。

(三)抗早孕药

抗早孕药是在妊娠前 12 周内能产生完全流产而终止妊娠的药物。米非司酮、米索前列醇的序贯给药方案是目前终止早期妊娠的最佳方案,成功率达 90％以上,适用于 49 天内的宫内妊娠。米非司酮可与黄体酮竞争孕激素受体,从而对抗黄体酮的作用而终止妊娠,妊娠早期应用还可使子宫收缩活动增强,并软化、扩张子宫颈;米索前列醇对妊娠子宫平滑肌有显著的兴奋作用,两药合用可明显提高完全流产率。

(四)男性避孕药

棉酚,是从棉花根、茎和种子中提取出的一种黄色酚类物质。其作用部位为睾丸细精管的生精上皮,可使精子数量减少,也能直接抑制精子活动,但会引起低血钾、肌无力,长期服用可能导致永久性不育。基于以上诸多因素限制了棉酚作为常规避孕药的使用。

(五)外用避孕药

目前常用的药物多是一些具有较强杀精作用或者影响精子活动的药物,这些药物多为胶浆、片剂或栓剂。阴道给药后,药物自行溶解而散布在子宫颈表面和阴道壁发挥杀精作用,从而达到避孕目的。常用的杀精子药物有壬苯醇醚、孟苯醇醚及烷苯醇醚等。

常用制剂与用法

苯甲酸雌二醇　注射剂:1 mg/1 mL、2 mg/1 mL。肌内注射,绝经期综合征时,一次 1～2 mg,每 3 日 1 次;子宫发育不良时,一次 1～2 mg,每 2～3 日 1 次;子宫出血时,一次 1 mg,一日 1 次,一周后继续用黄体酮。

己烯雌酚　片剂:0.5 mg、1 mg、2 mg。用于卵巢功能不全、垂体功能异常的闭经或绝经期综合征时,一日量不超过 0.25 mg;用于人工周期疗法时,口服,一日 0.25 mg,连服 20 日,待月经后再服,用法同前,共 3 周。

炔雌醇(乙炔雌二醇)　片剂:5 μg、12.5 μg、50 μg、500 μg。一次 0.0125～0.05 mg,每晚服用 1 次。

黄体酮　注射剂:10 mg/1 mL、20 mg/1 mL。肌内注射。先兆流产或习惯性流产,一日 20～50 mg;功能性子宫出血,一日 5～10 mg,连用 5～10 日;痛经,在月经之前 6～8 日肌内注射,一日 5～10 mg,连用 4～6 日。

醋酸甲羟孕酮　片剂:2 mg、4 mg、10 mg。注射剂:100 mg、150 mg。功能性闭经,口服,一日 4～8 mg,连用 5～10 日;子宫内膜癌或肾癌,一次 100 mg,一日 3 次。避孕,肌内注射,一次 150 mg,每 3 个月 1 次,于月经来潮前 2～7 日注射。

丙酸睾酮　注射剂:10 mg/1 mL、25 mg/1 mL、50 mg/1 mL。肌内注射,一次 25～50 mg,一周 2～3 次。

甲睾酮　片剂:5 mg。舌下给药或口服,一次 5 mg,一日 2 次。

苯丙酸诺龙　注射液:10 mg/1 mL、25 mg/1 mL。肌内注射,一次 25 mg,每 1～2 周 1 次。

司坦唑醇　片剂:2 mg。一次 2 mg,一日 2～3 次。

米非司酮　片剂:25 mg、200 mg。终止早孕,200 mg,一次顿服,或一次 25 mg,一日 2 次,连用 3 天,服药后禁食 1 h;紧急避孕,性交后 72 h 内服用 25 mg,用药越早效果越佳。

米索前列醇　片剂:200 μg。口服,一次 400 μg,孕妇在服用米非司酮 36～48 h 后服用。

随堂检测

一、选择题

(A₁ 型题)

1. 主要抑制排卵的短效口服避孕药是(　　　)。

A. 苯丙酸诺龙　B. 丙酸睾酮　　C. 复方炔诺酮　D. 炔诺酮　　　　E. 炔雌醇

2. 孕激素避孕的主要环节是(　　　)。

A. 抑制排卵　　　　　　　B. 抗孕卵着床　　　　　　　C. 影响子宫收缩

D. 影响胎盘功能　　　　　E. 杀灭精子

3. 关于探亲避孕药的服药时间,下列哪项是正确的?(　　　)

A. 必须在排卵前　　　　　B. 必须在排卵后　　　　　　C. 必须在排卵期间

D. 月经周期的任何一天　　E. 必须在月经来潮的第 5 天

4. 关于长效口服避孕药的叙述,下列哪项是正确的?(　　　)

A. 是抗着床避孕药

B. 是主要抑制排卵的避孕药

C. 由长效雌激素炔雌醚与孕酮配伍而成

D. 主要优点是应用时间不受月经周期限制

E. 由长效雌激素炔雌醇与孕激素类药配伍而成

5. 短效口服避孕药,偶尔漏服时应于多长时间内补服 1 片?(　　　)

A. 3 h　　　　　B. 6 h　　　　　C. 12 h　　　　　D. 24 h　　　　　E. 48 h

6. 关于棉酚的叙述,哪项是正确的?(　　　)

A. 为男性甾体类避孕药

B. 停药后精子迅速恢复

C. 服药时偶尔可发生低血钾、肌无力等症

D. 作用迅速,连服 2 周可达避孕目的,有效率达 99% 以上

E. 作用于下丘脑-垂体轴,使垂体促性腺激素水平下降,精子生成减少

7. 患下列哪一种疾病的人不宜口服甾体类避孕药?(　　　)

A. 急、慢性肝炎　　　　　B. 癫痫　　　　　　　　　　C. 震颤麻痹

D. 胃、十二指肠溃疡　　　E. 支气管炎

(B 型题)

8～10 题共用选项

A. 促进子宫内膜增殖变厚　　B. 抑制排卵　　　　　　　　C. 促进蛋白质合成

D. 抗孕卵着床　　　　　　　E. 减少精子数目

8. 大剂量炔诺酮可(　　　)。

9. 复方炔诺酮片可(　　　)。

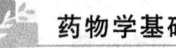

10. 棉酚可（　　）。

11～12 题共用选项

A. 甲地黄体酮　B. 炔诺酮　　　C. 己烯雌酚　　D. 米非司酮　　E. 烷苯醇醚

11. 可终止早期妊娠的药物为（　　）。

12. 可杀灭精子的避孕药为（　　）。

（丁　苗）

项目十二 抗微生物药

知识目标: 掌握抗微生物药的常用术语;掌握青霉素类、头孢菌素类、大环内酯类、氨基糖苷类、喹诺酮类常用药物的抗菌谱、临床应用、不良反应与用药监护;掌握甲硝唑的作用及应用;理解异烟肼、利福平和乙胺丁醇的作用、临床应用、主要不良反应与用药监护;了解抗结核药的作用特点和应用原则。

能力目标: 能够正确观察药物疗效和不良反应,熟练地进行用药护理。

素质目标: 具有严谨认真的学习态度和高尚的爱伤情怀,正确指导合理用药。

抗微生物药(antimicrobial drugs)是指具有抑制或杀灭病原微生物,用于防治感染性疾病的药物,包括抗菌药(antibacterial drugs)、抗真菌药(antifungal drugs)和抗病毒药(antiviral drugs)。使用抗菌药时必须注意机体、细菌和抗菌药三者之间的关系(图12-1)。机体的免疫功能与反应性决定了疾病的发生、发展与转归,所以首先应调动机体的防御功能,增强其抗病能力;其次,应注意抗菌药的不良反应以及细菌耐药性。理想的抗菌药应对细菌具有高度的选择性,对机体无毒或低毒,并能促进机体的防御功能。

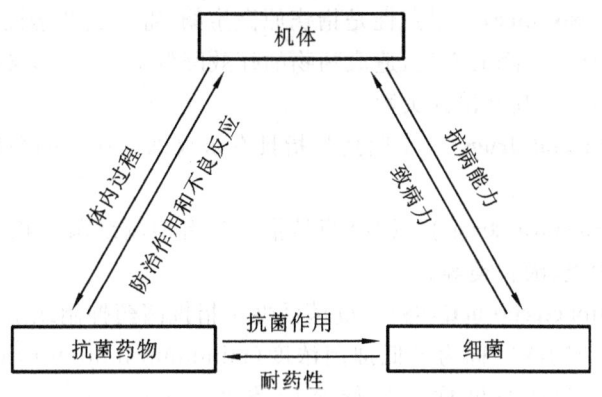

图 12-1 机体、细菌、抗菌药三者之间的关系

任务一 常用术语

 要点导航

重点：抗生素、抗菌谱、化学治疗、抗菌活性的概念。
难点：耐药性、抗菌后效应的概念。

1. 抗菌药（antibacterial drugs） 抗菌药是指对细菌具有抑制或杀灭作用的药物，包括抗生素和人工合成的抗菌药。

2. 抗生素（antibiotic） 抗生素是指由某些微生物在代谢过程中产生的对其他病原微生物具有抑制或杀灭作用的化学物质。抗生素分为天然品和人工半合成品两类，前者由微生物产生，后者是对天然抗生素进行结构改造获得的半合成产品。

3. 抗菌谱（antimicrobial spectrum） 抗菌谱是指抗菌药的抗菌范围，是临床选药的重要依据。仅作用于某一菌种或某一菌属的药物称为窄谱抗菌药，如异烟肼只对结核分枝杆菌有效、万古霉素仅对革兰阳性菌有杀灭作用等；对多种致病菌有抑制或杀灭作用的药物称为广谱抗菌药，如头孢菌素类、喹诺酮类等。

4. 化学治疗（chemotherapy） 用药物对体内病原微生物、寄生虫及恶性肿瘤细胞所致疾病进行治疗的方法称为化学治疗，简称化疗。临床应用的抗微生物药、抗寄生虫药和抗恶性肿瘤细胞药统称为化学治疗药，简称化疗药。化疗指数是半数致死量与半数有效量之间的比值，是衡量化疗药物临床应用价值和安全性评价的主要参数。

5. 耐药性（drug resistance） 耐药性是指病原微生物、寄生虫及恶性肿瘤细胞与化疗药反复接触后对药物的敏感性下降或消失，造成药物的疗效降低甚至无效，又称抗药性。耐药性一旦产生就可影响治疗效果，甚至治疗失败。

6. 杀菌药（bactericidal drugs） 杀菌药是指具有杀灭细菌作用的药物，如青霉素类、氨基糖苷类等。

7. 抑菌药（bacteriostatic drugs） 抑菌药是指仅具有抑制细菌生长繁殖的能力而无杀灭作用的药物，如红霉素类、磺胺类等。

8. 抗菌活性（antibacterial activity） 抗菌活性是指抗菌药抑制或杀灭细菌的能力。能够抑制细菌生长的最低药物浓度称为最低抑菌浓度（minimum inhibitory concentration，MIC）；能够杀灭细菌的最低药物浓度称为最低杀菌浓度（minimum bactericidal concentration，MBC）。MIC 和 MBC 可作为临床用药参考。

9. 抗菌后效应（post-antibiotic effect，PAE） 抗菌后效应是指抗菌药与细菌短暂接触，当药物浓度下降至 MIC 以下甚至消失后，细菌的生长繁殖仍受到持续抑制的效应。一般 PAE 时间越长，其抗菌活性越强。

随堂检测

一、选择题

（A_1 型题）

1. 下列有关药物、机体、病原体三者之间关系的叙述，错误的是（　　）。

A. 药物对机体有防治作用和不良反应　　　B. 机体对病原体有抵抗能力

C. 机体对药物有耐药性　　　　　　　　　D. 药物对病原体有抑制作用或杀灭作用

E. 病原体对药物有耐药性

2. 化学治疗药的概念是（　　）。

A. 治疗各种疾病的化学药物　　　　　　　B. 治疗恶性肿瘤的化学药物

C. 人工合成的化学药物　　　　　　　　　D. 防治病原微生物引起感染的化学药物

E. 防治病原微生物、寄生虫和恶性肿瘤的药物

3. 化疗指数是指（　　）。

A. ED_{50}/LD_{50}　　　B. ED_{90}/LD_{90}　　　C. LD_{50}/ED_{50}　　　D. LD_{90}/ED_{90}　　　E. ED_{95}/LD_{95}

4. 药物的抗菌范围称为（　　）。

A. 抗菌谱　　　　B. 抗菌活性　　　C. 耐药性　　　　D. 抗菌机制　　　E. 化疗指数

5. 药物抑制或杀灭病原微生物的能力称为（　　）。

A. 抗菌药物　　　B. 抗菌谱　　　　C. 抗菌活性　　　D. 耐受性　　　　E. 抗生素后效应

6. 对细菌耐药性的叙述，正确的是（　　）。

A. 细菌毒性大

B. 细菌与药物多次接触后，对药物敏感性下降甚至消失

C. 细菌与药物接触一次后，对药物敏感性下降

D. 是药物不良反应的一种表现

E. 是药物对细菌缺乏选择性

7. 对病原微生物具有抑制或杀灭作用的药物是（　　）。

A. 杀菌药　　　　　　　　B. 抑菌药　　　　　　　　C. 抗生素

D. 抗微生物药　　　　　　E. 化学治疗药

8. 某些微生物在代谢过程中产生的对其他病原微生物具有抑制或杀灭作用的化学物质是（　　）。

A. 杀菌药　　　　　　　　B. 抑菌药　　　　　　　　C. 抗生素

D. 抗微生物药　　　　　　E. 化学治疗药

9. 不仅能抑制微生物的生长繁殖，而且具有杀灭作用的药物是（　　）。

A. 杀菌药　　　B. 抑菌药　　　C. 抗生素　　　D. 抗微生物药　　E. 化学治疗药

10. 仅有抑制微生物生长繁殖而无杀灭作用的药物是（　　）。

A. 杀菌药　　　B. 抑菌药　　　C. 抗生素　　　D. 抗微生物药　　E. 化学治疗药

任务二　抗　生　素

 要点导航

重点：青霉素类、头孢菌素类、大环内酯类的抗菌谱、临床应用、不良反应与用药监护；第一～五代头孢菌素的作用特点及主要不良反应。

难点：青霉素G的作用机制及耐药性；头孢菌素类抗生素的分类及作用特点。

一、β-内酰胺类抗生素

β-内酰胺类抗生素是一类化学结构中含有一个β-内酰胺环的抗生素，常用的有青霉素类、头孢菌素类及其他β-内酰胺类。该类抗生素因其抗菌活性强、毒性低、疗效高、品种多，临床上广泛用于多种敏感菌引起的感染性疾病。

（一）青霉素类

青霉素类包括天然青霉素和半合成青霉素。其基本结构由母核6-氨基青霉烷酸（6-APA）和侧链组成。天然青霉素是从青霉菌培养液中提取的，主要有G、K、X、F和双氢F等五种，其中青霉素G性质较稳定、产量高、抗菌作用强，故临床常用。

青霉素G（penicillin G）

青霉素G又名苄青霉素，简称青霉素，是人类发现的首个用于临床的抗生素，常用其钠盐或钾盐，干燥粉末在室温下稳定，易溶于水，宜选用0.9%氯化钠配制。其水溶液极不稳定，室温下放置24 h，大部分降解失效，并生成具有抗原性的代谢产物，故临用时应配制新鲜的制剂。其抗菌效价常用国际单位U表示。

青霉素G口服易被胃酸分解而失效，一般采用肌内注射或静脉给药，吸收迅速而完全。

【抗菌作用】

1. 抗菌谱

（1）大多数革兰阳性球菌：如溶血性链球菌、草绿色链球菌、肺炎球菌、葡萄球菌（金黄色葡萄球菌对其易产生耐药性）等。

（2）革兰阳性杆菌：如白喉棒状杆菌、破伤风梭菌、炭疽杆菌、产气荚膜梭菌、乳酸杆菌等。

（3）革兰阴性球菌：如敏感淋病奈瑟菌、脑膜炎奈瑟菌等。

（4）少数革兰阴性杆菌：如流感杆菌、百日咳鲍特菌等。

（5）螺旋体、放线杆菌：如钩端螺旋体、梅毒螺旋体、回归热螺旋体等。

2. 作用机制　通过抑制细菌细胞壁黏肽的合成使菌体失去渗透屏障，大量水分不断向高渗的菌体内渗透，致菌体膨胀、裂解，同时借助细菌自溶酶的溶解作用，产生强大的杀菌作用。

3. 耐药性　耐药菌通过产生 β-内酰胺酶、破坏 β-内酰胺环使其抗菌活性丧失而耐药。对青霉素 G 极易产生耐药的细菌是金黄色葡萄球菌（以下简称金葡菌）。

4. 作用特点　①为繁殖期杀菌剂，作用快而强。②对革兰阳性菌作用强，对革兰阴性杆菌作用弱。③对人和哺乳动物的毒性小。

【临床应用】　本药肌内注射或静脉滴注为治疗敏感革兰阳性球菌和杆菌、革兰阴性球菌及螺旋体所致感染的首选药。

1. 革兰阳性球菌感染　如溶血性链球菌感染引起的咽炎、扁桃体炎、中耳炎、蜂窝组织炎、心内膜炎、产褥热、丹毒、猩红热等首选青霉素，也常用于肺炎球菌引起的大叶性肺炎、胸膜炎、支气管炎及葡萄球菌的敏感菌株引起的疖、痈、骨髓炎、败血症等。

2. 革兰阴性球菌感染　如淋病奈瑟菌引起的淋病及脑膜炎奈瑟菌引起的脑膜炎等。

3. 革兰阳性杆菌感染　如白喉、破伤风、气性坏疽杆菌和流产后产气荚膜梭菌所致败血症的治疗等。因青霉素 G 不能中和细菌产生的外毒素，所以在治疗白喉、破伤风时必须加用抗毒素血清。

4. 螺旋体感染　如钩端螺旋体病、梅毒、回归热等。

5. 放线菌感染　放线菌病需大剂量、长疗程用药。

青霉素最主要的不良反应及防治措施。

【不良反应与用药监护】

1. 变态反应（过敏反应）　变态反应为青霉素类最常见的不良反应，各种类型的变态反应都可出现。

（1）主要表现：以皮肤过敏（荨麻疹、药疹等）和血清病样反应较多见，但多不严重，停药后可消失，用药者多在接触药物后立即发生，少数人可在数日后发生。最严重的是过敏性休克，表现为胸闷、气急、呼吸困难、面色苍白、发绀、四肢厥冷、脉搏细弱、血压下降、昏迷等。如抢救不及时，可因呼吸和循环衰竭而死亡。

（2）防治措施：①问：询问过敏史。用药前详细询问病人的过敏史，对青霉素过敏者禁用，尤其注意有过敏性疾病史者慎用。②做：必须做皮肤过敏试验（简称皮试）。凡初次注射或停药 24 h 以上或更换不同批号、不同厂家的制剂，均须做皮试，皮试阳性者禁用。③注意：即溶即用，避免饥饿时或局部用药。④观察：用药过程中要严密观察，直至注射完毕后继续观察 30 min，无任何不适方可离开。⑤准备：注射时应备有急救药品和器材，一旦发生过敏性休克，应首先立即皮下或肌内注射肾上腺素 $0.5 \sim 1.0$ mg，严重者应稀释后缓慢静脉注射或静脉滴注，必要时加用糖皮质激素和抗组胺药，并配合吸氧、人工呼吸、输液、应用升压药等抢救措施。

2. 赫氏反应　应用青霉素 G 治疗梅毒、钩端螺旋体、鼠咬热或炭疽等疾病时，可有症状突然加重，甚至危及生命的现象，表现为全身不适、寒战、发热、咽痛、肌痛、心跳加快等症状，称为赫氏反应，其可危及生命。常于注射后 $6 \sim 8$ h 出现，$12 \sim 24$ h 消失，一旦发生可用氢化可的松 $200 \sim 300$ mg 静脉滴注或地塞米松 $5 \sim 10$ mg 静脉注射，并结合降温和抗休克等对症支持治疗。

3. 毒性反应　当剂量过大（＞1000 万 U）或静脉滴注速度过快时，可引起中枢神经或脑膜刺激症状如头痛、惊厥、肌震颤、癫痫样发作、呕吐等，需对症处理。

4. 其他 ①青霉素注射液对局部刺激性大,肌内注射可出现局部疼痛、红肿、硬结等,以钾盐多见。剂量过大或静脉给药过快可对大脑皮质产生直接刺激作用,宜深部肌内注射或缓慢静脉注射;鞘内注射可引起脑膜或神经刺激症状。②静脉滴注时最好选用 0.9% 氯化钠注射液稀释,如选用 5% 葡萄糖注射液稀释时,应在 2 h 内滴完。③青霉素 G 钾盐大剂量静脉注射时,可出现高钾血症,甚至心律失常,故青霉素 G 钾盐不宜静脉注射。用量较大或病人肾功能不全时,则应改用钠盐静脉滴注。钠盐大量静脉滴注时易致水、电解质及酸碱平衡紊乱。

青霉素 G 虽具有高效、低毒等优点,但抗菌谱窄、不能口服、不耐酸、不耐酶。为弥补其不足,在青霉素 6-APA 的基础上引入不同的侧链,分别得到了具有耐酸、耐酶、广谱等特性的半合成青霉素。临床常用的半合成青霉素见表 12-1。

表 12-1 半合成青霉素分类、代表药物、作用特点与临床应用比较

分 类	代表药物	作 用 特 点	临 床 应 用
耐酸 青霉素类	青霉素 V (penicillin V) 非奈西林 (phenethicillin)	①耐酸,口服吸收好 ②抗菌谱和抗菌活性同青霉素 G	主要用于轻度敏感菌感染、恢复期的巩固治疗和防止感染复发的预防用药
耐酸耐酶 青霉素类	苯唑西林 (oxacillin) 氯唑西林 (cloxacillin)	①抗菌谱同青霉素 G ②耐酸,可以口服 ③耐酶,对耐青霉素的金葡菌有效	主要用于耐药菌株感染的治疗
广谱 青霉素类	氨苄西林 (ampicillin) 阿莫西林 (amoxicillin)	①广谱,对革兰阳性和革兰阴性菌均有杀灭作用 ②对铜绿假单胞菌无效 ③不耐酶,对耐药金葡菌无效 ④耐酸,可以口服	主要用于伤寒、副伤寒及呼吸道、泌尿道和胆道感染,与氨基糖苷类合用可增强疗效
抗铜绿假 单胞菌广谱 青霉素类	羧苄西林 (carbenicillin) 哌拉西林 (piperacillin)	①广谱,对革兰阳性和革兰阴性菌均有效 ②对铜绿假单胞菌作用强大 ③口服不吸收,需注射给药 ④不耐酶,对耐药金葡菌无效	主要用于铜绿假单胞菌感染及其他革兰阴性杆菌引起的严重感染
抗革兰阴性 杆菌青霉素类	美西林 (mecillinam) 替莫西林 (temocillin) 匹美西林 (pivmecillinam)	①对革兰阴性杆菌作用强,对革兰阳性菌作用弱 ②对铜绿假单胞菌无效 ③对 β-内酰胺酶稳定 ④匹美西林可口服,美西林和替莫西林供注射用	主要与其他半合成青霉素类合用治疗敏感菌引起的感染

口服青霉素类抗生素是否需要做皮试?

　　近年来文献报道青霉素类口服制剂引发的过敏性休克 20 例,其中 2 例抢救无效死亡,说明青霉素类口服制剂在临床上使用有引起过敏性休克的危险。对于青霉素类口服制剂,在使用前必须按照常规详细地询问过敏史,确为青霉素过敏者禁止使用。首次使用必须在医院做皮试,结果为阴性方可使用,间隔一段时间后再次使用也必须在医生指导下,使用后观察半小时再离院。

(二) 头孢菌素类

　　头孢菌素类抗生素是由真菌培养液中提取的多种抗菌成分之一———头孢菌素母核 7-氨基头孢烷酸(7-ACA)经改造后制成的一类半合成高效、低毒、广谱且被临床广泛应用的抗生素。其与青霉素类有着相似的理化特性、生物活性、作用机制和临床应用。其特点是:①抗菌谱广,对革兰阳性菌和革兰阴性菌均有效;②为繁殖期杀菌剂,其抗菌机制与青霉素相似;③对 β-内酰胺酶较青霉素稳定;④某些产品可以口服,且半衰期较长,分布广;⑤过敏反应发生率低,与青霉素有部分交叉过敏反应。

　　根据头孢菌素的抗菌谱、抗菌强度、对 β-内酰胺酶的稳定性及对肾脏毒性的不同将其分为五代,其作用特点及临床应用见表 12-2。

表 12-2　常用头孢菌素类作用特点与临床应用比较

分　类	药　　物	作用特点与临床应用
第一代	头孢噻吩(cefalotin) 头孢唑啉(cefazolin) 头孢噻啶(cefaloridine) 头孢氨苄(cefalexin) 头孢拉定(cefradine) 头孢羟氨苄(cefadroxil)	①对革兰阳性菌(包括耐青霉素 G 的金葡菌)作用较第二代强,对革兰阴性菌多不敏感 ②对 β-内酰胺酶稳定,不及第二、三代 ③肾毒性较第二、三代大 ④主要用于耐药金葡菌感染及敏感菌引起的呼吸道、泌尿道感染等
第二代	头孢孟多(cefamandole) 头孢呋辛(cefuroxime) 头孢克洛(cefaclor) 头孢噻肟(cefotaxime)	①对革兰阳性菌作用较第一代略差,对革兰阴性菌作用明显增强,部分药物对厌氧菌高效,但对铜绿假单胞菌无效 ②对 β-内酰胺酶较稳定 ③对肾毒性较第一代小 ④主要用于敏感菌所致的呼吸道、胆道及泌尿道感染等
第三代	头孢曲松(ceftriaxone) 头孢他啶(ceftazidime) 头孢哌酮(cefoperazone)	①对厌氧菌及革兰阴性菌作用较强(包括铜绿假单胞菌),对革兰阳性菌作用不及第一、二代 ②对 β-内酰胺酶更稳定 ③对肾基本无毒性 ④主要用于敏感菌引起的脑膜炎、骨髓炎、肺炎、尿路感染等

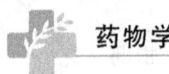

续表

分　类	药　　物	作用特点与临床应用
第四代	头孢匹罗（cefpirome） 头孢吡肟（cefepime）	①对某些革兰阴性菌和革兰阳性菌均有强大的抗菌作用 ②对β-内酰胺酶高度稳定 ③一般对肾无毒性 ④主要用于治疗对第三代头孢菌素耐药的难治性细菌感染
第五代	头孢吡普（ceftobiprole） 头孢洛林（ceftaroline）	①对革兰阳性菌，包括 MRSA 等耐药菌株具有良好的抗菌活性，对革兰阴性菌的抗菌活性也较好 ②主要用于多重耐药菌的感染

【不良反应与用药监护】　毒性小、不良反应少，其发生常与剂量、疗程有关。

1. 过敏反应　可见皮疹、荨麻疹、药物热、血管神经性水肿，偶见哮喘和过敏性休克，对青霉素过敏者中有 5%～10% 对头孢菌素有交叉过敏反应，故用药前应询问过敏史及做皮试。本类药物与青霉素有部分交叉过敏反应，故对青霉素过敏者慎用。

2. 肾脏损害　第一代头孢菌素类肾毒性较大，尤其是与氨基糖苷类或强效利尿药合用时肾毒性增强，故应避免同时使用，肾功能不全者慎用。

3. 胃肠道反应　口服给药可发生胃肠道反应，如恶心、呕吐、食欲不振等。

4. 高钠血症　由于头孢菌素钠盐含钠量较高，大量静脉滴注时应注意高钠血症的发生。

5. 其他　①长期大量应用第二代头孢菌素类可引起低凝血酶原血症，用维生素 K 防治，并禁与抗凝血药合用。②长期应用第三代头孢菌素类偶见二重感染。③肌内注射局部有疼痛、硬结等，宜深部肌内注射；静脉注射可发生静脉炎。④与乙醇同时应用可产生"醉酒样"反应，故本类药物在治疗期间或停药 3 天内应忌酒。

（三）其他β-内酰胺类

1. 头霉素类　头霉素类药物其化学结构与头孢菌素相似，其抗菌特点是：抗菌作用与第二代头孢菌素相似；抗厌氧菌作用强于第三代头孢菌素；对β-内酰胺酶高度稳定；对耐青霉素和耐头孢菌素细菌有较强的抗菌活性。主要用于需氧和厌氧菌引起的盆腔、腹腔及妇科的混合感染。常见的不良反应有皮疹、静脉炎、蛋白尿、嗜酸性粒细胞增多等。常用药物有：头孢西丁（cefoxitin）、头孢美唑（cefmetazole）、头孢替坦（cefotetan）、头孢拉宗（cefbuperazone）和头孢米诺（cefminox）等。

2. 碳青霉烯类　碳青霉烯类药物化学结构与青霉素类相似，临床常用的为亚胺培南（imipenem），又称亚胺硫霉素，具有抗菌谱广、作用强、耐酶且稳定等特点。本品不能口服，并易被体内的脱氢肽酶水解失活，常将亚胺培南与脱氢肽酶抑制剂西司他丁（cilastatin）等量配比组成复方制剂泰能（tienam），仅供注射用。临床主要用于革兰阳性和革兰阴性需氧菌和厌氧菌引起的严重感染，也可用于其他药物疗效不佳的尿路、皮肤软组织、呼吸道、腹腔、妇科感染，以及败血症、骨髓炎等。常见胃肠道反应、药疹、静脉炎、一过性转氨酶升高，大剂量可致肾脏损害及惊厥、意识障碍等严重的中枢神经系统反应。其他药物有：美罗培南（meropenem）、帕尼培南（panipenem）等。

3. 氧头孢烯类　具有抗菌谱广、抗菌作用强、对β-内酰胺酶极稳定等特点。脑脊液、痰液中浓度高。临床主要用于治疗尿路、呼吸道、妇科、胆道感染及脑膜炎、败血症等。不良反应少，但皮疹最为常见，偶见凝血酶原减少或血小板功能障碍而致出血。常用药物有：拉氧头孢(latamoxef)和氟氧头孢(flomoxef)。

4. 单环 β-内酰胺类　氨曲南(aztreonam)是人工合成并首先用于临床的单环 β-内酰胺类抗生素。其抗菌谱窄，耐酶、低毒，对革兰阴性菌具有强大抗菌活性，对革兰阳性菌、厌氧菌作用弱。该药分布广，肾、肺、胆囊、骨骼肌、脑脊液、皮肤等组织中的浓度较高。主要用于敏感菌引起的感染，如泌尿道、胆道、呼吸道、软组织感染及脑膜炎、败血症、手术后感染和急性淋病等。不良反应少而轻，可见轻度的消化道反应、皮疹、瘙痒、紫癜、血清转氨酶升高、胃肠道不适等。同类药物还有卡芦莫南(carumonam)。

5. β-内酰胺酶抑制剂　本类药物包括克拉维酸(clavulanic acid)、舒巴坦(sulbactam)等，其本身抗菌力较弱、抗菌谱较窄，通过抑制多种 β-内酰胺酶而保护 β-内酰胺环的完整性，常与β-内酰胺类抗生素配伍，使抗菌效力增强几倍乃至几十倍，并可对抗细菌耐药性的产生。临床常用的复合制剂有：克拉维酸与阿莫西林合用的口服制剂为奥格门汀(augmentin)；克拉维酸与替卡西林合用的注射剂为替门汀(timentin)；舒巴坦与氨苄西林合用的注射剂为优立新(unasyn)；舒巴坦与头孢哌酮合用的注射剂为舒普深(sulperazone)；舒巴坦与头孢噻肟合用的注射剂为新治菌(newcefotoxin)等。

二、大环内酯类

大环内酯类抗生素是一类含有十四、十五、十六元大环内酯环结构的抗生素，疗效肯定，无严重不良反应，主要用于革兰阳性球菌、革兰阴性球菌和厌氧球菌等感染的首选药，以及对 β-内酰胺类抗生素过敏病人的替代品。

大环内酯类不可逆地结合到细菌核糖体 50S 亚基的靶位上，选择性地抑制细菌蛋白质合成而发挥快速抑菌作用。

红霉素(erythromycin)

红霉素是从链丝菌培养液中提取的碱性抗生素，不耐酸，口服吸收少，故临床常用其肠溶片或酯化物(如依托红霉素、无味红霉素等)。其体内分布广，并可通过胎盘和进入乳汁。主要在肝脏代谢，随胆汁排出，有肠肝循环，是本类药物的代表药。

【抗菌作用】　红霉素的抗菌谱与青霉素 G 相似且稍广，主要对革兰阳性球菌和杆菌有强大的抗菌作用；对某些革兰阴性菌如脑膜炎奈瑟菌、淋病奈瑟菌、流感嗜血杆菌、百日咳鲍特菌、布氏杆菌、军团菌等有较强的作用；对肺炎支原体、衣原体、立克次体、厌氧菌、螺杆菌及某些螺旋体也有抗菌作用，但效力不及青霉素。

细菌对红霉素易产生耐药性，停药数月后可逐渐恢复敏感性。

【临床应用】　常用于治疗耐青霉素的金葡菌感染和对青霉素过敏者；还用于上述敏感菌所致的各种感染，也用于厌氧菌引起的口腔感染和肺炎支原体、肺炎衣原体等非典型病原体所致的呼吸系统、泌尿生殖系统感染。本品为军团菌病、白喉带菌者的首选药。由于红霉素在胆道中分布较多，也可用于胆道感染。

【不良反应与用药监护】

(1)胃肠道反应：口服大剂量红霉素可引起恶心、呕吐、腹泻、厌食等不良反应。

(2)局部刺激：静脉滴注时因刺激性强而引起局部疼痛或血栓性静脉炎。

（3）肝脏损害：大剂量应用可引起肝脏损害，表现为转氨酶升高、肝肿大及胆汁淤积性黄疸等，一般停药数日后即可恢复。

（4）红霉素宜整片吞服，不可破碎，服药前和服药后不宜饮用酸性饮料，因酸性物质可降低其疗效。

（5）红霉素粉针剂不能用0.9%氯化钠注射液作溶媒，以免引起沉淀，也不宜与其他药物在注射器内混合应用。

（6）细菌（包括金葡菌）对红霉素易产生耐药性，故连续用药不宜超过1周。

罗红霉素（roxithromycin）

罗红霉素抗菌作用与红霉素相似，对金葡菌、链球菌、棒状杆菌、军团菌等抗菌活性较强，对厌氧菌、弓形体、衣原体、梅毒螺旋体等也有较好的抗菌作用。临床主要用于敏感菌引起的呼吸道、泌尿道、皮肤软组织、五官科感染，也可用于非淋球菌性尿道炎、军团菌肺炎等。不良反应发生率较低，常见有恶心、腹痛、腹泻，偶见呕吐、头痛、头晕、便秘、皮疹、皮肤瘙痒等。

阿奇霉素（azithromycin，AZM）

阿奇霉素耐酸，口服吸收迅速，体内分布广。抗菌谱比红霉素广，对流感嗜血杆菌、淋球菌、军团菌等抗菌活性比红霉素强，对大多数革兰阴性菌有较强的抗菌作用。临床上主要用于敏感菌引起的急性支气管炎、肺炎、急性扁桃体炎、咽炎、皮肤和软组织感染等。不良反应少，可见有轻、中度胃肠道反应。对大环内酯类抗生素过敏者禁用，肝功能不全、孕妇和哺乳期妇女慎用。

克拉霉素（clarithromycin）

克拉霉素（甲红霉素）的主要特点是抗菌活性强于红霉素，抗菌谱与红霉素相似，特别是对流感嗜血杆菌抗菌作用较强。对酸稳定，口服吸收迅速、完全，不受进食影响；分布广泛，组织中的浓度明显高于血中浓度。主要用于化脓性链球菌所致的咽炎、扁桃体炎；肺炎链球菌、葡萄球菌所致的急性中耳炎、肺炎、支气管炎、皮肤及软组织感染等。不良反应发生率低，可见轻微的胃肠道反应，孕妇禁用，哺乳期妇女慎用。

三、氨基糖苷类

氨基糖苷类抗生素是由二个或三个氨基糖分子和一个非糖部分（称为苷元）的氨基环醇通过醚键连接而成，可分为天然品和人工半合成品两类。天然品由链霉菌和小单胞菌产生，常用药物有庆大霉素（gentamycin）、链霉素（streptomycin）、妥布霉素（tobramycin）、西索米星（sisomicin）等；人工半合成品有奈替米星（netilmicin）、依替米星（etimicin）、阿米卡星（amikacin）等。

（一）共同特点

（1）化学结构基本相似，均呈碱性，常用硫酸盐，除链霉素外其他药物水溶液性质稳定，在碱性环境中作用增强。

（2）口服难吸收，仅用于肠道消毒或肠道感染。肌内注射吸收迅速而完全，主要分布在细胞外液，不易透过血脑屏障，但可通过胎盘，主要用于全身感染。在体内基本不被破坏，大部分以原形由肾脏排泄。

（3）抗菌谱较广，主要对革兰阴性杆菌有强大的抗菌活性，其中链霉素、卡那霉素对结核分枝杆菌有效，庆大霉素对革兰阳性、革兰阴性菌作用较强，庆大霉素和妥布霉素对铜绿假单胞菌等也有较强的抗菌活性。

（4）通过阻碍细菌蛋白质合成的全过程而发挥快速杀菌作用，为静止期杀菌剂。

（5）本类药物之间有不完全交叉耐药反应。

（6）作用特点：①杀菌速率和杀菌持续时间与浓度呈正相关；②仅对需氧菌有效，对厌氧菌无效，且抗菌活性显著强于其他类药物；③具有初次接触效应，即细菌首次接触氨基糖苷类时，能被迅速杀死；④与β-内酰胺类抗生素合用可扩大抗菌谱、增强抗菌活性，但两类药物不能混合于同一容器中，否则易使氨基糖苷类失活。

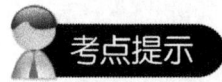

氨基糖苷类抗生素的共性和主要不良反应。

【不良反应与用药监护】

1. 耳毒性　包括前庭神经和耳蜗听神经损伤。前庭功能损害多见于链霉素、庆大霉素，表现为眩晕、恶心、呕吐、眼球震颤和平衡失调等，前庭神经功能损害发生率依次为链霉素＞西索米星＞阿米卡星≥庆大霉素≥妥布霉素＞奈替米星。耳蜗听神经功能损害多见于阿米卡星，表现为耳鸣及不同程度的听力减退，严重者可致耳聋；耳蜗听神经功能损害发生率依次为阿米卡星＞西索米星＞庆大霉素＞妥布霉素＞奈替米星＞链霉素。为防止和减轻耳毒性，使用时应注意药物的剂量和疗程；严密观察耳鸣、眩晕等早期症状；进行听力及血药浓度的监测；避免与呋塞米、依他尼酸、布美他尼、顺铂等其他损害听力的药物联合使用。肾功能减退者、老年人及婴幼儿、哺乳期妇女慎用，孕妇禁用。该毒性还能影响子宫内胎儿。

2. 肾毒性　氨基糖苷类易蓄积于肾皮质部，损害近曲小管上皮细胞而引起肾毒性。连续使用本类抗生素数天以上可发生不同程度的可逆性肾损害，临床可见多尿、夜尿、蛋白尿、血尿，严重者可致氮质血症及无尿症。肾毒性易发生于老年人、休克、脱水、既往有肾病的病人，以及曾联合使用过呋塞米、两性霉素 B 等肾毒性药物的病人，并与用量、疗程密切相关。其发生率依次为庆大霉素＞妥布霉素＞阿米卡星＞奈替米星＞链霉素。使用过程中应定期检查尿常规，不宜与有肾损害的药物合用。

3. 过敏反应　各种皮疹、发热、血管神经性水肿、口周发麻等较为常见，也可引起过敏性休克。其中链霉素引起的过敏性休克发生率仅次于青霉素，因其抢救困难、死亡率较高，一旦发生应立即皮下或肌内注射肾上腺素，同时静脉注射葡萄糖酸钙等抢救。

4. 神经肌肉接头阻断作用　最常见于大剂量静脉滴注，也偶见于肌内注射后，可引起心肌抑制、血压下降、肢体瘫痪和呼吸衰竭而死亡。其严重程度依次为：链霉素＞奈替米星＞阿米卡星＞庆大霉素＞妥布霉素。此毒性反应抢救时应立即静脉注射新斯的明和钙剂。重症肌无力病人禁用，与麻醉药或肌松药合用时应慎重。严禁静脉注射。

（二）常用药物

庆大霉素（gentamycin）

庆大霉素为目前临床较常用的氨基糖苷类抗生素。

【抗菌作用】　抗菌谱较广，对多数革兰阴性杆菌有杀灭作用，尤其是对铜绿假单胞菌作用较强;对革兰阳性菌如耐青霉素的金葡菌及肺炎支原体也有效。细菌对庆大霉素的耐药性产生较慢,多为暂时性,停药后可逐渐恢复敏感性。

【临床应用】 主要用于敏感菌引起的感染:①革兰阴性杆菌感染:如败血症、骨髓炎、肺炎、腹腔感染、脑膜炎等,庆大霉素为首选药物。②铜绿假单胞菌感染:庆大霉素可与羧苄西林等广谱半合成青霉素或头孢菌素联合应用,以提高疗效。③革兰阴性杆菌混合感染:常与羧苄西林、头孢菌素联合,用于病因未明的革兰阴性杆菌混合感染。④局部感染:局部用于皮肤、黏膜表面感染和眼、耳、鼻部感染。⑤其他:口服用作肠道术前准备和治疗肠道感染,亦可用于术前、术后预防感染。

【不良反应】 主要有耳毒性、肾毒性和神经肌肉接头阻断作用,肾毒性多见,耳毒性严重,偶见过敏反应甚至过敏性休克,应予以注意。

其他氨基糖苷类药物作用特点及临床应用比较见表 12-3。

表 12-3 其他氨基糖苷类药物作用特点及临床应用比较

药 物	作用特点及临床应用
链霉素 (streptomycin)	①抗菌谱广,对多数革兰阴性杆菌及结核分枝杆菌有强大抗菌作用 ②易产生耐药性 ③毒性反应较大 ④为鼠疫与兔热病治疗的首选药;是治疗结核病的一线药物;与青霉素联合用于心内膜炎
阿米卡星 (amikacin)	①为氨基糖苷类抗菌谱最广的药物 ②对铜绿假单胞菌的作用强大 ③有一定的耳毒性 ④主要用于对其他氨基糖苷类耐药菌株引起的感染
奈替米星 (netilmicin)	①抗菌谱广,能杀灭多种革兰阴性杆菌 ②对耐药的金葡菌也有效 ③耳毒性、肾毒性较小 ④主要用于敏感菌所致的各种感染
妥布霉素 (tobramycin)	①抗菌作用与庆大霉素相似 ②对铜绿假单胞菌作用较庆大霉素强 ③主要用于铜绿假单胞菌感染及各种严重的革兰阴性杆菌感染
西索米星 (sisomicin)	①抗菌作用与庆大霉素相似 ②对铜绿假单胞菌作用与妥布霉素相似,但稍弱 ③主要用于敏感菌引起的感染

四、四环素类及氯霉素

四环素类药物及氯霉素属广谱抗生素,对革兰阳性菌和革兰阴性菌具有快速抑菌作用,对立克次体、支原体和衣原体也具有较强的抑制作用,其中四环素类还可抑制某些螺旋体和原虫。

（一）四环素类

四环素类抗生素是由放线菌产生的一类广谱抗生素,常用品种有天然品和人工半合成品两类,前者如四环素(tetracycline)、土霉素(terramycin)、金霉素(chlortetracycline)等;后者如美他环素(methacycline)、多西环素(doxycycline)和米诺环素(minocycline)等。

【抗菌作用】　四环素类抗生素对多种病原体均有抑制作用。其抗菌活性是:米诺环素＞多西环素＞美他环素＞地美环素＞四环素＞土霉素。作用机制为抑制细菌蛋白质的合成和DNA的复制,具有低浓度抑菌、高浓度杀菌作用,属快速抑菌剂。

【临床应用】　四环素类药物仍可作为下述疾病的首选药:①立克次体感染(如斑疹伤寒和恙虫病等)。②支原体感染(如支原体肺炎和泌尿生殖系统感染等)。③衣原体感染(如鹦鹉热、沙眼和性病性淋巴肉芽肿等)。④某些螺旋体感染(如回归热等)。⑤幽门螺杆菌感染引起的消化性溃疡。⑥鼠疫、布鲁菌病、霍乱、牙周炎。⑦其他:土霉素仍可用于治疗肠阿米巴病,疗效优于其他同类药物,但细菌感染很少使用;金霉素仅保留外用制剂,治疗结膜炎和沙眼。使用本类药物时首选多西环素。

四环素（tetracycline）

四环素性质稳定,在室温放置数月至2年亦不会失效。

【体内过程】　口服吸收不完全,易与食物中多种阳离子(如 Ca^{2+}、Mg^{2+}、Fe^{3+}、Al^{3+} 等)结合形成络合物影响其吸收。易渗入胸腔、腹腔、胎儿循环及乳汁中,易与牙齿和骨组织中的钙离子结合,不易透过血脑屏障。胆汁中的药物浓度为血药浓度的 $10\sim20$ 倍。60%以原形经肾脏排泄,肾功能损害者不宜使用。

【抗菌作用】　抗菌谱广,对革兰阳性菌的作用较革兰阴性菌作用强,对肺炎支原体、立克次体、衣原体、螺旋体、放线菌、阿米巴原虫等也有抑制作用。其抗菌作用特点是:极高浓度时具有杀菌作用;对革兰阳性菌的作用不如青霉素类和头孢菌素类;对革兰阴性菌的作用不如氨基糖苷类及氯霉素;对伤寒杆菌、副伤寒杆菌、铜绿假单胞菌、结核分枝杆菌、真菌和病毒无效。本品易产生耐药性。

【临床应用】　目前临床应用已明显减少:①主要作为立克次体感染引起的斑疹伤寒、恙虫病及支原体肺炎的首选药;②也可用于耐青霉素的金葡菌感染或对青霉素过敏者的葡萄球菌感染;③治疗肠内阿米巴病。由于新型高效抗菌药的不断出现,四环素类药物的不良反应已成为突出问题,四环素已不再作为本类药物的首选药。

【不良反应与用药监护】

1. 局部刺激　口服可引起恶心、呕吐、上腹部不适、腹胀、腹泻等症状,饭后服或与食物同服可减轻上述症状。肌内注射刺激性大,故禁用,静脉滴注易引起静脉炎。

2. 二重感染　长期大量应用四环素类药物后,敏感菌受到抑制,而一些不敏感菌趁机繁殖造成的感染,称为二重感染(又称菌群交替症)。婴儿、老年人、体弱者、合用糖皮质激素或抗肿瘤药的病人使用四环素时易发生。常见的二重感染:①真菌感染:多由白假丝酵母菌(白色念珠菌)引起,表现为鹅口疮、肠炎,应立即停药并同时进行抗真菌治疗。②伪膜性肠炎:主要表现为剧烈腹泻、发热、肠壁坏死、体液渗出甚至休克死亡,应立即停药并使用万古霉素或甲硝唑治疗。老年人、体弱者、免疫功能低下及合用糖皮质激素者慎用。

3. 影响骨、牙生长　四环素类药物能与新形成的骨骼和牙齿中沉积的钙离子结合,造成恒齿永久性棕色色素沉着(俗称牙齿黄染)、牙釉质发育不全,还可抑制胎儿、婴幼儿骨骼发育。

因此,妊娠 5 个月以上妇女、哺乳期妇女及 8 岁以下儿童禁用。

4. 其他 长期大剂量使用可引起严重肝脏损伤和肾脏损伤,偶见过敏反应如皮疹、药物热、血管神经性水肿等,并有交叉过敏反应;也可引起光敏反应和前庭反应如头晕、恶心、呕吐等。本类药物刺激性较大,不宜肌内注射,可稀释后静脉给药;不宜与牛奶、豆制品、某些药物(如铁剂)、抗酸药等同服,以免妨碍其吸收,如果治疗需要,至少应间隔 1 h 为宜;此外,不宜与青霉素类或头孢菌素类药物合用,以免发生拮抗作用。

多西环素(doxycycline)

多西环素又名强力霉素,属长效半合成四环素类,是四环素类药物的首选药。其抗菌特点:①抗菌谱与四环素相似,但抗菌活性比四环素强 2～10 倍,具有强效、速效、长效的特点。耐药菌株少,但与其他同类药物有交叉耐药性。②口服吸收快而完全,且不易受食物影响,体内分布广,脑脊液中浓度高。③血浆半衰期长,一般感染每日 1 次即可。④主要用于呼吸道感染、泌尿道感染及胆道感染。⑤大部分药物随胆汁进入肠腔排泄,肠道中的药物多以无活性的结合型或络合型存在,很少引起二重感染。⑥少量药物经肾脏排泄,肾功能减退时粪便中药物排泄量增多,故肾衰竭时也可使用。宜饭后服用,并以大量开水送服,服后保持直立体位 30 min 以上,以避免引起食道炎。静脉注射时,可能出现舌麻木及口腔异味感。易致光敏反应,其他不良反应少于四环素。

(二)氯霉素(chloramphenicol)

氯霉素又名左霉素,是从委内瑞拉链丝菌的培养液中提取而得,目前临床上使用的是人工合成品。由于它可诱发致命性不良反应(如抑制骨髓造血机能等),其临床应用受到极大限制。

氯霉素口服吸收快而完全,广泛分布于全身各组织和体液中,脑脊液中浓度较其他抗生素高。主要在肝脏代谢,经肾脏排泄。

【抗菌作用】 氯霉素为广谱抗生素,低浓度抑菌、高浓度杀菌,对革兰阴性菌的作用较对革兰阳性菌强,尤其对伤寒沙门菌、痢疾志贺菌和铜绿假单胞菌有特效;对流感嗜血杆菌、脑膜炎奈瑟菌、肺炎链球菌具有杀灭作用;对结核分枝杆菌、真菌和阿米巴原虫无效。其作用机制是抑制细菌蛋白质的合成而发挥抗菌作用,属快速抑菌剂。耐药性产生较慢,与其他抗菌药之间无交叉耐药性。

【临床应用】 严格掌握适应证,一般不作首选药,用药期间定期检查血常规。

1. 耐药菌诱发的严重感染 常用于无法使用青霉素类药物的脑膜炎、多药耐药的流感嗜血杆菌感染,且病情严重,危及生命。

2. 伤寒、副伤寒 应首选氟喹诺酮类或第三代头孢菌素。

3. 立克次体感染 立克次体重度感染的孕妇、8 岁以下儿童、四环素类药物过敏者可选用。

4. 其他 与其他抗菌药联合使用治疗腹腔或盆腔厌氧菌感染;也可作为眼科的局部用药治疗沙眼和结膜炎。

【不良反应与用药监护】

1. 抑制骨髓造血机能 抑制骨髓造血机能是氯霉素最严重的毒性反应。其主要导致:①可逆性血细胞减少:较常见,发生率和严重程度与剂量、疗程有关。表现为贫血、白细胞减少症或血小板减少症,及时停药可恢复。部分病人可能发展成致死性再生障碍性贫血或急性髓细胞性白血病。②再生障碍性贫血:发病率与用药量、疗程无关,一次用药亦可导致其发生。

发生率低,但死亡率极高,多在停药数周或数月后发生。幸存者日后发展为白血病的概率极高,为防止此反应,应避免滥用并勤查血常规;不可与具有骨髓抑制作用的药物合用;除特殊感染者,疗程不宜超过2周。

2. 灰婴综合征 早产儿和新生儿肝脏缺乏葡萄糖醛酸转移酶,肾脏排泄功能不完善,对氯霉素解毒能力差,药物剂量过大而致中毒,表现为循环衰竭、呼吸困难、进行性血压下降、皮肤苍白和发绀,故称灰婴综合征。一般发生于治疗的第2~9天,症状出现2天内的死亡率高达40%,故早产儿、出生后2周内的新生儿及妊娠后期和哺乳期妇女禁用。成人应用过量亦可出现同样的症状,应及早停药,积极治疗。

3. 其他 口服时可出现恶心、呕吐、腹泻等胃肠道症状;少数病人有过敏反应(如皮疹、药物热、血管神经性水肿等)、视神经炎、视力障碍等;还可见溶血性贫血(如葡萄糖-6-磷酸脱氢酶缺陷者等)、二重感染。有精神病病史者禁用;肝、肾功能减退者慎用。

五、其他抗生素

(一) 林可霉素类

林可霉素类抗生素包括林可霉素(lincomycin,洁霉素)和克林霉素(clindamycin,氯林可霉素,氯洁霉素)。两药具有相同的抗菌谱和抗菌机制,但由于克林霉素口服吸收好、抗菌活性强、毒性小和临床疗效明显,故临床常用。

【体内过程】 克林霉素较林可霉素口服吸收迅速而完全,并可饭后服用。吸收后分布广泛,可浓集于骨及其他组织、体液中。不易透过血脑屏障,故脑部感染不适用,可通过胎盘和进入乳汁,故孕妇和哺乳期妇女慎用。主要经肝脏代谢,肾脏排泄。克林霉素 $t_{1/2}$ 为2~3 h,林可霉素 $t_{1/2}$ 为4~5 h。

【抗菌作用】 本品为窄谱抑菌药,抗菌谱与红霉素相似而较窄,对多数革兰阳性菌有较强的抗菌作用,如对链球菌、肺炎链球菌、金黄色葡萄球菌等有高效抗菌作用,但因其毒性大,一般不作首选。最主要特点是对各种厌氧菌有良好的抗菌作用,但对多数革兰阴性菌作用弱或无效。其抗菌作用机制与大环内酯类相同,抑制细菌蛋白质合成而产生快速抑菌作用。

【临床应用】 临床应用主要有:①作为金葡菌感染引起的急、慢性骨髓炎和关节感染的首选药;②用于敏感菌所致的呼吸道、皮肤软组织、胆道感染及败血症、心内膜炎等。③厌氧菌感染引起的口腔、妇科及腹腔感染等。

【不良反应与用药监护】

1. 胃肠道反应 口服或注射均可引起恶心、呕吐、胃部不适和腹泻等胃肠道反应,严重时可致伪膜性肠炎,用万古霉素或甲硝唑治疗。

2. 过敏反应 轻度皮疹、瘙痒或药物热,也可出现一过性中性粒细胞减少和血小板减少。

3. 大剂量静脉注射或静脉滴注过快 可引起血压下降及心跳、呼吸暂停,故不宜大剂量、快速静脉给药。

4. 其他 偶见黄疸及肝脏、肾脏损伤。肝、肾功能不全者慎用。

(二) 万古霉素类

万古霉素类属糖肽类抗生素,常用品种有万古霉素(vancomycin)、去甲万古霉素(norvancomycin)和太古霉素(teicoplanin,替考拉宁)。

万古霉素口服不易吸收,肌内注射可引起组织坏死,故只宜缓慢静脉滴注。体内分布广泛，能通过胎盘屏障，但不易透过血脑屏障。在体内很少代谢，原形随尿排出。万古霉素对革兰阳性菌，如金黄色葡萄球菌、表皮葡萄球菌、链球菌、肺炎球菌等有强大的抗菌作用；对厌氧菌、炭疽杆菌、白喉杆菌、破伤风杆菌等也有良好作用。与氨基糖苷类抗生素合用对肠球菌等具有协同杀菌作用。其抗菌机制是抑制细菌细胞壁的合成，造成细胞壁缺损而杀菌。主要用于治疗耐青霉素的金黄色葡萄球菌引起的严重感染及伪膜性肠炎，也可用于治疗结肠炎和肠道炎症。本品不良反应多，耳毒性、肾脏损害严重，静脉滴注可发生恶心、寒战、高热等。

替考拉宁为一种新型糖肽类抗生素，具有强大的抗菌活性，毒性低。口服不易吸收，可肌内注射，也可静脉注射。其抗菌作用及机制与万古霉素相似。临床主要用于治疗各种严重的革兰阳性菌感染，口服可治疗伪膜性肠炎。不良反应同万古霉素，但较轻。

（三）多黏菌素类

多黏菌素类是一组多肽类抗生素，临床应用的品种有多黏菌素 B（polymyxin B）、多黏菌素 E（polymyxin E）和多黏菌素 M（polymyxin M）等。

本类药物口服不易吸收，但多黏菌素 M 吸收较好，体内代谢慢、穿透力弱，属窄谱慢效杀菌药，只对某些革兰阴性杆菌包括铜绿假单胞菌有强大的杀菌作用。其机制是增加细菌细胞膜的通透性，使重要营养物质外漏导致细菌死亡，对繁殖期和静止期细菌均有杀灭作用，细菌不易产生耐药性。与磺胺类、TMP 及利福平等合用有协同抗菌作用。临床用于敏感菌引起的眼、耳、皮肤黏膜感染及铜绿假单胞菌感染，口服用于肠道手术前准备。此类药毒性较大，主要引起严重的肾脏损伤和神经系统损害。

🏥 常用制剂与用法

青霉素 G 钾盐或钠盐（苄青霉素钾或钠）　粉针剂：临用前配成溶液，每次 40 万～80 万 U，普通感染 2 次/日，严重感染 4 次/日，肌内注射，必要时每日总量可再增大。严重感染时可行静脉滴注。小儿每日 2.5 万～5 万 U/kg，分 2～4 次肌内注射。

青霉素 V 钾　片剂：每次 125～500 mg，每 6～8 h 一次。

非奈西林钾　片剂：每次 0.25～0.5 g，每 6 h 一次。宜饭前服。

苯唑西林钠　胶囊剂：空腹口服，每次 0.5～1.0 g，每日 4～6 次。粉针剂：肌内注射或静脉注射，每次 0.5～1.0 g，每 4～6 h 一次。

氯唑西林钠　胶囊剂：每次 0.5～1.0 g，每日 4～6 次。小儿每日 30～60 mg/kg，分 2～4 次服。粉针剂：肌内注射，剂量同口服。

氨苄西林钠　胶囊剂：每次 0.25～1.0 g，4 次/日。小儿每日 20～80 mg/kg，分 4 次服。粉针剂：每日 2～6 g，小儿每日 50～150 mg/kg，静脉注射或静脉滴注，肌内注射量同口服。

阿莫西林钠　胶囊剂：每次 0.5～1.0 g，每日 3～4 次。小儿每日 50～100 mg/kg，分 3～4 次服。

羧苄西林钠　注射剂：每次 1～2 g，4 次/日。

美西林　注射剂：每次 0.4～0.6 g，4 次/日。

替莫西林钠　注射剂：每次 0.5～2 g，2 次/日。

哌拉西林钠　粉针剂：每次 1～4 g，4 次/日。

头孢噻吩钠　粉针剂：每次 0.5～2 g，4 次/日，肌内注射，严重感染时每日 2～4 g，静脉注射或静脉滴注。

头孢噻啶钠　粉针剂:每日 1～3 g,分 2～3 次,肌内注射。每日 2～4 g,静脉注射或静脉滴注。

头孢氨苄　胶囊剂:每次 0.25～0.5 g,4 次/日。

头孢唑林钠　粉针剂:每次 0.5～2 g,每日 2～4 次,病情严重或耐药菌株感染时,剂量可增大为每日 3～5 g。

头孢拉定　胶囊剂:每次 0.25～0.5 g,4 次/日。粉针剂:每次 0.5～1.0 g,4 次/日,静脉注射或静脉滴注。

头孢羟氨苄　胶囊剂:每次 0.5～1.0 g,2 次/日。

头孢孟多　注射剂:每次 0.5～2 g,3～4 次/日,肌内注射或静脉滴注。

头孢呋辛钠　粉针剂:每次 0.75～1.5 g,3 次/日,肌内注射。

头孢克洛　胶囊剂:每次 0.25～0.5 g,4 次/日。

头孢噻肟钠　粉针剂:每次 0.5～1.5 g,2～4 次/日,肌内注射或静脉滴注。

头孢曲松钠　粉针剂:每次 0.5～1.0 g,2～4 次/日,肌内注射或静脉滴注。

头孢他啶钠　粉针剂:每次 0.5～2 g,3 次/日,肌内注射或静脉滴注。

头孢哌酮钠　粉针剂:每次 1～2 g,2 次/日,肌内注射或静脉滴注。

头孢匹罗　注射剂:每次 1～2 g,2 次/日,肌内注射或静脉滴注。

头孢吡肟　注射剂:每次 1～2 g,2 次/日,肌内注射或静脉滴注。

红霉素　肠溶片剂:每次 0.25～0.5 g,3～4 次/日。

乙酰螺旋霉素　片剂或胶囊剂:每次 0.2～0.3 g,4 次/日。

罗红霉素　片剂或胶囊剂:每次 150 mg,2 次/日或每次 300 mg,1 次/日。

阿奇霉素　片剂:每日 0.5 g,1 次/日。

克拉霉素　片剂或胶囊剂:每次 0.25～0.5 g,2 次/日。

磷酸克林霉素　注射剂:每次 0.15～0.3 g,3～4 次/日,超过 0.6 g 宜静脉滴注,溶于 100 mL 以上注射用液体中,滴注时间不少于 20 min。

硫酸庆大霉素　片剂:每次 80～160 mg,3～4 次/日。注射剂:每次 80 mg,2～3 次/日。外用:0.5% 软膏;0.5% 滴眼液。

硫酸妥布霉素　注射剂:每次 80 mg,2～3 次/日,肌内注射或静脉滴注,疗程不超过 10 天。

硫酸西索米星　注射剂:每日 0.15 g,分 2～3 次给药,肌内注射或静脉注射,疗程不超过 10 天。

硫酸奈替米星　注射剂:每次 4～6 mg/kg,1 次/日。

硫酸阿米卡星　注射剂:每次 0.5 g,2～3 次/日,肌内注射或静脉滴注。

盐酸四环素　片剂或胶囊剂:每次 0.25～0.5 g,3～4 次/日。

多西环素　片剂或胶囊剂:成人首次 0.2 g,以后每次 0.1～0.2 g,1 次/日。小儿首次 4 mg/kg,以后每日 2～4 mg/kg,1 次/日。

氯霉素　片剂:每次 1.5 g,4 次/日。局部外用:如眼膏、滴眼液、滴耳液等。

盐酸克林霉素　片剂:每次 0.25～0.5 g,饭后服,3～4 次/日。

盐酸林可霉素　片剂:每次 0.25～0.5 g,饭后服,3～4 次/日。注射剂:每次 0.25～0.5 g,肌内注射,3～4 次/日。0.25～0.5 g 溶于 100 mL 以上注射用液体中,静脉滴注,时间不少于 1 h,2～3 次/日。

随堂检测

一、选择题

（A₁型题）

1. β-内酰胺类抗菌药物的作用机制是（　　　）。
   - A. 影响叶酸代谢
   - B. 增加细胞膜的通透性
   - C. 阻碍细菌 DNA 合成
   - D. 影响细菌蛋白质的合成
   - E. 抑制细菌细胞壁的合成

2. 下列哪项不是青霉素的特点？（　　　）
   - A. 属于繁殖期杀菌剂
   - B. 通过阻断细菌蛋白质合成的方式发挥作用
   - C. 对人体毒性小
   - D. 抗革兰阳性细菌作用强
   - E. 破坏细菌细胞壁结构

3. 下列哪种情况禁做青霉素皮试？（　　　）
   - A. 从未用过青霉素
   - B. 直系亲属对青霉素过敏
   - C. 曾用过青霉素已停药 1 天
   - D. 过敏体质
   - E. 有青霉素过敏史

4. 对接受青霉素治疗的病人，停药超过几天须重做皮试？（　　　）
   - A. 5 天
   - B. 4 天
   - C. 3 天
   - D. 2 天
   - E. 1 天

5. 为了预防青霉素过敏反应，青霉素溶液应（　　　）。
   - A. 前一班为下一班溶解好备用
   - B. 上班后自己溶解好备用
   - C. 现配现用
   - D. 溶解后放冰箱内备用 1 天
   - E. 溶解后放冰箱，7 天内均可用

6. 青霉素对哪类细菌作用最强？（　　　）
   - A. 革兰阳性球菌
   - B. 革兰阳性杆菌
   - C. 革兰阴性球菌
   - D. 革兰阴性杆菌
   - E. 金葡菌

7. 青霉素 G 最适于治疗下列哪种细菌感染？（　　　）
   - A. 绿脓杆菌
   - B. 变形杆菌
   - C. 肺炎杆菌
   - D. 痢疾杆菌
   - E. 溶血性链球菌

8. 治疗梅毒、钩端螺旋体病的首选药物是（　　　）。
   - A. 红霉素
   - B. 四环素
   - C. 氯霉素
   - D. 青霉素
   - E. 氟哌酸

9. 治疗破伤风、白喉应采用（　　　）。
   - A. 氨苄西林＋抗毒素
   - B. 青霉素＋磺胺嘧啶
   - C. 青霉素＋抗毒素
   - D. 青霉素＋类毒素
   - E. 氨苄西林＋甲氧苄啶

10. 青霉素最常见和最应警惕的不良反应是（　　　）。
    - A. 过敏反应
    - B. 腹泻、恶心、呕吐
    - C. 听力减退
    - D. 二重感染
    - E. 肝、肾损害

11. 青霉素 G 最严重的不良反应是（　　　）。
    - A. 过敏性休克
    - B. 腹泻、恶心、呕吐
    - C. 听力减退
    - D. 二重感染
    - E. 肝、肾损害

12. 青霉素类药物中，对绿脓杆菌无效的药物是（　　　）。
    - A. 阿莫西林
    - B. 羧苄西林
    - C. 呋苄西林
    - D. 替卡西林
    - E. 哌拉西林

13. 耐药金葡菌感染应选用（　　　）。

A.青霉素 G   B.氨苄西林   C.阿莫西林   D.苯唑西林   E.羧苄西林

14. 下列哪项不是头孢菌素类的特点?（   ）

A.抗菌谱广   B.半衰期长,分布广

C.对 β-内酰胺酶稳定   D.与青霉素有完全交叉过敏反应

E.抗菌机制与青霉素相似

15. 对肾脏毒性最小的头孢菌素是(   )。

A.头孢唑啉   B.头孢噻吩   C.头孢孟多   D.头孢氨苄   E.头孢他啶

16. 肾功能不良的病人禁用(   )。

A.青霉素 G   B.耐酶青霉素类   C.人工合成广谱青霉素

D.第一代头孢菌素   E.第三代头孢菌素

17. 对红霉素的描述正确的是(   )。

A.抗菌谱与青霉素相似且稍广泛   B.对革兰阳性细菌的作用强于青霉素

C.不易产生耐药性   D.为快速杀菌剂

E.为繁殖期杀菌剂

18. 支原体肺炎治疗应选择的抗生素是(   )。

A.青霉素   B.氨苄西林   C.头孢噻肟   D.庆大霉素   E.红霉素

19. 红霉素不适宜治疗(   )。

A.耐药金葡菌感染   B.百日咳   C.铜绿假单胞菌感染

D.肺炎支原体感染   E.军团菌病

20. 红霉素最主要的临床应用是(   )。

A.耐青霉素 G 的金葡菌感染   B.化脓性链球菌感染

C.结核分枝杆菌感染   D.破伤风杆菌感染

E.梅毒螺旋体感染

21. 红霉素在何种组织中的浓度较高?（   ）

A.骨髓   B.胆汁   C.肺脏   D.肾脏   E.肠道

22. 关于氨基糖苷类抗生素的特点叙述错误的是(   )。

A.对革兰阴性菌作用强于革兰阳性菌   B.为静止期杀菌剂

C.在酸性环境中抗菌作用增强   D.药物间存在交叉耐药性

E.作用机制为阻碍细菌蛋白质合成

23. 不属于氨基糖苷类抗生素的药物是(   )。

A.链霉素   B.妥布霉素   C.西索米星   D.奈替米星   E.阿奇霉素

24. 氨基糖苷类抗生素对哪类细菌无效?（   ）

A.厌氧菌   B.铜绿假单胞菌   C.结核杆菌

D.革兰阴性菌   E.革兰阳性菌

25. 氨基糖苷类抗生素主要分布于(   )。

A.脑脊液   B.浆膜腔   C.血浆   D.细胞内液   E.细胞外液

26. 氨基糖苷类药物的抗菌作用机制是(   )。

A.抑制细菌蛋白质合成   B.增加胞质膜通透性   C.抑制胞壁黏肽合成酶

D.抑制二氢叶酸合成酶   E.抑制 DNA 螺旋酶

27. 下列哪项不属于氨基糖苷类药物的不良反应?（   ）

A. 变态反应　　　　　　　　B. 神经肌肉阻断作用　　　　C. 骨髓抑制

D. 肾毒性　　　　　　　　　E. 耳毒性

28. 氨基糖苷类药物中过敏性休克发生率最高的是（　　　）。

A. 庆大霉素　　B. 链霉素　　C. 新霉素　　D. 卡那霉素　　E. 妥布霉素

29. 过敏性休克发生率仅次于青霉素的抗生素是（　　　）。

A. 庆大霉素　　B. 卡那霉素　　C. 链霉素　　D. 妥布霉素　　E. 四环素

30. 链霉素与呋塞米合用会引起（　　　）。

A. 肾毒性增加　　　　　　　B. 耳毒性增加　　　　　　　C. 抗菌作用增强

D. 利尿作用增强　　　　　　E. 无明显作用

31. 庆大霉素的抗菌谱不包括（　　　）。

A. 铜绿假单胞菌　　　　　　B. 耐药金葡菌　　　　　　　C. 结核分枝杆菌

D. 肺炎支原体　　　　　　　E. 革兰阴性菌

32. 鼠疫和兔热病的首选药是（　　　）。

A. 链霉素　　B. 四环素　　C. 红霉素　　D. 庆大霉素　　E. 氯霉素

33. 四环素首选用于下列哪一项病原体感染？（　　　）

A. 肺炎支原体　　B. 大肠杆菌　　C. 伤寒杆菌　　D. 肺炎球菌　　E. 立克次体

34. 四环素类的不良反应中错误的是（　　　）。

A. 口服引起胃肠道反应　　　　　　　　B. 可导致幼儿乳牙釉质发育不全、牙齿发黄

C. 可引起二重感染　　　　　　　　　　D. 不引起过敏反应

E. 长期大剂量静脉滴注，可引起严重的肝脏损害

35. 易导致新生儿灰婴综合征的是（　　　）。

A. 链霉素　　B. 庆大霉素　　C. 红霉素　　D. 氯霉素　　E. 氨苯蝶啶

36. 8 岁以下儿童不宜服用四环素类，因该药有下列哪项不良反应？（　　　）

A. 影响骨、牙发育　　　　　　B. 抑制骨髓功能　　　　　　C. 灰婴综合征

D. 咳嗽　　　　　　　　　　　E. 耳鸣

37. 下列哪种药物可与多价金属离子形成络合物而影响吸收？（　　　）

A. 链霉素　　B. 庆大霉素　　C. 红霉素　　D. 氯霉素　　E. 四环素

38. 治疗斑疹伤寒首选（　　　）。

A. 链霉素　　B. 四环素　　C. 磺胺嘧啶　　D. 多黏菌素　　E. 阿奇霉素

39. 氯霉素在临床上受限的主要原因是（　　　）。

A. 抗菌活性弱　　　　　　　B. 血药浓度低　　　　　　　C. 细菌易耐药

D. 易致过敏反应　　　　　　E. 严重损害造血系统，抑制骨髓造血功能

40. 下列哪种疾病首选四环素治疗？（　　　）

A. 心内膜炎　　B. 支原体肺炎　　C. 中耳炎　　D. 脑膜炎　　E. 破伤风

41. 治疗急、慢性骨及关节感染宜首选的口服药物是（　　　）。

A. 青霉素 G　　B. 多黏菌素 B　　C. 克林霉素　　D. 红霉素　　E. 阿莫西林

（A₂ 型题）

42. 王某，男，28 岁，因突然畏寒、高热、咳嗽 1 天就诊。查体：右下肺呼吸音低，可闻及湿性啰音。胸片示右下肺有大片炎性阴影，拟诊为肺炎链球菌肺炎，首选的药物为（　　　）。

A. 头孢菌素　　B. 林可霉素　　C. 链霉素　　D. 青霉素 G　　E. 氯霉素

43. 张某,因感冒体温达 39.5 ℃,遵医嘱行青霉素皮试,皮试后 5 min 病人突然倒地、面色苍白、呼吸微弱、脉搏细弱、意识丧失。首先应( )。

    A. 立即通知医生   B. 立即针刺人中   C. 肌内注射洛贝林

    D. 皮下注射肾上腺素   E. 氧气吸入、保暖

44. 张某,近几天高热,全身酸痛、软弱无力、结膜充血、腓肠肌压痛、浅表淋巴结肿大。诊断为钩端螺旋体病,应首选( )。

    A. 四环素   B. 红霉素   C. 青霉素 G

    D. 庆大霉素   E. 头孢孟多

45. 李某,女,10 岁,因高热伴呼吸困难 5 天入院,查体可闻及肺部广泛小水泡音,诊断为支气管肺炎,青霉素皮试阳性,宜选用( )。

    A. 阿奇霉素   B. 四环素   C. 头孢噻肟

    D. 多西环素   E. 氯霉素

46. 夏某,近几天有咽部疼痛或不适感,咽部中度红肿,全身轻度发热、乏力、食欲减退,扁桃体上有片状假膜,细菌学检查发现白喉杆菌,诊断为普通型白喉。最好选用下列哪种治疗方案?( )

    A. 红霉素+白喉抗毒素   B. 庆大霉素+白喉抗毒素 B

    C. 土霉素+白喉抗毒素   D. 磺胺甲噁唑+甲氧苄啶

    E. 青霉素+白喉抗毒素

47. 赵某,近几日发热、淋巴结肿大、皮肤溃疡,眼结膜充血、溃疡,出现呼吸道和消化道炎症及毒血症等,诊断为兔热病,应首选( )。

    A. 链霉素   B. 庆大霉素   C. 丁胺卡那霉素

    D. 妥布霉素   E. 新霉素

48. 钱某,近几天出现发热、淋巴结肿大、出血倾向及严重的毒血症状,诊断为鼠疫。应首选( )。

    A. 链霉素   B. 庆大霉素   C. 丁胺卡那霉素

    D. 妥布霉素   E. 新霉素

49. 李某,突发高热、皮疹、眼结膜充血并有焦痂,查体发现焦痂附近的淋巴结肿大,肝脾肿大,诊断为恙虫病。应首选哪种药物治疗?( )

    A. 西索米星   B. 螺旋霉素   C. 四环素

    D. 红霉素   E. 妥布霉素

50. 李某,因外伤入院,近几日出现局限性骨痛、发热,X 线可见骨破坏、软组织肿胀,诊断为急性金黄色葡萄球菌骨髓炎,首选的口服药物是( )。

    A. 青霉素 G   B. 多黏菌素 B   C. 克林霉素

    D. 红霉素   E. 阿莫西林

(A_3/A_4 型题)

51~52 题共用题干

刘某,女,20 岁。因患大叶性肺炎,医生给予青霉素治疗,护士注入皮试液 5 min 后,病人出现呼吸困难、胸闷、面色苍白、皮肤瘙痒、发绀、脉搏细微、血压下降、烦躁不安等反应。

51. 此反应属于( )。

    A. 毒性反应   B. 血清病型反应   C. 呼吸道过敏反应

D.过敏性休克　　　　　　E.皮肤过敏反应

52.发生此反应的原因是（　　）。

A.用药剂量过大　　　　　B.病人的高敏性　　　　　C.产生戒断症状

D.病人为过敏体质　　　　E.继发反应

53～54 题共用题干

张某,近几日出现全身不适感、肌痛、胸痛、干咳,痰液中含血丝,高热、呼吸困难、精神错乱、定向力障碍、昏迷、腹痛、呕吐和水泻或黏液便,大便无脓血。诊断为军团菌病。

53.应选择哪种药物？（　　）

A.链霉素　　B.红霉素　　C.青霉素　　D.四环素　　E.庆大霉素

54.该药物的主要不良反应是（　　）。

A.肝脏损害　　B.过敏反应　　C.胃肠道反应　　D.二重感染　　E.骨髓抑制

55～56 题共用题干

李某,夏天吃了放置时间长的西瓜后腹痛、腹泻次数增多,诊断为细菌性感染。

55.口服且可用于肠道感染的药物是（　　）。

A.青霉素　　B.红霉素　　C.庆大霉素　　D.氯霉素　　E.链霉素

56.该药属于哪一类抗生素？（　　）

A.青霉素类　　　　　　　B.头孢菌素类　　　　　　C.大环内酯类

D.氨基糖苷类　　　　　　E.四环素类

57～58 题共用题干

肖某,近几日出现发热,呈稽留热型,并伴有全身不适、乏力、食欲减退和咳嗽等症状,经细菌学检查后诊断为伤寒。

57.应首选哪种药物治疗？（　　）

A.四环素　　B.螺旋霉素　　C.氯霉素　　D.红霉素　　E.庆大霉素

58.该药最严重的不良反应是（　　）。

A.再生障碍性贫血　　　　B.二重感染　　　　　　　C.皮疹

D.药物热　　　　　　　　E.血管神经性水肿

59～60 题共用题干

蒋某,男,16 岁。因伤寒服用氯霉素,1 周后查血常规发现有严重的贫血和白细胞、血小板减少。

59.这种现象发生的原因可能是（　　）。

A.氯霉素破坏了红细胞　　　　　　B.氯霉素缩短了红细胞的寿命

C.氯霉素抑制了骨髓造血功能　　　D.氯霉素引起了变态反应

E.氯霉素抑制了肝药酶

60.氯霉素应用时,护理人员应进行用药护理,请问下列哪项是错误的？（　　）

A.用药前、后及用药期间应系统地监护血常规　　B.应严格掌握适应证

C.一般不作首选药　　　　　　　　D.可长期用药

E.新生儿尤其是早产儿、孕妇、哺乳期妇女禁用

任务三　人工合成抗菌药

 **要点导航**

重点：喹诺酮类药的抗菌谱、临床应用、主要不良反应与用药监护。
难点：磺胺类药与甲氧苄啶的抗菌作用机制。

一、喹诺酮类

(一) 共同特点

喹诺酮类药(quinolones)是一类人工合成的抗菌药。根据其化学结构及抗菌性能可分为四代：第一代喹诺酮类药物萘啶酸现已很少使用；第二代药物吡哌酸(pipemidic acid，PPA)对大多数革兰阴性菌有效，但仅限于治疗泌尿道和肠道感染；氟喹诺酮(fluoroquinolones)是第三代喹诺酮类药物，包括诺氟沙星(norfloxacin)、环丙沙星(ciprofloxacin)、氧氟沙星(ofloxacin)、左氧氟沙星(levofloxacin)、洛美沙星(lomefloxacin)、氟罗沙星(fleroxacin)等；20世纪90年代后期至今，新研制的氟喹诺酮类有莫西沙星(moxifloxacin)等称为第四代喹诺酮类(又称新氟喹诺酮类)也已应用于临床。因喹诺酮类药物具有高效、广谱、可口服、不良反应少等优点，目前临床应用广泛。

本类药物大多数口服吸收良好，高效、广谱、低毒，血药浓度相对较高。药物血浆蛋白结合率低、体内分布广、穿透力良好，大多数以原形经肾排泄，故尿中浓度高。环丙沙星和氧氟沙星在胆汁中的浓度高于血药浓度。

【抗菌作用】　属广谱抗菌药，抗菌活性强，对革兰阳性(G^+)菌、革兰阴性(G^-)菌均有良好的抗菌活性。某些药物对铜绿假单胞菌、结核分枝杆菌、军团菌、厌氧菌、支原体及衣原体等均有杀灭作用。喹诺酮类药物的抗菌机制是通过抑制细菌DNA回旋酶，使细菌DNA无法保持正常形态和功能，干扰DNA复制而达到杀菌作用。喹诺酮类与其他抗菌药之间无交叉耐药性，但同类药物之间有交叉耐药性。

【临床应用】　主要用于各种敏感菌所致的呼吸道、泌尿生殖道、肠道、骨、关节、皮肤软组织等感染。另外，伤寒沙门菌对本类药物高度敏感，故可替代氯霉素作为伤寒、副伤寒治疗的首选药，也可替代青霉素和头孢菌素等治疗全身感染性疾病。

【不良反应与用药监护】

1. 胃肠道反应　可见胃部不适、呕吐、恶心、腹痛、腹泻等，一般较轻，不影响治疗。

2. 中枢神经系统毒性　轻者表现为失眠、头痛、头昏；重者可出现精神异常、惊厥、抽搐等。有精神病、癫痫病史者或合用茶碱类药物者易出现中枢毒性。

3. 过敏反应　可见药疹、皮肤瘙痒和血管神经性水肿，少数病人可出现光敏性皮炎，表现为光照部位皮肤出现瘙痒性红斑,严重者可见皮肤糜烂、脱落等。故用药期间应避免阳光和紫外线的直接或间接照射。

4. 其他　实验研究证明,本类药物可损害负重关节软骨,特别是儿童用药后可出现关节水肿和关节疼痛;少数病人用药后可出现 QT 间期延长、室性心动过速和心室颤动等心脏毒性,罕见但后果严重;少见跟腱炎、肝毒性等不良反应。

（二）常用药物

诺氟沙星（norfloxacin）

诺氟沙星（氟哌酸）口服吸收迅速,组织分布良好,在体内几乎不被代谢,以原形随尿排出。抗菌谱广、作用强,主要对 G^- 杆菌包括铜绿假单胞菌具有较强的抗菌活性。临床用于敏感菌所致的泌尿生殖道、肠道、耳鼻喉科、妇科、外科和皮肤科等感染性疾病,也可外用治疗皮肤和眼部的感染。

环丙沙星（ciprofloxacin）

环丙沙星（环丙氟哌酸）抗菌谱广,对 G^+ 和 G^- 菌均有较强的抗菌作用,特别是对铜绿假单胞菌、流感嗜血杆菌、大肠埃希菌等 G^- 菌的抗菌活性高于多数氟喹诺酮类药物,另外对耐 β-内酰胺类或庆大霉素的病原菌也常有效,多数厌氧菌对其不敏感。临床用于敏感菌引起的呼吸道、泌尿生殖道、肠道、胆道、盆腔、皮肤软组织、眼、耳、鼻、咽喉等部位的感染。因可诱发跟腱炎和跟腱撕裂,故老年人和运动员慎用。

氧氟沙星（ofloxacin）

氧氟沙星（氟嗪酸）口服吸收快而完全,维持时间长。对 G^+ 菌、G^- 菌有较强的抗菌作用,对铜绿假单胞菌、结核分枝杆菌、沙眼衣原体和部分厌氧菌也有一定的抗菌作用。临床用于敏感菌引起的上下呼吸道、泌尿生殖道、胆道、皮肤软组织、盆腔、中耳、鼻窦、泪囊等部位的急、慢性感染,也可与异烟肼、利福平等联合用于结核病的治疗。肾功能减退或老年病人应减量。

左氧氟沙星（levofloxacin）

左氧氟沙星是氧氟沙星的左旋体,抗菌作用较氧氟沙星强,对表皮葡萄球菌、链球菌、肠球菌、厌氧菌、支原体、衣原体的体外抗菌活性明显强于环丙沙星,对铜绿假单胞菌的抗菌活性低于环丙沙星。适应证与氧氟沙星相同,不良反应少且轻微。

洛美沙星（lomefloxacin）

洛美沙星对 G^- 菌、表皮葡萄球菌、链球菌和肠球菌的抗菌活性与氧氟沙星相似,对多数厌氧菌的抗菌活性低于氧氟沙星。临床用于下呼吸道和泌尿道感染。光敏反应和跟腱炎等不良反应多见。

氟罗沙星（fleroxacin）

氟罗沙星具有广谱、高效和长效的特点。对 G^+ 菌、G^- 菌有较强的抗菌作用,如淋球菌、大肠杆菌、志贺菌、金葡菌、肺炎克雷伯杆菌等,高浓度对铜绿假单胞菌也有抗菌作用。临床用于各种急、慢性感染及难治性感染,如泌尿生殖道、呼吸道、皮肤软组织等感染及骨髓炎、化脓性关节炎、伤寒等。本品中枢毒性和光敏反应多见。

莫西沙星(moxifloxacin)

莫西沙星属新型喹诺酮类药物,对大多数 G^+ 菌、厌氧菌、结核分枝杆菌、衣原体和支原体的抗菌活性强于环丙沙星、氧氟沙星、左氧氟沙星和司氟沙星;对大多数 G^- 菌的作用与诺氟沙星相近。临床用于敏感菌引起的慢性支气管炎急性发作、社区获得性肺炎、急性鼻窦炎,也可用于泌尿生殖道和皮肤软组织感染等。不良反应发生率低,未见严重不良反应。

二、磺胺类

(一) 共同特点

磺胺类药是最早用于全身感染的人工合成广谱、慢效抑菌药,曾广泛用于临床。近年来,由于其他抗生素和喹诺酮类药物快速发展及磺胺类药物的不良反应问题,其临床应用明显受限。但磺胺类药物具有抗菌谱较广、性质稳定、使用方便、价格低廉等优点,并对流行性脑脊髓膜炎、鼠疫等感染性疾病疗效显著,在抗感染治疗中仍占有一定的地位。

磺胺类药及其代谢产物在碱性尿中溶解度高,在酸性尿中易析出结晶。肠道难吸收的药物必须在肠腔内水解,使对位氨基游离后才能发挥其抗菌作用。

【抗菌作用】

1. 抗菌谱　抗菌谱较广,对多数 G^+ 菌和 G^- 菌均有良好的抗菌活性,对沙眼衣原体、疟原虫、弓形虫滋养体等亦有抑制作用;此外,磺胺甲噁唑对伤寒沙门菌、磺胺米隆和磺胺嘧啶银(SD-Ag)对铜绿假单胞菌也有抑制作用;对病毒、立克次体、支原体、螺旋体无效。

2. 作用机制　磺胺类药的化学结构与对氨基苯甲酸(PABA)相似,与 PABA 竞争二氢叶酸合成酶,使二氢叶酸合成障碍、核酸和蛋白质的合成受阻而抑制细菌的生长繁殖(图 12-2)。

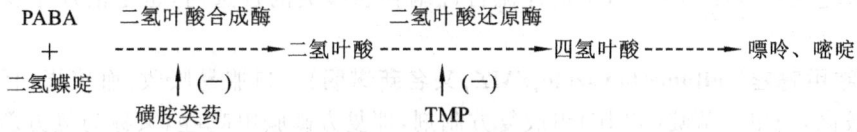

图 12-2　磺胺类药和 TMP 抗菌作用机制示意图

3. 耐药性　细菌对磺胺类药易产生耐药性,尤其是在用药量不足和用药不规律时更易发生,各药之间有交叉耐药性。

【临床应用】

1. 流行性脑脊髓膜炎　磺胺嘧啶(SD)易透过血脑屏障,是预防流行性脑脊髓膜炎和治疗普通型流行性脑脊髓膜炎的首选药。

2. 泌尿生殖道、肠道、呼吸道感染　首选磺胺甲噁唑(SMZ),常与甲氧苄啶(TMP)合用以提高疗效。

3. 溃疡性结肠炎、强直性脊柱炎　选用柳氮磺吡啶(SASP),在肠道分解成磺胺吡啶和5-氨基水杨酸盐。前者有抗菌作用,后者具有抗炎和免疫抑制作用。

4. 烧伤或大面积创伤后的创面感染　因磺胺米隆和磺胺嘧啶银的抗菌作用不受对氨基苯甲酸影响,磺胺嘧啶银还具有抗铜绿假单胞菌作用。

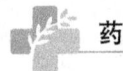

5. 沙眼、角膜炎和结膜炎　磺胺醋酰钠(SA-Na)溶液呈中性,不具有刺激性,穿透力强,适于眼科感染。

【不良反应与用药监护】

1. 泌尿系统损害(肾脏损害)　用于全身感染的磺胺药及其代谢产物,在偏酸性尿中溶解度较低,易析出结晶损伤肾脏,出现结晶尿、血尿、尿痛、尿少及尿闭等症状。其防治措施:①服用 SD 或 SMZ 时,同服等量碳酸氢钠,碱化尿液;②鼓励病人多饮水,使每天尿量不应少于1500 mL;③服药超过1周应定期查尿液,发现结晶尿、血尿立即停药;④老年人、肾功能不全、少尿及休克病人慎用或禁用。

2. 过敏反应　局部用药或服用长效制剂易发生过敏反应,以皮疹、药物热多见,偶见多形性红斑、剥脱性皮炎,严重者可致死。本类药有交叉过敏反应,有过敏史者禁用,用药前应询问过敏史,发现过敏现象立即停药,并给予抗过敏治疗。

3. 血液系统反应　长期用药可抑制骨髓造血功能,导致白细胞减少症、血小板减少症甚至再生障碍性贫血,其发生率极低但可致死,用药期间应定期检查血常规。对葡萄糖-6-磷酸脱氢酶缺乏的病人可致溶血性贫血,故禁用。

4. 神经系统反应　少数病人会出现头晕、头痛、萎靡和失眠等症状,用药期间避免高空作业和驾驶各种车辆。

5. 其他　口服可引起恶心、呕吐、上腹部不适和食欲不振等症状,餐后服或同服碳酸氢钠可减轻上述症状。可致肝脏损害甚至急性肝坏死,肝功能受损者避免使用。本类药物可通过胎盘进入胎儿循环,加重新生儿黄疸,也可渗透入乳汁中,故新生儿、早产儿、临产妇女及哺乳期妇女禁用。磺胺类药物不宜与普鲁卡因、丁卡因等局麻药配伍,以免降低磺胺类药的效力;用于局部感染时应注意清创排脓,因脓液及坏死组织中含有大量的 PABA,可影响磺胺类药的疗效。

(二) 常用药物

1. 磺胺嘧啶(sulfadiazine,SD)　口服易吸收,因血浆蛋白结合率低,易透过血脑屏障,脑脊液浓度可达血药浓度的80%,是治疗流行性脑脊髓膜炎的首选药,也是治疗全身感染的常用药。

2. 磺胺甲噁唑(sulfamethoxazole,SMZ,又名新诺明)　口服易吸收,血浆蛋白结合率高,尿中浓度较高,与甲氧苄啶(TMP)组成复方制剂,即复方磺胺甲噁唑,又称为复方新诺明。复方磺胺甲噁唑由 SMZ 和 TMP 按5:1比例制成,合用后对细菌的叶酸代谢产生了双重阻断作用,使抗菌活性增加数倍至数十倍,甚至呈现杀菌作用,且抗菌谱扩大,耐药菌减少,抗菌作用和疗效增强。临床多用于泌尿道感染、上呼吸道感染或支气管炎、肠道感染等,也常用于霍乱、伤寒的治疗。

3. 柳氮磺吡啶(sulfasalazine,SASP)　肠道难吸收,大部分药物进入远端小肠和结肠,并从肠壁中释放出磺胺吡啶和5-氨基水杨酸,发挥抗菌、抗炎和免疫抑制作用,主要用于治疗溃疡性结肠炎。

4. 磺胺米隆(sulfamylon,SML,又名甲磺灭脓)　其抗菌作用不受脓液和坏死组织的影响,且能迅速渗入创面及焦痂中,用于烧伤和大面积创伤后感染。

5. 磺胺嘧啶银(SD-Ag,又名烧伤宁)　抗菌谱广,对铜绿假单胞菌作用强大,银盐具有收敛作用,可促进创面的愈合,用于烧伤、烫伤的创面感染。

6. 磺胺醋酰钠(sulfacetamide sodium,SA-Na)　局部应用穿透力强,几乎无刺激性,用于眼部感染如沙眼、结膜炎和角膜炎等。

三、甲氧苄啶类

甲氧苄啶（trimethoprim，TMP）

甲氧苄啶为磺胺增效剂。

【抗菌作用】　抗菌谱与磺胺类药相似而抗菌作用略强。其抗菌机制是通过抑制二氢叶酸还原酶，使二氢叶酸不能还原成四氢叶酸，从而阻止核酸的合成而抑菌。与磺胺类药合用可使抗菌作用增强甚至呈现杀菌作用，且可延缓耐药性的产生。

【临床应用】　由 TMP 和 SMZ 组成的复方制剂（复方磺胺甲噁唑）主要用于呼吸道、泌尿道及肠道感染，对伤寒、副伤寒疗效不低于氨苄西林。

【不良反应与用药监护】

1. 过敏反应　偶有恶心、呕吐、皮疹等。

2. 血液系统反应　大剂量长期应用可引起白细胞和血小板减少、巨幼红细胞性贫血，应注意检查血常规，必要时可用甲酰四氢叶酸钙治疗。

3. 其他　可致畸胎，孕妇禁用；早产儿、新生儿、哺乳期妇女、骨髓造血功能不全及严重的肝肾功能不全者禁用。

四、硝基咪唑类

甲硝唑（metronidazole）

甲硝唑（灭滴灵）为人工合成的咪唑衍生物。

【作用与临床应用】

1. 抗厌氧菌　甲硝唑对厌氧性 G^- 菌及 G^+ 菌具有强大的抗菌作用，主要用于治疗厌氧菌引起的口腔、腹腔、女性生殖器、下呼吸道、骨和关节等部位的感染。

2. 抗阿米巴原虫　甲硝唑对肠内外阿米巴原虫的大、小滋养体均有强大的杀灭作用，是治疗急、慢性阿米巴痢疾及阿米巴肝脓肿的首选药，具有高效和低毒的特点。但该药在结肠内浓度低，因而治疗阿米巴痢疾时应与肠道内浓度高的抗生素合用来提高疗效。

3. 抗滴虫　甲硝唑为治疗阴道滴虫病的首选药。口服后可分布在阴道分泌物、精液及尿液中，应夫妻同服以提高疗效。

4. 贾第鞭毛虫病　甲硝唑是目前治疗贾第鞭毛虫病最有效的药物，用于治疗贾第鞭毛虫病和酒渣鼻等。

5. 其他　对破伤风梭菌、幽门螺杆菌具有很强的杀灭作用。对幽门螺杆菌感染引起的消化性溃疡以及长期使用广谱抗生素所致的伪膜性肠炎有特殊疗效，亦是治疗破伤风的首选药物。

【不良反应与用药监护】

1. 胃肠道反应　最常见，如恶心、呕吐、食欲不振等。

2. 神经系统反应　常有头痛、眩晕、肢体麻木、共济失调等。

3. 致畸、致癌　甲硝唑可使动物致畸、致癌，故孕妇、哺乳期妇女禁用。

4. 醉酒反应　该药能干扰乙醇代谢，如服药期间饮酒可致乙醇中毒，出现面红、头痛、恶心、嗜睡、血压下降等现象，故用药期间和停药 1 周内，禁用含乙醇的饮料，并减少钠盐摄入。

5. 其他　还可引起过敏反应，如荨麻疹、皮肤潮红、白细胞减少等。

替硝唑(tinidazole)

口服吸收良好,半衰期长,一次口服有效血药浓度可维持72 h,抗菌活性强于甲硝唑,临床应用同甲硝唑,不良反应少,偶有恶心、呕吐、食欲不振、皮疹等。

五、硝基呋喃类

常用硝基呋喃类药的比较见表12-4。

表 12-4　常用硝基呋喃类药的比较

药　物	抗菌作用特点	临床用途	不良反应
呋喃妥因 (nitrofurantoin, 呋喃坦啶)	抗菌谱广,对多种 G$^+$和 G$^-$菌均有抑菌或杀菌作用,酸性环境中抗菌作用增强,尿中浓度高,与其他抗菌药之间无交叉耐药性	主要用于泌尿系统感染,如肾盂肾炎、膀胱炎、前列腺炎、尿道炎等	常见恶心、呕吐、腹泻等胃肠道反应,偶见过敏反应,大剂量应用可引起头痛、头晕和嗜睡及周围神经炎等
呋喃唑酮 (furazolidone, 痢特灵)	抗菌谱与呋喃妥因相似,口服不吸收,主要在肠道发挥作用,抗幽门螺杆菌、抑制胃酸分泌、保护胃黏膜	主要用于治疗肠炎、痢疾、霍乱等肠道感染性疾病,也可用于消化性溃疡的治疗	同呋喃妥因

🏥 常用制剂与用法

诺氟沙星　胶囊剂:成人每次 0.4 g,2 次/天。注射剂:200 mg,2~3 次/天,静脉滴注。

环丙沙星　片剂:成人每次 0.5 g,1~2 次/天。注射剂:100~200 mg,2 次/天,静脉滴注。

氧氟沙星　片剂:成人每次 0.3 g,2 次/天。注射剂:200 mg,2~3 次/天,静脉滴注。

左氧氟沙星　片剂:成人每次 0.1 g,3 次/天。

洛美沙星　片剂:成人每次 0.2 g,2~3 次/天。

莫西沙星　片剂:成人每次 0.2~0.4 g,1 次/天。

氟罗沙星　片剂:成人每次 0.4 g,1 次/天。

司氟沙星　片剂:成人每次 0.3 g,1 次/天。

磺胺嘧啶　片剂:成人每次 1 g,2 次/天,首剂加倍,同服等量碳酸氢钠;治疗流行性脑脊髓膜炎(流脑)时,成人每次 2 g,小儿每天 0.2~0.3 g/kg,4 次/天。注射剂:深部肌内注射,也可稀释成 5% 溶液缓慢静脉注射。

磺胺甲噁唑　片剂:成人每次 1 g,2 次/天,首剂加倍;小儿每天 25 mg/kg,2 次/天。

复方磺胺甲噁唑(复方新诺明片)　片剂:0.48 g(每片含 SMZ 400 mg、TMP 80 mg),口服,一次 2 片,一天 2 次。

　　柳氮磺吡啶　片剂:每次 1.0～1.5 g,3～4 次/天,症状好转后减为每次 0.5 g。

　　磺胺米隆　软膏剂:5%～10%软膏涂敷。溶液剂:5%～10%溶液湿敷。

　　磺胺嘧啶银　软膏剂:1%～2%软膏或乳膏涂敷创面,也可用乳膏油纱布包扎创面。

　　磺胺醋酰钠　滴眼液:用 10%～30%水溶液滴眼。

　　甲氧苄啶　片剂:每次 0.1～0.2 g,2 次/天;小儿每天 5～10 mg/kg,分 2 次服。

　　甲硝唑　片剂:0.2 g。阿米巴病,每次 0.4～0.8 g,一天 3 次,5～7 天为一个疗程;滴虫病,每次 0.2 g,一天 3 次,7 天为一个疗程;厌氧菌感染,每次 0.2～0.4 g,一天 3 次。注射剂:50 mg/10 mL、100 mg/20 mL、500 mg/100 mL、1.25 g/250 mL、500 mg/250 mL。厌氧菌感染,每次 500 mg,静脉滴注,于 20～30 min 内滴完,8 h 一次,7 天为一个疗程。小儿每次 7.5 mg/kg。

　　替硝唑　片剂:0.5 g。阿米巴病,每天 2 g,服 2～3 天;小儿每天 50～60 mg/kg,连用 5 天;滴虫病,每次 2 g,必要时重复 1 次,或每次 0.15 g,每天 3 次,连用 5 天,须男女同治以防再次感染,小儿每次 50～75 mg/kg,必要时重复 1 次;厌氧菌感染,每次 2 g,每天 1 次;非特异性阴道炎,每天 2 g,连服 2 天;梨形鞭毛虫病,每次 2 g。注射剂:400 mg/200 mL、800 mg/400 mL(含葡萄糖 5.5%)。重症厌氧菌感染,每天 1.6 g,分 1～2 次静脉滴注,于 20～30 min 内滴完。

　　呋喃妥因　片剂:25 mg、100 mg。口服,一次 100 mg,一天 2～3 次,症状消失后再服 2 天。

　　呋喃唑酮　片剂:0.1 g。口服,一次 0.1 g,每天 3～4 次。

随堂检测

一、选择题

(A₁ 型题)

1. 氟喹诺酮类药物的抗菌机制是(　　)。

A. 抑制敏感菌二氢叶酸还原酶　　　　　　B. 阻止敏感菌细胞壁合成

C. 使敏感菌细胞壁缺损　　　　　　　　　D. 抑制敏感菌 DNA 回旋酶

E. 抑制敏感菌蛋白质合成

2. 小儿禁用喹诺酮类的原因在于该类药物易引起(　　)。

A. 关节病变　　B. 胃肠道反应　　C. 过敏反应　　D. 肝功能损害　　E. 肾功能损害

3. 治疗流行性脑脊髓膜炎首选药是(　　)。

A. 头孢菌素　　B. 红霉素　　　C. 多西环素　　D. 磺胺嘧啶　　E. 磺胺甲噁唑

4. 磺胺类药的抗菌机制是(　　)。

A. 抑制细胞壁合成　　　　　　B. 抑制 DNA 回旋酶　　　　C. 抑制二氢叶酸合成酶

D. 抑制分枝菌酸合成　　　　　E. 改变膜通透性

5. 下列哪项不属于磺胺类药物的不良反应?(　　)

A. 肝脏损害　　B. 溶血性贫血　　C. 过敏性休克　　D. 肾脏损害　　E. 消化道反应

6. 磺胺甲噁唑口服用于全身感染时加服碳酸氢钠的原因是(　　)。

A. 增强抗菌作用　　　　　　　　　　　B. 防止过敏反应

C. 预防在尿中析出结晶损伤肾脏　　　　D. 防止代谢性酸中毒

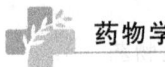

E. 减少口服时的刺激

7. 能降低磺胺类药抗菌作用的物质是（　　）。

A. PABA 　　　　　　B. 谷氨酸 　　　　　　C. 叶酸

D. TMP 　　　　　　E. 四环素

8. 局部应用无刺激性、穿透力强，适用于眼科疾病的药物是（　　）。

A. 磺胺嘧啶银 B. 磺胺醋酰钠 C. 磺胺米隆 D. 柳氮磺吡啶 E. 磺胺嘧啶

9. 甲氧苄啶的抗菌机制是（　　）。

A. 抑制二氢叶酸合成酶　　　　　　　　B. 抑制四氢叶酸合成酶

C. 抑制二氢叶酸还原酶　　　　　　　　D. 抑制 DNA 螺旋酶

E. 抑制四氢叶酸还原酶

（A_2 型题）

10. 梁某，突发高热伴发冷、寒战，继之出现腹痛、腹泻和里急后重感，大便开始为稀便，很快转变为黏液脓血便，有左下腹部压痛及肠鸣音亢进，诊断为急性细菌性痢疾，最好选用下列何种抗菌药控制感染？（　　）

A. 利福平 　　　B. 诺氟沙星 　　　C. 红霉素 　　　D. 氨苄青霉素 E. 呋喃妥因

（A_3/A_4 型题）

11～12 题共用题干

刘某，男，43 岁，因肠道感染服用磺胺甲噁唑。

11. 护士指导其服药后多饮水的目的是（　　）。

A. 避免药物难以溶解，影响吸收　　　　B. 减轻服药引起的恶心反应

C. 避免结晶析出堵塞肾小管　　　　　　D. 增加药物疗效

E. 避免损害肝脏功能

12. 预防磺胺类药产生肾毒性的措施不包括（　　）。

A. 长期用药应定期做尿液检查　　　　　B. 多饮水

C. 老年人及肾功能不全者慎用或禁用　　D. 与碳酸氢钠同服

E. 酸化尿液

任务四　抗结核病药

 要点导航

重点：异烟肼、利福平、乙胺丁醇的作用特点、主要不良反应与用药监护。

难点：抗结核病药的应用原则。

一、常用抗结核病药

结核病是由结核分枝杆菌引起的慢性传染病,可侵犯多个器官,其中以肺部受累多见。合理治疗是控制疾病发展和复发,以及控制耐药性产生的关键。目前用于临床的抗结核病药种类很多,通常把疗效高、不良反应少、病人较易耐受的称为一线抗结核病药,包括异烟肼、利福平、乙胺丁醇、吡嗪酰胺、链霉素等;而将毒性较大、疗效较差,主要用于对一线抗结核病药耐药或与其他抗结核病药配伍使用的称为二线抗结核病药,包括对氨基水杨酸钠、丙硫异烟胺、卡那霉素等。

(一) 一线抗结核病药

异烟肼(isonicotinic acid hydrazide,INH)

异烟肼又名雷米封,具有选择性高、杀菌力强、疗效高、毒性小、口服方便、价格低廉等优点。口服或注射均易吸收,口服吸收快而完全,1~2 h血药浓度达高峰。广泛分布于全身体液和细胞中,其中,脑脊液、胸腹水、关节腔、肾、纤维化或结核干酪灶、淋巴结中含量较高。大部分在肝脏内经乙酰转移酶乙酰化为无效的乙酰异烟肼和异烟酸,少部分以原形经肾排泄。

> **知识链接**
>
> **异烟肼的代谢**
>
> 临床上依据体内异烟肼乙酰化速度的快慢分为快代谢型和慢代谢型两种。快代谢型:肝脏中乙酰转移酶含量较高、代谢快,血中原形药物浓度偏低,而尿中乙酰异烟肼较多。慢代谢型:肝脏中乙酰转移酶含量偏低、代谢慢,血中原形药物浓度偏高,为前者的2~5倍,而尿中游离型药物较多。故临床应根据不同病人的代谢类型确定给药方案,既保证疗效,又不发生中毒。

【抗菌作用】　异烟肼对结核分枝杆菌具有高度选择性,对生长旺盛的活动期结核分枝杆菌有强大的杀菌作用,是治疗活动性结核病的首选药物,对静止期结核分枝杆菌仅有抑制作用。该药能进入血液循环旺盛的组织,以及渗入结核干酪灶内发挥杀菌作用。异烟肼单用时结核分枝杆菌易产生耐药性,但停用一段时间后可恢复敏感性。异烟肼与其他抗结核病药无交叉耐药性,联合用药可增强疗效并延缓耐药性的产生。

【临床应用】　异烟肼为目前治疗全身各部位、各种类型结核病的首选药物。早期轻症肺结核或预防应用时可单独用药,规范化治疗时必须联合使用其他抗结核病药,以防止或延缓耐药性的产生。对粟粒性结核和结核性脑膜炎应加大剂量、延长疗程,必要时注射给药。

【不良反应与用药监护】　其不良反应发生率与剂量及疗程有关,治疗量时不良反应少而轻。

1. 神经系统毒性　常用量可出现周围神经炎,表现为手脚麻木、肌肉震颤、反应迟钝和步态不稳等;大剂量可引起中枢神经系统症状,如兴奋、失眠、头痛、头晕,严重时可导致中毒性脑病和中毒性精神病。异烟肼的结构与维生素 B_6 相似,能竞争性地妨碍维生素 B_6 的利用及增加维生素 B_6 的排泄,导致维生素 B_6 缺乏,从而产生神经系统症状。因此,应用异烟肼时应补

充维生素 B_6 以预防神经系统不良反应的发生。有癫痫及精神病史者慎用。

2. 肝毒性　异烟肼可损伤肝细胞,使转氨酶升高,少数病人可出现黄疸,严重时亦可出现肝小叶坏死,甚至死亡。故用药期间应定期检查肝功能,肝功能不全者慎用。

3. 其他　可发生各种皮疹、发热、胃肠道反应、粒细胞减少、血小板减少和溶血性贫血等。

利福平(rifampicin)

利福平又名甲哌利福霉素,是利福霉素的人工半合成品,为橘红色结晶粉末。

【体内过程】　利福平口服吸收快而完全,但个体差异较大。食物可减少其吸收,故应空腹服药。吸收后分布于全身各组织,穿透力强,能进入巨噬细胞、脑脊液、胸腹水、结核空洞、痰液及胎儿体内。脑脊液浓度较低,但脑膜炎时,脑脊液可达有效治疗浓度。主要在肝内代谢为去乙酰基利福平,其抗菌活性约为利福平的1/10。主要经胆汁排泄,可形成肠肝循环,其代谢物可使病人的尿、大便、唾液、泪液、痰液和汗液等呈橘红色。

【抗菌作用】　利福平为广谱抗菌药,对结核分枝杆菌、麻风分枝杆菌、革兰阳性或阴性球菌(如金黄色葡萄球菌、脑膜炎奈瑟菌等)有强大的抗菌活性;对革兰阴性杆菌如大肠埃希菌、变形杆菌、流感嗜血杆菌及沙眼衣原体等也有抑制作用。利福平对繁殖期和静止期结核分枝杆菌均有抗菌作用,其高浓度杀菌、低浓度抑菌;单用易产生耐药性,与异烟肼、乙胺丁醇等合用有协同作用,并能延缓耐药性的产生。

【临床应用】　利福平与其他抗结核病药联合用于治疗各种类型的结核病,也用于耐药金黄色葡萄球菌及其他敏感菌所致的感染,如脑膜炎和胆道感染等,还可用于治疗麻风病和沙眼等。

【不良反应与用药监护】

1. 胃肠道反应　一般较轻,常见恶心、呕吐、腹痛、腹泻等。

2. 肝毒性　长期大剂量使用可出现黄疸、肝肿大、肝功能减退等症状,严重时可导致死亡。慢性肝病病人、嗜酒者或与异烟肼合用时肝毒性发生率明显增加。

3. 流感综合征　大剂量间歇给药可诱发发热、寒战、头痛、肌肉酸痛等类似于感冒的症状,其发生频率与剂量大小、间隔时间有明显关系,应避免此种给药方法。

4. 其他　可有皮疹、药物热等过敏反应;偶见神经系统不良反应,如嗜睡、头晕和运动失调等;对动物有致畸作用;妊娠早期妇女禁用。

乙胺丁醇(ethambutol)

乙胺丁醇口服吸收良好,分布广泛,但脑脊液浓度较低,仅在脑膜炎时达到有效治疗浓度,主要以原形经肾排泄,对肾脏有一定毒性,肾功能不全时可引起蓄积中毒,应禁用。

【抗菌作用】　乙胺丁醇对繁殖期结核分枝杆菌有较强的抑制作用,对链霉素或异烟肼等有耐药的结核分枝杆菌仍有效,对其他细菌无效。单独使用可产生耐药性,但发生较缓慢。临床主要与异烟肼或利福平等联合应用,目前无交叉耐药现象。

【临床应用】　乙胺丁醇用于各型结核病。主要与异烟肼或利福平合用于结核病初治病人,与利福平合用于复治病人;特别适用于经链霉素和异烟肼治疗无效的病人。本品安全有效,不良反应发生率低,病人容易接受。

【不良反应与用药监护】　治疗量时不良反应较少,连续大剂量服药 2~6 个月,可引起视神经炎,表现为视力下降、视野缩小、红绿色盲。其不良反应发生率与剂量、疗程有关,如能及时停药,并应用大剂量的维生素 B₆,数周至数月后有恢复的可能,故应定期检查视力。偶见胃肠道反应、过敏反应和高尿酸血症,痛风病人慎用。

吡嗪酰胺(pyrazinamide)

吡嗪酰胺口服吸收迅速,2 h 血药浓度达峰值,分布于各组织与体液,细胞内液和脑脊液中浓度较高。酸性环境中对结核分枝杆菌有较强的抑制和杀灭作用。吡嗪酰胺单独使用易产生耐药性,与其他抗结核病药联合使用无交叉耐药性,与异烟肼和利福平合用有协同作用,是联合用药的重要药物。长期大剂量使用可发生严重的肝脏损害,也可引起胃肠道反应、过敏反应及诱发痛风等。

链霉素(streptomycin)

链霉素抗结核分枝杆菌的作用弱于异烟肼及利福平。穿透力差,对细胞内的结核分枝杆菌无影响,也不易渗入纤维化、干酪样病灶内。临床主要与其他抗结核病药联合使用,治疗浸润型或粟粒型肺结核。长期使用易产生耐药性和严重的耳毒性,现已少用,儿童禁用。

（二）二线抗结核病药

对氨基水杨酸钠(sodium para-aminosalicylate)

对氨基水杨酸钠口服吸收快而完全,广泛分布于全身组织、体液及干酪样病灶中,但不易透入脑脊液及细胞内。仅对细胞外的结核分枝杆菌有抑菌作用,与其他抗结核病药如异烟肼、链霉素合用有协同作用,同时可延缓耐药性的产生。最常见的不良反应为胃肠道反应及过敏反应,长期大剂量使用可出现肝功能损害。

丙硫异烟胺(protionamide)

丙硫异烟胺的化学结构及抗菌机制与异烟肼相似,但疗效较异烟肼差,对结核分枝杆菌仅有抑菌作用。临床与其他抗结核病药联合使用,用于一线抗结核病药治疗无效的结核病病人,不良反应发生率高,主要为胃肠道反应、肝脏损害及神经系统症状。

二、抗结核病药的应用原则

抗结核病药是治疗结核病的主要手段。从群体角度而言,旨在通过化疗缩短感染期,降低感染率、患病率及死亡率;就个体而言,是为了达到临床和生物学治愈的目的。合理化疗是指早期用药、联合用药、适量用药、规律用药及全程督导治疗。

1. 早期用药 结核病早期活动性病灶处于渗出性反应期,病灶内血液供应丰富,结核分枝杆菌生长旺盛,对药物敏感,同时药物易于渗入病灶内,药物浓度高,且早期病人机体抗病及修复能力较强,及早用药可获良好疗效。

2. 联合用药 联合两种或两种以上药物以提高疗效,并可避免严重不良反应和延缓耐药性的产生,可交叉消灭对其他药物耐药的菌株,提高治愈率、降低复发率。依据病情需要、以往用药情况以及结核分枝杆菌对药物的敏感性采用以异烟肼为基础的二联、三联,甚至四联方案。

3. 适量用药 适量用药是指用药剂量要适当,药量不足时组织内药物难以达到有效浓度,且亦诱发细菌产生耐药性使治疗失败;药物剂量过大则易产生严重不良反应而使治疗难以继续。

4. 规律用药　为充分发挥药物疗效、避免病变的变迁和复发,必须依据病情需要确定用药的剂量、用法、疗程,有规律地用药。不过早停药是化疗成功的关键。目前多采用六个月的短期强化疗法。

5. 全程督导治疗　WHO 提出的督导治疗(DOTS)是当今控制结核病的首要策略,使病人的病情、用药、复查等均在医务人员的监控之下,在全程化疗期间(一般为 6 个月)均有医务人员的详细指导,确保在不住院的情况下得到规范治疗。新的药物治疗方案现已能做到治愈率高、复发率低(约 1%)、耐药菌少、疗程短(6 个月)、安全性高且疗效满意等。

知识链接

六个月的短期强化疗法

短程疗法(6～9 个月)是一种强化疗法,疗效好。主要是将利福平和异烟肼联合应用,大多用于结核病的初治,如病灶广泛、病情严重者应采用三联甚至四联用药。目前常用的方案有:最初两个月强化治疗,每日给予异烟肼、利福平与吡嗪酰胺,以后四个月每日给予异烟肼和利福平巩固治疗。异烟肼耐药时在上述三联与二联的基础上分别增加链霉素与乙胺丁醇。对营养不良、恶性病变或体质较差的病人,如免疫功能低下、营养不良或复发的同时有并发症者,仍需坚持一年甚至一年以上;对选药不当、不规则治疗或细菌产生耐药者,可选用或增加二线抗结核病药物。

常用制剂与用法

异烟肼　片剂:0.05 g、0.1 g、0.3 g。口服,一次 0.1～0.3 g,一日 2 次。急性粟粒性肺结核、结核性脑膜炎、干酪性肺炎等重症应增加剂量至一次 0.2～0.3 g,一日 3 次。注射液:0.1 g/2 mL。一次 0.3～0.6 g,稀释后缓慢推注或静脉滴注。

利福平　片剂或胶囊剂:0.15 g、0.3 g、0.45 g、0.6 g,一日 450～600 mg,清晨空腹顿服;儿童一日 20 mg/kg,分 2 次给予。

利福定　胶囊剂:75 mg、150 mg,一日 150～200 mg,早晨空腹一次服用;儿童 3～4 mg/kg,一次服用。

利福喷丁　胶囊剂:300 mg。成人一次 600 mg,每周 1～2 次,清晨一次空腹服。

乙胺丁醇　片剂:0.25 g。口服,一次 0.25 g,一日 2～3 次,也可开始时一日 25 mg/kg,分 2～3 次给予,8 周后一日 15 mg/kg,分 2 次给予。长期联合用药中每次 50 mg/kg,每周 2 次。

对氨基水杨酸钠　片剂:0.5 g。一次 2～3 g,4 次/日,饭后服。注射剂:2 g、4 g、6 g,一日 4～12 g,稀释后从小剂量开始,静脉滴注。

随堂检测

一、选择题

(A₁ 型题)

1. 下列抗结核病药中属于广谱抗生素的是(　　)。

A. 异烟肼　　　B. 吡嗪酰胺　　C. 链霉素　　　D. 利福平　　　E. 乙胺丁醇

2. 不属于一线抗结核病药的是(　　)。

A. 异烟肼　　　　　　　B. 链霉素　　　　　　　C. 对氨基水杨酸

D. 吡嗪酰胺　　　　　　E. 乙胺丁醇

3. 有癫痫或精神病者应慎用(　　)。

A. 利福平　　　B. 异烟肼　　　C. 乙胺丁醇　　D. 吡嗪酰胺　　E. 对氨基水杨酸

4. 主要毒性为导致视神经炎的药物是(　　)。

A. 利福平　　　B. 链霉素　　　C. 异烟肼　　　D. 乙胺丁醇　　E. 吡嗪酰胺

(A₂ 型题)

5. 李某,患肺结核 3 年,给予病人利福平口服,应交代病人下列哪项?(　　)

A. 病人服用后尿、痰、眼泪等可变为橘红色,属正常现象

B. 避免用药后晒太阳

C. 饭后立即服用

D. 观察病人服药后是否出现尿频症状

E. 服药后应避免进行高空作业

6. 张某,肺结核复发,给予异烟肼与利福平,两药合用易造成(　　)。

A. 胃肠道反应　　　　　B. 中枢系统损害增加　　　　　C. 过敏反应

D. 肝毒性增加　　　　　E. 肾脏损害增加

(A₃/A₄ 型题)

7~8 题共用题干

徐某,近几天出现午后低热、盗汗、咳嗽咳痰、消瘦等,并出现咯血,诊断为肺结核。

7. 应首选什么药物?(　　)

A. 异烟肼　　　　　　　B. 链霉素　　　　　　　C. 对氨基水杨酸

D. 吡嗪酰胺　　　　　　E. 乙胺丁醇

8. 该药致周围神经炎是由于(　　)。

A. 维生素 A 缺乏　　　　　B. 维生素 C 缺乏　　　　　C. 维生素 E 缺乏

D. 维生素 B₆ 缺乏　　　　　E. 维生素 B₁₂ 缺乏

任务五　抗真菌药和抗病毒药

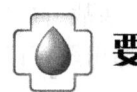 要点导航

重点:抗真菌药的分类及作用特点。

难点:抗病毒药的分类及作用特点。

一、抗真菌药

真菌感染分为浅部真菌感染和深部真菌感染两类。前者常由各种癣菌引起,主要侵犯皮肤、指(趾)甲、毛发等,引起头癣、体癣、手足癣、花斑癣等,发病率高;后者多由白色念珠菌和新型隐球菌所引起,主要侵犯内脏器官和深部组织,病变严重,常危及生命。治疗真菌病的药物根据其来源不同分为两类:①抗真菌抗生素,如制霉菌素、两性霉素 B 等;②合成抗真菌药,主要是指唑类抗真菌药,此外还有氟胞嘧啶和丙烯胺类等。对于浅部真菌感染,主要治疗药是制霉菌素或者局部应用咪唑类抗真菌药;深部真菌感染治疗药主要是咪康唑、两性霉素 B、伊曲康唑及氟康唑等唑类抗真菌药物。

(一) 抗真菌抗生素

两性霉素 B(amphotericin B)

两性霉素 B 属多烯类抗生素,是由链霉菌属的需氧型放线菌培养液中提取所得。口服、肌内注射均难吸收,临床上多采用静脉滴注给药。

【药理作用与临床应用】 广谱抗真菌药,对于各种深部真菌如白色念珠菌、荚膜组织胞浆菌、新型隐球菌及皮炎芽生菌等有强大的抑制作用,高浓度有杀菌作用。静脉滴注适用于治疗深部真菌感染,脑膜炎时还可以配合鞘内注射;口服仅适用于肠道真菌感染;局部应用可治疗浅部真菌感染,对细菌无效。

【不良反应与用药监护】 静脉滴注可出现高热、头痛、寒战、恶心、呕吐,静脉滴注过快可出现血压下降、心律失常、惊厥、眩晕;有肾毒性,表现为蛋白尿、管型尿以及尿素氮增高;也可出现贫血、血小板以及白细胞减少、肝脏损害等。孕妇以及肝、肾功能不全者禁用。

制霉菌素(nystatin)

制霉菌素对白色念珠菌及新型隐球菌有抑制作用。局部应用于防治皮肤、口腔及阴道的念珠菌感染;口服应用于胃肠道感染;可与广谱抗生素合用以防止真菌引起的二重感染。毒性较大,不良反应主要有胃肠道反应,个别阴道给药可见白带增多。

(二) 抗真菌合成药

咪康唑(miconazole)

咪康唑又名双氯苯咪唑,是咪唑类广谱抗真菌药。

【药理作用】 咪康唑对大多数真菌都有抑制作用,其抗真菌机制可能与该药能抑制真菌细胞膜的麦角固醇合成、增加膜通透性、导致细胞内物质外漏而使真菌死亡有关。咪康唑口服吸收性差,静脉滴注不良反应多。

【临床应用】 主要用于局部治疗五官、皮肤、阴道的念珠菌感染。

【不良反应与用药监护】 静脉给药可能发生寒战、高热、血栓性静脉炎等;给药速度过快还可能发生心律失常,甚至呼吸、心跳停止等;局部用药可以见皮肤瘙痒、皮疹等。

氟康唑(fluconazole)

氟康唑是广谱、高效、低毒的新型三唑类抗真菌药物。对新型隐球菌、白色念珠菌、皮炎芽生菌、球孢子菌、荚膜组织胞浆菌等均有抑制作用,它是治疗艾滋病病人隐球菌性脑膜炎的首选药。氟康唑口服和静脉给药均有效,临床常用于:①治疗新型隐球菌引起的全身感染;②治疗由毛发癣菌引起的皮肤真菌感染;③预防免疫抑制病人的真菌感染。常见的不良反应有恶心、腹痛、腹泻、皮疹等。偶见肝、肾功能损害,但发生率在该类药中最低。

伊曲康唑(itraconazole)

伊曲康唑为三唑类广谱抗真菌药,对多种深部真菌有强大的抗菌作用,对浅表性真菌感染也有一定效果。用于治疗敏感菌引起的深部和浅部真菌感染。主要不良反应有胃肠道反应、头痛、头晕、瘙痒等。

特比萘芬(terbinafine)

特比萘芬属丙烯类广谱抗真菌药,口服容易吸收,主要作用于鲨烯环氧酶,干扰真菌细胞膜内麦角甾醇合成。对皮肤癣菌有杀菌的作用,对念珠菌有抑菌的作用。临床上用于治疗由皮肤癣菌引起的甲癣、股癣、体癣、手癣及足癣。不良反应轻微,主要为胃肠道反应;其次为皮肤瘙痒、皮疹等;偶见肝功能损害。

氟胞嘧啶(flucytosine)

氟胞嘧啶(5-氟胞嘧啶)是人工合成的抗真菌药,临床主要用于治疗隐球菌感染和念珠菌的感染;对着色霉菌、烟曲菌等也有抗菌作用。与两性霉素 B 合用可以产生协同作用,可以减少耐药性的产生且降低毒性。口服容易吸收,体内分布广泛,$t_{1/2}$ 为 3.5 h,90% 经肾排泄。主要不良反应有胃肠道反应、皮疹;偶有白细胞和血小板减少;可能有肝、肾功能轻度损害。

二、抗病毒药

病毒包括 DNA 病毒、RNA 病毒及 DNA 或 RNA 逆转录病毒,而人类免疫缺陷病毒(human immunodeficiency virus,HIV)属逆转录病毒。病毒能够吸附并穿入宿主细胞,在细胞内脱去蛋白质外壳,然后释放出感染性核酸,并进行核酸的复制、转录及蛋白质的合成,合成的核酸和蛋白质装配成子代的病毒颗粒,以各种形式从细胞释出,而后再感染新的细胞。抗病毒药物可以在上述的不同阶段阻断病毒生长繁殖,而发挥治疗作用:①阻止病毒吸附在宿主细胞;②阻止病毒进入宿主细胞内或者脱壳;③抑制病毒核酸复制,影响 DNA 的合成;④通过增强宿主抗病能力从而抑制病毒的转录、翻译、装配等过程。由于病毒严格的胞内寄生特性以及病毒复制时依赖宿主细胞的许多功能,导致药物在抗病毒的同时也可杀伤宿主的正常细胞,从而导致抗病毒药的应用受到一定限制。此外,病毒在不断复制过程中产生错误而形成变异,也使得抗病毒药物疗效很差。

(一) 抗 HIV 药

齐多夫定(zidovudine,ZDV)

齐多夫定为脱氧胸苷衍生物,是 1987 年获准的第一个用于治疗艾滋病的药物。其对人类免疫缺陷病毒(HIV)有抑制作用,可降低 HIV 病人的发病率,并可延长其生命,也可减少母婴垂直感染。该药竞争性地抑制细胞的 RNA 逆转录酶,并能插入到病毒 DNA 链中而抑制 DNA 链的延长,起到抑制病毒复制的作用。

本药为治疗艾滋病（AIDS）的首选药，与其他核苷类和非核苷类 HIV 逆转录酶抑制剂合用可获得较好疗效。对于已怀孕的感染者，需从怀孕第 14 周给药至第 34 周。此外，齐多夫定也能治疗 HIV 诱发的痴呆、血栓性血小板减少症。最常见的不良反应是骨髓抑制，可出现贫血、中性粒细胞减少和血小板减少等，也可有胃肠道反应、头痛等；剂量过大可出现焦虑、精神错乱、震颤等。肝功能不良者更易发生不良反应。

拉米夫定（lamivudine，LAM）

拉米夫定为胞嘧啶衍生物，对乙型肝炎病毒（HBV）抑制作用强大，对 HIV 也有抑制作用。拉米夫定是目前治疗 HBV 感染最有效的药物之一，与干扰素合用有协同作用。与齐多夫定合用可治疗 HIV 感染，但停药后可复发。不良反应主要有乏力、失眠、头痛、咳嗽、胃肠不适等，一般较轻并可自行缓解。孕妇禁用。

去羟肌苷（didanosine）

去羟肌苷为脱氧腺苷衍生物，为治疗 HIV 感染的一线药物，可应用于不能耐受齐多夫定或齐多夫定治疗无效的 AIDS 病人。不良反应发生率较高，儿童高于成人，主要有外周神经炎、胰腺炎等。

司坦夫定（stavudine）

司坦夫定为脱氧胸苷衍生物，抗 HIV 作用较强，主要应用于不能耐受齐多夫定或齐多夫定治疗无效的病人，与去羟肌苷或拉米夫定合用有协同作用。不良反应主要是外周神经炎，偶见胰腺炎、关节痛等。

扎西他滨（zalcitabine）

扎西他滨是嘧啶类似物，属 HIV 逆转录酶抑制剂。其在细胞内磷酸化成为有活性的三磷酸代谢物从而抑制 HIV 的复制。浓度为 $0.5~\mu mol/L$ 的扎西他滨即可以完全抑制人体 T 淋巴细胞内的 HIV 逆转录酶，它与齐多夫定合用有协同作用。临床上用于治疗艾滋病和艾滋病相关综合征。常有的不良反应是外周神经炎、口炎、皮疹，也可引起胰腺炎。有胰腺炎病史、神经系统病史或者肾病病史的病人禁用。

HIV 蛋白酶抑制剂

HIV 蛋白酶抑制剂包括沙奎那韦（saquinavir）、茚地那韦（indinavir，IDV）、利托那韦（ritonavir，RTV）、奈非那韦（nelfinavir，NFV）等，是目前联合用药治疗艾滋病的主要药物。HIV 蛋白前体在蛋白酶的催化下裂解为有感染性的成熟蛋白，HIV 蛋白酶抑制剂阻止前体蛋白的裂解，导致无感染性蛋白前体的堆积，而产生抗病毒作用。因本类药物生物利用度低（其中沙奎那韦最低，仅 4%）、不良反应多、易产生耐药性，较少单用。与逆转录酶抑制剂合用可产生协同抗病毒作用。

（二）其他抗病毒药

利巴韦林（ribavirin）

利巴韦林（三唑核苷、病毒唑）为广谱抗病毒药。对多种病毒包括 DNA 病毒和 RNA 病毒均有抑制作用:抗 RNA 病毒作用较强,对甲型、乙型流感病毒最敏感,对呼吸道合胞病毒、副流感病毒、麻疹病毒、拉萨热病毒、甲型肝炎病毒(HAV)和丙型肝炎病毒(HCV)等均有抑制作用。本药用于幼儿呼吸道合胞病毒性肺炎和支气管炎,也可用于流感。对甲型肝炎(甲肝)及丙型肝炎(丙肝)有一定疗效,治疗丙肝时常与 α-干扰素合用。不良反应主要有胃肠道反应、血清胆红素升高,大剂量长期应用可引起贫血、白细胞减少等。本品有致畸作用,孕妇禁用。

阿昔洛韦(aciclovir,ACV)

阿昔洛韦(无环鸟苷)具有广谱抗疱疹病毒作用,对单纯疱疹病毒、水痘-带状疱疹病毒和 EB 病毒有强大的抑制作用,是治疗单纯疱疹病毒感染的首选药。临床上局部用于治疗疱疹性角膜炎、单纯疱疹和带状疱疹,静脉给药可用于治疗疱疹性脑膜炎、生殖器疱疹,用于免疫缺陷或免疫抑制病人,可预防单纯疱疹病毒、水痘-带状疱疹病毒感染的发生。与免疫调节剂(α-干扰素)合用应用于乙型肝炎。

常见不良反应为胃肠道反应,偶有皮疹和头痛。静脉给药偶有局部刺激症状、静脉炎等。孕妇禁用。

更昔洛韦(ganciclovir)

更昔洛韦对巨细胞病毒抑制作用强,对单纯疱疹病毒和带状疱疹病毒抑制作用与阿昔洛韦相近。因对骨髓抑制作用较强,发生率高,临床上只用于严重巨细胞病毒感染的治疗和预防。用药期间注意监测血常规。

阿糖腺苷(vidarabine)

阿糖腺苷为嘌呤类衍生物,具有广谱抗病毒作用,对疱疹病毒、水痘病毒有明显的抑制作用。本药可用于单纯疱疹病毒脑炎、新生儿单纯疱疹病毒感染及免疫缺陷病人的水痘-带状疱疹病毒感染,但目前上述适应证大多数已被阿昔洛韦所取代,后者更安全有效;局部用药可治疗单纯疱疹病毒角膜炎。

胃肠道反应等不良反应常见,静脉注射时可出现震颤、共济失调、眩晕等神经系统反应。动物实验中本品有致畸和致突变作用,孕妇、婴儿禁用。

干扰素(interferon,IFN)

干扰素是宿主细胞在病毒感染或受到其他刺激后,体内产生的具有抗病毒效应的蛋白质,又称之为"抗病毒蛋白"。干扰素具有广谱抗病毒作用,对多种病毒有非特异性抑制作用,还有免疫调节和抗恶性肿瘤作用。本药主要用于带状疱疹病毒感染、小儿病毒性肺炎、流行性腮腺炎、病毒性脑膜炎、慢性活动性肝炎、巨细胞病毒感染等,也可用于免疫缺乏合并其他病毒感染引起的感冒等。不良反应少,少数病人可出现发热、寒战、乏力、肌痛等,也可致白细胞减少、血小板减少、氨基转移酶增高等。

🏥 常用制剂与用法

灰黄霉素　片剂:250 mg、500 mg。微粉(或)滴丸:100 mg、250 mg。口服,成人一日 0.5～1 g,儿童一日 10～15 mg/kg,分 2～4 次口服,微粉或滴丸剂量减半,疗程为 10 日或更长。

两性霉素 B　粉针剂：10 mg、25 mg、50 mg。临用前先用 10 mL 注射用水溶解，然后用 5%葡萄糖液稀释为 0.1 mg/mL，静脉滴注，必要时可加入地塞米松。成人与儿童剂量均按体重计算。从一日 0.1 mg/kg 开始，逐渐增至一日 1 mg/kg 为止。药液应避光缓慢滴入。疗程视病情遵医嘱而定。鞘内注射：首次 0.1～0.2 mg，渐增至一次 0.5～1.0 mg，浓度不超过 0.3 mg/mL，应与地塞米松合用。

氟胞嘧啶　片剂：250 mg、500 mg。口服，一日 50～150 mg/kg，分 3～4 次服，疗程为数周至数月。

阿昔洛韦　胶囊剂：200 mg。口服，一次 200 mg，一日 5～6 次。注射剂（冻干制剂）：一瓶 500 mg。每次 5 mg/kg，加入注射液中，1 h 内滴完，一日 3 次，疗程为 7 日。另有滴眼液、眼膏、霜膏剂供外用。

利巴韦林　口含片：20 mg。口含一次 1 片，一日 4～6 次。注射剂：100 mg/mL。肌内注射或静脉滴注，一日 10～15 mg/kg，分 2 次。滴鼻液（防治流感）：0.5%，每小时一次。滴眼液（治疱疹感染）：0.1%，一日数次。

随堂检测

一、选择题

（A₁ 型题）

1. 以下为广谱抗病毒药的是（　　）。
A. 去羟肌苷　　B. 利巴韦林　　C. 拉米夫定　　D. 氟胞嘧啶　　E. 齐多夫定

2. 既可抗乙肝病毒又可抗 HIV 病毒的药物为（　　）。
A. 阿昔洛韦　　B. 利巴韦林　　C. 拉米夫定　　D. 干扰素　　E. 阿糖腺苷

3. 通常只采用静脉滴注的药物是（　　）。
A. 制霉菌素　　B. 两性霉素 B　C. 克霉唑　　D. 酮康唑　　E. 特比萘芬

（A₂ 型题）

4. 张某，有吸毒史，近几天出现发热、头晕、无力、咽痛、关节疼痛、皮疹、全身浅表淋巴结肿大等症状，诊断为艾滋病。应选用的药物是（　　）。
A. 利巴韦林　　B. 更昔洛韦　　C. 齐多夫定　　D. 阿昔洛韦　　E. 干扰素

5. 李某，面部、生殖器等局部皮肤黏膜成簇出现单房性的小水疱，诊断为单纯疱疹病毒感染，应首选的药物是（　　）。
A. 利福平　　B. 阿昔洛韦　　C. 利巴韦林　　D. 碘苷　　E. 吗啉胍

6. 夏某，近几天出现干咳、胸痛、呼吸短促、声音嘶哑、发热、盗汗、体重减轻，稍有发绀，间或咯血。X 线检查可见肺野有多处散在的浸润或结节性病变，肺门淋巴结肿大，诊断为组织胞浆菌感染，应首选的药物是（　　）。
A. 制霉菌素　　B. 氟康唑　　C. 克霉唑　　D. 酮康唑　　E. 伊曲康唑

（A₃/A₄ 型题）

7～8 题共用题干

段某，器官移植后出现昏睡、表情淡漠或谵语，体温呈稽留热，高达 40 ℃，咳胶冻样痰、黏稠。肺部体征包括叩诊音浊音和听诊呼吸音增强，可有管状呼吸音和中小水泡音。X 线主要表现为双肺中下叶小斑片状或不规则片状阴影，诊断为深部真菌性肺炎。

7. 应选用下列哪种药物？（　　　）

A. 利巴韦林　　　B. 两性霉素 B　C. 克霉唑　　　　D. 酮康唑　　　E. 特比萘芬

8. 该药的毒性不包括（　　　）。

A. 高血钾　　　　　　　　　B. 肝、肾功能损害　　　　　　　C. 呕吐、厌食

D. 低血压、贫血　　　　　　E. 寒战、发热、头痛

任务六　常用消毒防腐药

要点导航

重点：常用消毒防腐药的分类。

难点：消毒防腐药的作用机制及临床应用。

消毒药是指能迅速杀灭病原微生物的药物，一般认为消毒药的作用较强，具有杀菌作用，且组织穿透力强，但毒性反应较大，能损伤机体组织；防腐药是指能抑制病原微生物生长繁殖的药物，其通过改变周围或本身环境抑制细菌的生长繁殖，组织穿透力较弱、毒性较小、对组织损害较轻。这两类药物之间无严格界限，低浓度的消毒药只呈抑菌作用，而高浓度的防腐药亦能杀菌，因此统称为消毒防腐药。

消毒防腐药对不同种类的病原微生物和人体组织等没有明显的选择作用，不能用于全身感染。本类药物除了发挥抗菌作用外，也随药物种类和浓度不同分别对皮肤、黏膜、创面起收敛、止痛、止痒、刺激，甚至腐蚀作用，同时也用于器械、排泄物和周围环境的消毒。

一、酚类

酚类能使蛋白质变性、凝固而发挥其抗菌作用，对细菌、真菌有效，对芽孢和病毒无效。

苯酚（phenol）

苯酚又名石炭酸，本品易吸收、刺激性大，有异臭，供外用。0.2% 抑菌、1% 杀菌、1%～3% 杀真菌、5% 在 24 h 内杀灭结核分枝杆菌。0.5%～1% 水溶液或 2% 软膏用于皮肤杀菌、止痒；苯酚甘油滴耳可消炎止痒，治疗外耳及中耳炎；苯酚软膏用于神经性皮炎、慢性湿疹等；樟脑酚用于龋窝消毒。

5% 以上苯酚水溶液具有较强腐蚀性，误服苯酚可引起广泛的局部组织腐蚀，严重者引起中枢神经系统先兴奋后抑制，肝、肾衰竭而致死。

甲酚（cresol）

甲酚又名煤酚，抗菌作用较苯酚强 3～10 倍，毒性较低，煤酚皂溶液（来苏儿）稀释后为常

用的消毒剂。主要用于消毒手、器械、环境及排泄物等,不用于伤口。不良反应同苯酚。吸收后可产生血管内溶血及高铁血红蛋白血症。

二、醇类

本类药物使菌体蛋白质变性或沉淀而抑菌或杀菌,对芽孢、病毒无效。

乙醇(alcohol)

乙醇又名酒精,为无色透明液体,易燃、易挥发,能与水任意混合。能杀灭常见致病菌,对芽孢、肝炎病毒等常无效,对真菌作用不稳定。浓度在 20％～75％范围内其抗菌作用强度与浓度成正比,70％浓度杀菌力最强,超过 75％时可使菌体表层蛋白质迅速沉淀形成保护膜,阻碍其杀菌作用。主要用于皮肤、器械消毒,20％～30％稀释液用于皮肤的涂擦,对高热病人具有一定降温作用;用 40％～50％稀释液给长期卧床病人涂擦皮肤可促进其局部血液循环,防止褥疮;无水乙醇可用于神经干或神经根封闭,暂时缓解三叉神经痛或坐骨神经痛。

偶见过敏反应,误服可引起急性中毒、恶心、呕吐、头痛、中枢神经系统兴奋及抑制运动失调、昏迷,严重时可致死;慢性中毒可致胃炎、胃出血、急性胰腺炎、肝硬化等。

三、醛类

本类药物可与蛋白质中的氨基结合,使蛋白质沉淀、变性而杀菌。能杀死细菌、芽孢及病毒。

甲醛溶液(formaldehyde solution)

甲醛溶液又称福尔马林(formalin)。本品消毒力强,对细菌、真菌及多种病毒、芽孢均有效。0.5％甲醛溶液可用于环境消毒;2％甲醛溶液可用于器械消毒(浸泡 1～2 h);3％甲醛溶液可用于治疗脚癣及多汗症;10％甲醛溶液可用于保存和固定标本。

本品对皮肤黏膜有刺激性,可发生接触性皮炎,其蒸气对眼、呼吸道有很强的刺激性,引起流泪、咳嗽,甚至结膜炎、鼻炎和气管炎等。误服可腐蚀消化道,剂量过大可致死。

戊二醛(glutaraldehyde)

戊二醛杀菌作用强,为广谱、高效、快速、刺激性小、低毒安全、水溶液稳定的消毒药,对细菌、真菌、病毒、芽孢均有杀灭作用。碱性条件下作用强,最佳环境为 pH 7.5～8.5。常用于医疗器械和设备的浸泡消毒,1％溶液治疗体癣,10％溶液治疗脚气,10％～25％溶液外涂可治疗甲癣。

本品毒性与腐蚀性虽较甲醛小,但仍对眼、鼻、呼吸道具有刺激性,严重时可引起肺炎。误服可使消化道黏膜发炎、溃疡、坏死,引起呕吐、咯血、便血、尿血、抽搐和循环衰竭等。

四、酸类

酸类可解离出氢离子与菌体蛋白中的氨基结合,形成蛋白质盐类化合物,使蛋白质变性而发挥抗菌作用。有些药物则通过影响细菌的新陈代谢而抑菌。

苯甲酸(benzoic acid)

苯甲酸又名安息香酸,具有挥发性,pH 值越低、抗菌作用越强。临床常与水杨酸配成复方制剂,用于浅部真菌感染,如体癣、手足癣等。0.05%～0.1%浓度的本品可加入食品或药品中作防腐剂。

本品毒性小,口服可发生过敏反应,外涂可引起接触性皮炎。

硼酸(boric acid)

硼酸为弱防腐药,刺激性小,对细菌和真菌有弱的抑制作用。毒性也小,临床常用1%～2%溶液作皮肤和黏膜损伤的清洁剂,如急性湿疹和急性皮炎、口腔炎、外耳道真菌病、小腿慢性溃疡及褥疮清洗等;5%～10%软膏用于皮肤、黏膜感染。

误服或大面积破损处使用可致大量吸收而产生急性中毒,表现为恶心、呕吐、腹泻,进一步引起中枢神经系统先兴奋后抑制,严重者发生循环衰竭、休克,最后引起死亡。

乳酸(lactic acid)

乳酸为酸性防腐药,利用其酸性改变微生物的生长环境,影响维生素代谢而发挥抑菌作用。临床常用0.5%～1%溶液作阴道冲洗或以阴道栓治疗滴虫性阴道炎;与水杨酸、火棉胶配伍治疗寻常疣,利用其挥发性及无毒特点加热蒸发用于空气消毒,可作食物防腐剂;高浓度对皮肤、黏膜有强刺激性、腐蚀性。与氧化剂有配伍禁忌。

水杨酸(salicylic acid)

水杨酸又名柳酸,对细菌、真菌有杀灭作用。10%～20%能溶解皮肤角质,使角化层软化脱落,而杀灭皮肤深层真菌,用于治疗疣、瘊、鸡眼等;3%溶液或5%软膏用于治疗手足癣及体癣。

本品有刺激性及腐蚀性,皮肤破损及溃烂处不宜用。成人口服致死量为5～15 g。

五、卤素类

本类药物可使菌体原浆蛋白活化基团卤化或氧化而发挥强大的杀菌作用。

含氯石灰(chlorinated lime)

含氯石灰又名漂白粉,具有快而强的杀菌作用,主要用于饮水及排泄物的消毒,0.5%溶液用于非金属用具及无色衣物浸泡消毒。误服本品引起消化道黏膜刺激、腐蚀反应,重者则可致昏迷。

碘(iodine)

碘对病原微生物(包括细菌、芽孢、真菌、病毒和原虫等)具有强大的杀灭作用。临床上碘酊用于皮肤消毒,浓碘酊可治疗甲癣;碘甘油具有作用缓和、持久、刺激性小、无腐蚀性等特点,可局部用于口腔黏膜及牙龈感染;复方碘溶液作咽喉涂剂可治疗咽喉炎、滤泡性扁桃体炎,以及伤口或撕裂伤处的预防感染。

六、氧化剂

本类药物遇有机物释放出新生态氧,使菌体内活性基团氧化而杀菌。

高锰酸钾(potassium permanganate)

高锰酸钾又名灰锰氧,为强氧化剂,有较强的杀菌作用,还原后形成氧化锰与蛋白质结合成复合物,低浓度有收敛作用,高浓度有腐蚀作用。临床常用0.0125%溶液冲洗阴道或坐浴,以治疗白带过多或痔疮;0.025%溶液用于急性皮炎或湿疹伴继发感染;0.01%~0.02%溶液用于洗胃;0.1%溶液用于洗涤食具、水果;1%溶液治疗腋臭及足部浅部真菌感染、冲洗毒蛇咬伤的伤口。

本品高浓度有腐蚀性,稀释液多次应用亦有一定的腐蚀性。口服可引起急性中毒,致死量为10 g。

过氧化氢溶液(hydrogen peroxide solution)

过氧化氢溶液又名双氧水,本品在过氧化氢酶的作用下迅速分解,释放出新生态氧而发挥抗菌与除臭作用,对革兰阳性菌和某些螺旋体敏感,对厌氧菌效果更佳。其释放出的氧产生气泡可使脓液、血块及坏死组织松动剥脱而利于排出。

主要用其1.5%~3%溶液含漱或滴耳,治疗扁桃体炎、口腔炎、化脓性外耳道和中耳道炎;3%溶液可清洗创面、溃疡;5%~6%溶液用于清洁伤口及换药时松动痂皮和敷料;高浓度可对皮肤、黏膜产生刺激性灼伤,形成疼痛性"白痂"。

过氧乙酸(peroxyacetic acid)

过氧乙酸为强氧化消毒药,消毒作用高效、迅速,具有广谱杀菌效果,对细菌、真菌、芽孢及病毒均有效。

常用0.1%~0.2%溶液用于手部消毒;0.3%~0.5%溶液用于医疗器械消毒;0.04%溶液用于熏蒸空气、橡胶制品、地面、家具及垃圾废物消毒;高浓度有腐蚀性,与还原剂、有机物等合用属配伍禁忌。

七、表面活性剂

表面活性剂又称清洁剂,能降低表面张力,使油水乳化,清除油污起清洁作用。同时能改变细菌胞质膜通透性,使菌体成分外渗而杀菌。其抗菌谱广、疗效快、刺激性小。

苯扎溴铵(benzalkonium bromide)

苯扎溴铵又名新洁尔灭,对革兰阳性菌作用较强,对绿脓杆菌、抗酸杆菌和芽孢杆菌无效。适用于术前皮肤消毒,黏膜、伤口及手术器械等消毒:0.01%溶液供创面消毒;0.1%溶液供皮肤、黏膜消毒及真菌感染治疗;0.05%~0.1%溶液供术前浸泡手部;0.1%溶液供医疗器械消毒;0.005%以下溶液供膀胱及尿道灌洗。

本品浓溶液具有腐蚀性,与皮肤接触可致损伤甚至坏死,冲洗体腔时应注意防止吸收中毒。

八、染料类

本类药物有酸、碱两性染料,利用其阳离子或阴离子与细菌蛋白质羧基或氨基结合而抑制细菌的生长繁殖。

甲紫（methylrosanilinium chloride）

甲紫又名龙胆紫,对革兰阳性菌、真菌有较好的杀灭作用,也能和坏死组织结合形成保护膜起收敛作用。

常用于皮肤和黏膜化脓性感染,白色念珠菌引起的口腔炎、阴道炎,烫伤、烧伤及手足癣等。1%～2%溶液用于皮肤、黏膜、创伤感染和小面积烧伤、烫伤、手足癣、甲癣等;甲紫片用于外阴、阴道念珠菌病。

依沙吖啶（ethacridine）

依沙吖啶又名利凡诺、雷佛奴尔,具有较强的抗菌作用,毒性小、对组织刺激性小,对革兰阳性菌和某些革兰阴性菌有抑制作用,对表皮深部亦有明显的消毒防腐之效。常用于黏膜创伤的消毒、防腐。0.1%～0.3%溶液用于局部化脓性创伤消毒;0.05%～0.1%溶液用于冲洗和湿敷创面或含漱。依沙吖啶也可用于引产。

九、重金属盐类

重金属盐类如汞、银、锌等的化合物都能与细菌蛋白质结合成金属蛋白质沉淀而杀菌,同时重金属离子能与某些酶的巯基结合影响细菌的代谢而杀菌。

硝酸银（silver nitrate）

硝酸银在水溶液中可解离出银离子,与菌体蛋白质结合,呈杀菌作用。0.25%～0.5%溶液用于黏膜收敛;10%～20%溶液用于烧灼、慢性溃疡、小赘疣、过度增生的肉芽组织;10%溶液还原成金属银可用于牙本质脱敏。误服本品可引起重金属中毒。

随堂检测

一、选择题

（A₁型题）

1. 酚类、醛类消毒防腐药的作用机制为（　　）。
A. 改变菌体细胞膜的通透性　　　　　　B. 使菌体蛋白质发生变性
C. 干扰细菌的酶系统　　　　　　　　　D. 干扰细菌的代谢
E. 影响细菌蛋白质的合成

2. 表面活性剂的杀菌作用是（　　）。
A. 增加细菌细胞膜的通透性　　　　　　B. 降低细菌细胞膜的通透性
C. 影响细菌细胞膜的合成　　　　　　　D. 沉淀菌体蛋白质
E. 干扰细菌叶酸代谢

3. 下列消毒药中对病毒、芽孢无作用的是（　　）。
A. 苯酚　　　B. 碘　　　C. 过氧乙酸　　　D. 甲醛溶液　　　E. 戊二醛

4. 杀菌力最强的乙醇浓度为（　　）。
A. 10%　　　B. 35%　　　C. 75%　　　D. 95%　　　E. 100%

5. 自来水中加入的可杀菌的消毒防腐药为（　　）。

A. 乙醇　　　　　B. 碘　　　　　　C. 过氧乙酸　　D. 甲醛溶液　　E. 含氯石灰

（A₂ 型题）

6. 李某，不慎摔倒后皮肤擦伤，可选用哪种药物？（　　　）

A. 乙醇　　　　　B. 硼酸　　　　　C. 过氧乙酸　　D. 甲醛溶液　　E. 含氯石灰

（郑　辉）

项目十三　抗恶性肿瘤药

学习目标

知识目标：熟悉抗恶性肿瘤药的不良反应及常用药物的特点；了解抗恶性肿瘤药的分类。
能力目标：能够正确进行抗恶性肿瘤药物的用药护理，指导病人合理用药。
素质目标：具有高度的职业素养和爱伤情怀，懂得关爱病人。

任务一　概　　述

要点导航

重点：抗恶性肿瘤药的不良反应与用药监护；抗恶性肿瘤药的分类。
难点：细胞增殖周期与药物作用的关系。

肿瘤分为良性肿瘤与恶性肿瘤两大类，恶性肿瘤常称为癌症，是严重危害人类健康的常见病、多发病。目前主要采取外科治疗（手术）、放射治疗（放疗）、药物治疗（化疗）、基因治疗等相结合的综合治疗方法。抗恶性肿瘤药在肿瘤治疗中占有很重要的地位。

一、细胞增殖周期

细胞从一次分裂结束到下一次分裂完成，称为细胞增殖周期。根据细胞生长繁殖特点将肿瘤细胞群分为以下三类（图 13-1）。

1. 增殖细胞群　增殖细胞群是指呈指数增殖生长的细胞群，此期细胞代谢活跃、增殖迅速、对多数药物敏感。按其分裂过程分为四期：G_1 期（DNA 合成前期）、S 期（DNA 合成期）、G_2 期（DNA 合成后期）、M 期（有丝分裂期）。

2. 静止细胞群（G_0 期）　此期细胞有增殖能力，但暂不分裂，对药物不敏感。当增殖细胞群被大量杀灭后，G_0 期细胞即可进入增殖状态。此期细胞是肿瘤复发的根源。

3. 无增殖能力细胞群　这类细胞无增殖能力，经老化而死亡。此类细胞所占比例小，在化疗中无意义。

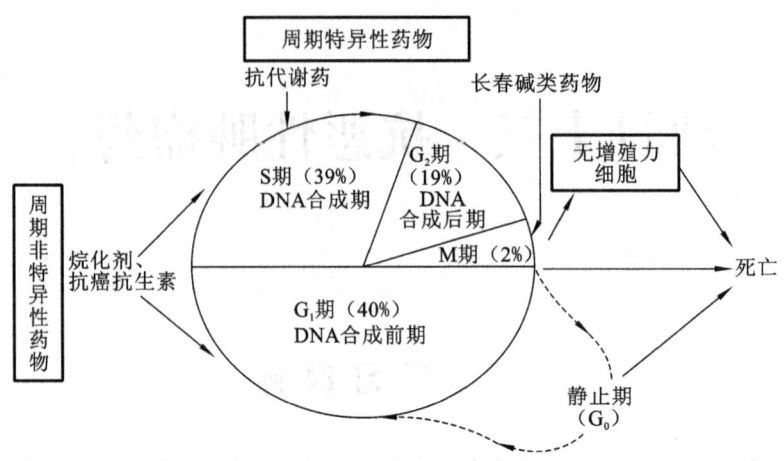

图 13-1　细胞增殖周期与药物作用环节示意图

二、抗恶性肿瘤药分类

（一）按细胞增殖周期分类

1. 周期非特异性药物　周期非特异性药物对增殖周期的各期细胞均有抑制或杀灭作用，如烷化剂和抗癌抗生素等。

2. 周期特异性药物　周期特异性药物是仅选择性杀灭增殖周期中某一期细胞的药物。如甲氨蝶呤、巯嘌呤、氟尿嘧啶(5-FU)等主要作用于 S 期；长春新碱、长春碱等主要作用于 M 期。

（二）按作用机制分类

1. 干扰核酸合成的药物　如甲氨蝶呤、巯嘌呤、5-FU 等。

2. 破坏 DNA 结构和功能的药物　如环磷酰胺、白消安、博来霉素等。

3. 干扰转录过程和阻止 RNA 合成的药物　如放线菌素 D、阿霉素、柔红霉素等。

4. 干扰蛋白质合成的药物　如长春碱、长春新碱等。

5. 影响激素平衡的药物　如肾上腺皮质激素、雄激素、雌激素等。

三、抗恶性肿瘤药的常见不良反应

大多数抗恶性肿瘤药选择性低，在杀伤肿瘤细胞的同时，也会损伤正常组织细胞，尤其是增殖较快的组织。

1. 骨髓抑制　骨髓抑制为最严重的不良反应，表现为白细胞、血小板、红细胞减少及全血细胞数下降，甚至引起再生障碍性贫血。用药期间应定期检查血常规，必要时应停药，同时注意预防感染和出血。

2. 胃肠道反应　表现为食欲减退、厌食、恶心、顽固性呕吐、腹泻等，甚至出现胃肠出血。用药过程中应注意避免进食过硬、过热及刺激性食物；注意观察呕吐物的性质及大便情况，反应严重者可输液以调节电解质平衡，呕吐严重者，可给予镇吐剂。

3. 口腔黏膜损害　口腔黏膜损害是化疗中最常见的并发症。在化疗期间要采用消毒液漱口，保持口腔清洁。

4. 脱发　多数抗肿瘤药可损伤毛囊上皮细胞，引起脱发，影响病人形象和心理状态。用药过程中应重视病人心理护理。

5.免疫抑制　长期大剂量用药时,可抑制机体的免疫功能,使机体抵抗力降低,容易诱发感染。如病人有发热、咽喉疼痛等症状时应特别重视,可停药和抗感染治疗。

6.其他　如致畸、致癌、致突变、不育等。

四、抗恶性肿瘤药的用药监护

(1)给药前,应了解给药速度、配伍及药物的不良反应,备好急救药品。

(2)抗恶性肿瘤药要现用现配,并在规定时间内用完。

(3)在准备注射药物时应戴手套操作,避免药液溅到皮肤上刺激、损伤皮肤。

(4)在给药时要选择合适的静脉。若化疗时间较长,则可采用套管留置针或中心静脉插管。

(5)注射药物前要先注射 0.9%氯化钠注射液,以确保针头在血管内,严防化疗药物渗出;应用药物后,应注射 0.9%氯化钠注射液 10~20 mL,以减轻化疗药物对血管的刺激。

> **知识链接**
>
> **化疗药物外渗的损害**
>
> 　　化疗药物在静脉给药过程中意外渗漏到静脉外,可导致局部皮肤及组织损伤。初起最常见的症状是刺痛感、烧灼感、不舒服或疼痛以及肿胀、注射部位发红,后期症状包括坏死和溃疡等。严重者甚至经久不愈,溃疡可深及肌腱和关节。

任务二　常用抗恶性肿瘤药

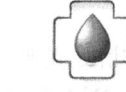

要点导航

重点:各类抗恶性肿瘤药的抗癌谱。

难点:抗恶性肿瘤药的作用机制。

一、烷化剂

烷化剂是一类化学性质活泼的化合物,此类药物可抑制 DNA 复制和转录,也会造成 DNA 结构和功能的损害,甚至引起细胞死亡。此类药物属于周期非特异性药物。

环磷酰胺(cyclophosphamide,CTX)

本药抗瘤谱广,对恶性淋巴瘤疗效显著,对多发性骨髓瘤、急性淋巴细胞性白血病、肺癌、乳腺癌、卵巢癌、神经母细胞瘤和睾丸肿瘤等均有一定疗效。

其主要不良反应有骨髓抑制、胃肠道反应、脱发等。大剂量环磷酰胺刺激膀胱黏膜可引起出血性膀胱炎,表现为膀胱刺激症状,如排尿困难、血尿、蛋白尿等。用药期间应多饮水,保证尿量。

氮芥（chlormetyine）

本药是最早用于临床的烷化剂，作用迅速，但维持时间短。由于其高效、速效的特点，主要用于淋巴瘤，包括霍奇金病等，特别适用于纵隔压迫症状明显的恶性淋巴瘤病人。由于氮芥的选择性低、毒性反应大，对骨髓抑制持久，现已少用。

噻替哌（thiotepa，TSPA）

本品能与细胞内 DNA 的碱基结合，影响瘤细胞的分裂。其特点为选择性高、抗瘤谱较广，主要用于乳腺癌、卵巢癌、肝癌和恶性黑色素瘤等。不良反应主要是骨髓抑制，可引起白细胞和血小板减少，但个体差异较大。

白消安（busulfan，马利兰）

小剂量即可明显抑制粒细胞生成，对慢性粒细胞白血病疗效显著，大剂量可抑制血小板及红细胞系统，但对淋巴细胞几乎无影响。本药主要用于慢性粒细胞白血病；对真性红细胞增多症及原发性血小板增多症也有一定疗效。

顺铂（cisplatin，DDP）

顺铂进入体内后，与 DNA 链上的碱基形成交叉联结，从而破坏 DNA 的结构和功能，属周期非特异性药物。顺铂抗瘤谱广、作用强，与多种抗肿瘤药有协同作用，且无交叉耐药性。对睾丸肿瘤与 BLM 及 VLB 联合化疗，疗效显著。对卵巢癌、肺癌、鼻咽癌、膀胱癌、淋巴瘤及其他生殖系统肿瘤也有较好疗效。主要不良反应有消化道反应、骨髓抑制、耳毒性、肾毒性等。

卡铂（carboplatin，碳铂，CBP）

卡铂为第二代铂类化合物，作用机制与抗瘤谱同顺铂，但抗瘤活性较顺铂强，不良反应较顺铂轻，与顺铂有交叉耐药性。

二、抗代谢药

抗代谢药的化学结构与核酸代谢的必需物质如叶酸、嘌呤碱、嘧啶碱等相似，可与正常代谢物发生特异性的拮抗作用，从而干扰核酸，尤其是 DNA 的生物合成，阻止肿瘤细胞的分裂增殖。属细胞周期特异性药物，主要作用于 S 期。

氟尿嘧啶（5-fluorouracil，5-FU）

氟尿嘧啶为抗嘧啶药，其化学结构与尿嘧啶相似。其抗瘤谱广，对多种肿瘤有效，特别是对消化系统癌（如食管癌、胃癌、肠癌、胰腺癌、肝癌等）和乳腺癌疗效较好；对卵巢癌、宫颈癌、绒毛膜上皮癌、膀胱癌、头颈部肿瘤等也有效。

常见不良反应主要为胃肠道反应，重者可因血性腹泻而危及生命；可引起骨髓抑制、脱发等；刺激性大，注射部位可致静脉炎。

甲氨蝶呤（methotrexate，MTX）

甲氨蝶呤为抗叶酸药，主要用于治疗儿童急性白血病，疗效显著。对成人白血病疗效差，对慢性白血病无效；对绒毛膜上皮癌、恶性葡萄胎、头颈部肿瘤、乳腺癌等有一定疗效。不良反应多,有骨髓抑制、胃肠道反应、口腔溃疡等;较大剂量可致肝脏、肾脏损伤。甲酰四氢叶酸能拮抗 MTX 治疗中的毒性反应,主张先用大剂量 MTX 后,再用甲酰四氢叶酸作为救援剂,以保护骨髓中正常的细胞。

巯嘌呤(mercaptopurine,6-MP)

巯嘌呤为抗嘌呤药,主要用于儿童急性淋巴细胞性白血病的维持治疗,大剂量用于治疗绒毛膜上皮癌亦有一定疗效。主要不良反应为骨髓抑制和胃肠道反应。

阿糖胞苷(cytarabine)

阿糖胞苷能选择性地抑制 DNA 多聚酶的活性而影响 DNA 合成;也可渗入 DNA 和 RNA 中干扰其复制,S 期细胞最为敏感,属周期特异性药物。用于治疗成人急性粒细胞白血病或单核细胞白血病等有效。主要不良反应为骨髓抑制、胃肠道反应。用药期间应严格检查血常规。

羟基脲(hydroxyurea,HU)

羟基脲可通过抑制核苷酸还原酶从而抑制 DNA 的合成。能选择性地作用于 S 期细胞。用药后能使肿瘤细胞集中在 G_1 期,再采用对 G_1 期敏感的放疗或化疗方法,使其敏感性增加而提高疗效,常作为同步化疗药。临床对慢性粒细胞白血病疗效显著,也可用于急性病人;对转移性黑色素瘤也有暂时缓解作用。主要毒性为骨髓抑制,可致畸胎,孕妇禁用。

三、抗癌抗生素

丝裂霉素 C(mitomycin C,自力霉素)

丝裂霉素 C 是可直接破坏 DNA 的抗生素。抗癌谱广,主要用于实体瘤,如胃癌、结肠癌、胰腺癌、肺癌等,是治疗消化道癌的常用药之一。主要不良反应是明显而持久的骨髓抑制和胃肠道反应,应该避免长期应用。偶见心、肝、肾和肺脏损害,静脉给药时避免外漏,以免引起组织坏死。

博来霉素(bleomycin,争光霉素)

博来霉素主要用于治疗鳞状上皮癌如头颈部肿瘤、食管癌、口腔癌、宫颈癌、阴茎癌、肺鳞癌等,与长春新碱、顺铂合用治疗睾丸癌效果较佳。本药对骨髓抑制作用轻,与其他抗癌药联合使用而不加重骨髓抑制为其优点。有胃肠道反应,大剂量使用可以引起肺炎症状及肺纤维化。

多柔比星(doxorubicin,阿霉素)

能直接嵌入到 DNA 分子中破坏 DNA 的模板功能、阻止转录的过程、抑制 DNA 复制和 RNA 的合成。它对免疫功能有较强的抑制作用,是广谱抗肿瘤药,用于治疗急性白血病、恶性淋巴瘤以及多种实体瘤如乳腺癌、肺癌、肝癌等。主要不良反应为骨髓抑制、胃肠道反应和心脏毒性等。

柔红霉素(daunorubicin,正定霉素)

柔红霉素属蒽环类抗生素,它的作用和作用机制与多柔比星相似。主要用于治疗急性淋巴细胞白血病和急性粒细胞白血病。主要的不良反应类似多柔比星,心脏毒性比较大。

放线菌素 D(dactinomycin D,更生霉素)

放线菌素 D 属多肽类抗肿瘤抗生素。它能抑制 RNA 尤其是 mRNA 的合成,从而妨碍蛋白质的合成,抑制肿瘤细胞的生长。本药抗瘤谱窄,主要用于绒毛膜上皮癌、神经母细胞瘤、肾母细胞瘤、横纹肌肉瘤、霍奇金病等。不良反应以胃肠道反应为主,骨髓抑制比较明显,少数病人有脱发、皮炎等。

 # 常用制剂与用法

环磷酰胺　片剂:50 mg。口服,50～100 mg,一日 2～3 次,一个疗程总量为 5～10 g。粉针剂:100 mg、200 mg。用前加 0.9% 氯化钠注射液溶解后立即静脉滴注,一次 0.2 g,一日或隔日一次,一个疗程用量为 8～10 g。大剂量冲击疗法为一次 0.6～0.8 g,一周 1 次,8 g 为一个疗程。

噻替哌　注射剂:10 mg/1 mL。10 mg,一日 1 次,肌内或静脉注射。5 日后改为一周 3 次,总量 200～400 mg。20～40 mg,一周 1～2 次,腔内注射,一个疗程 3～4 周。

白消安　片剂:0.5 mg、2 mg。一日 2～8 mg,分 3 次空腹服用,有效后用维持量,一日 0.5～2 mg,一日 1 次。

甲氨蝶呤　片剂:2.5 mg;注射剂:5 mg。白血病:5～10 mg,一周 2 次,总量为 50～150 mg。绒毛膜上皮癌:10～20 mg,静脉滴注,5～10 次为一个疗程。

氟尿嘧啶　注射剂:0.25 g/10 mL。0.25～0.5 g,一日或隔日 1 次,静脉注射,一个疗程总量为 5～10 g;或 0.25～0.75 g,一日或隔日 1 次,静脉注射,一个疗程总量为 8～10 g。

巯嘌呤　片剂 25 mg、50 mg、100 mg。白血病:一日 1.5～2.5 mg/kg,分 2～3 次口服,病情缓解后用原用药量的 1/3～1/2 维持。绒毛膜上皮癌:一日 6.0～6.5 mg/kg,10 日为一个疗程。

盐酸阿糖胞苷　注射剂:50 mg/1 mL。1～2 mg/kg,一日 1 次,静脉滴注,10～14 日为一个疗程;或 25 mg,鞘内注射,一周 2～3 次,连用 3 次,6 周后重复。

多柔比星　粉针剂:10 mg、50 mg。30 mg/m² 静脉注射,连用 2 日,间隔 3 周后可重复应用;60～75 mg/m²,每 3 周应用一次;或 30 mg/m²,连用 3 日,间隔 4 周后可再用。累计总量不得超过 550 mg/m²。

柔红霉素　粉针剂:10 mg、50 mg。开始一日 0.2 mg/kg,静脉滴注,渐增至一日 0.4 mg/kg,一日或隔日 1 次,3～5 次为一个疗程,间隔 5～7 日再进行下一个疗程,最大总量为 600 mg/m²。

博来霉素　粉针剂:15 mg、30 mg。15～30 mg,一日或隔日 1 次,缓慢静脉滴注,总量为 450 mg。

顺铂　注射剂:10 mg/2mL、20 mg/20 mL、30 mg/6 mL、50 mg/50 mL。粉针剂:10 mg、20 mg、30 mg。仅供静脉、动脉或腔内给药,通常静脉滴注,给药前后需进行充分水化治疗,20 mg/m²,每日 1 次,连用 5 天;或 30 mg/m²,连用 3 天。大剂量:80～120 mg/m²,每 3～4 周 1 次,最大剂量不应超过 120 mg/m²。

卡铂　注射剂:50 mg/10 mL、100 mg/10 mL、150 mg/15 mL。粉针剂:50 mg、100 mg。静脉滴注,50 mg/m²,每日 1 次,连用 5 日,间隔 4 周重复;或 200～400 mg/m²,每 3～4 周 1 次。

随堂检测

一、选择题

（A₁型题）

1. 肿瘤生长及扩大的主要根源是（   ）。

A. 增殖期细胞　　　　　　　B. 静止期细胞　　　　　　　C. 无增殖力细胞

D. 以上均有关　　　　　　　E. 以上均无关

2. 抗代谢药主要作用于（   ）。

A. G_1 期细胞　　B. S 期细胞　　C. G_2 期细胞　　D. M 期细胞　　E. G_0 期细胞

3. 主要作用于 S 期的抗癌药是（   ）。

A. 环磷酰胺　　B. 白消安　　C. 噻替哌　　D. 甲氨蝶呤　　E. 长春新碱

4. 通过抑制二氢叶酸还原酶而抗恶性肿瘤药是（   ）。

A. 环磷酰胺　　B. 甲氨蝶呤　　C. 巯嘌呤　　D. 氟尿嘧啶　　E. 噻替哌

5. 主要干扰嘧啶代谢的抗恶性肿瘤药是（   ）。

A. 氟尿嘧啶　　B. 白消安　　C. 巯嘌呤　　D. 甲氨蝶呤　　E. 阿糖胞苷

6. 限制抗癌药长期大量应用的最主要不良反应是（   ）。

A. 胃肠道反应　　　　　　　B. 抑制骨髓造血功能　　　　　C. 脱发

D. 周围神经炎　　　　　　　E. 肾毒性

7. 为减轻甲氨蝶呤的毒性，可合用（   ）。

A. 叶酸　　　　　　　　　　B. 甲酰四氢叶酸　　　　　　　C. 维生素 B_6

D. 维生素 B_{12}　　　　　　　E. 维生素 C

（A₂型题）

8. 王某，女，32岁，患慢性粒细胞白血病，选择下列何种药物治疗效果最好？（   ）

A. 雌激素　　B. 白消安　　C. 环磷酰胺　　D. 雄激素　　E. 肾上腺皮质激素

9. 李某，女，13岁，患有急性白血病，化疗期间出现食欲减退及严重的恶心、呕吐、腹泻、腹痛等消化道症状。为了尽量减轻消化道症状，采取的措施中错误的是（   ）。

A. 给药时间宜安排在饭后或睡前

B. 以高糖、高脂肪、少纤维的食物为主

C. 给予镇静止吐药对减轻消化道反应有一定作用

D. 反应严重者可采取少食多餐或随意餐的形式

E. 必要时禁食、补液

（B型题）

10～12题共用选项

A. 氮芥　　B. 柔红霉素　　C. 长春碱　　D. 甲氨蝶呤　　E. 肾上腺皮质激素

10. 主要影响核酸生物合成的药物是（   ）。

11. 直接影响 DNA 结构和功能的药物是（   ）。

12. 可影响激素平衡的药物是（   ）。

（唐　清）

项目十四　抗寄生虫药

学习目标

知识目标：熟悉常用抗疟药、抗阿米巴病药、抗滴虫病药、抗血吸虫病药和抗肠蠕虫病药的药理作用、临床应用与用药监护。

能力目标：学会观察本类药物的疗效和不良反应，能够熟练进行用药护理，并能正确地指导病人合理用药。

素质目标：具有高尚的职业素养，树立以病人为中心的观念。

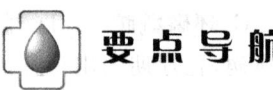

任务一　抗疟药

要点导航

重点：氯喹、伯氨喹和乙胺嘧啶的抗疟作用特点及临床应用。

难点：各抗疟药的作用特点。

疟疾是由疟原虫经雌性按蚊叮咬传播的一种传染病。临床上以周期性、定时性发作的寒战、高热、出汗热退，以及贫血和脾大等为主要特征。感染人体的疟原虫有间日疟原虫、三日疟原虫和恶性疟原虫。它们分别引起间日疟、三日疟和恶性疟，前二者称良性疟，恶性疟病情严重，死亡率高。

抗疟药是用于预防和治疗疟疾的药物。疟原虫生活史的不同发育阶段对不同抗疟药的敏感性不同。因此了解疟原虫的生活史以及抗疟药的作用环节将能更好地发挥抗疟药的作用。

一、疟原虫生活史与抗疟药的作用环节

疟原虫的生活史分为两个阶段。

1. 有性生殖阶段　有性生殖阶段在雌性按蚊体内进行。红细胞内疟原虫不断裂体增殖，经数个周期后，裂殖子部分发育成雌、雄配子体。当按蚊叮咬疟疾病人时，人体中雌、雄配子体

随血液进入蚊体,经一定的发育和有性生殖成为子孢子,并移行至蚊的唾液腺内成为疟疾的传染源。乙胺嘧啶能抑制子孢子在蚊体内的繁殖发育,故可防止疟疾的传播。

2. 无性生殖阶段 无性生殖阶段在人体肝细胞和红细胞内进行,又分为以下三期。

(1)红细胞外期(红外期):是疟原虫在肝细胞内的发育阶段。红外期又分为速发型和迟发型两型。迟发型子孢子是疟疾复发的根源。乙胺嘧啶能杀灭红外期速发型子孢子的裂殖体,起到病因预防作用;伯氨喹能杀灭迟发型红外期子孢子,可防止良性疟的复发。

(2)红细胞内期(红内期):即疟原虫在红细胞内的发育阶段。裂殖子进入红细胞后发育成滋养体,破坏红细胞,释放出的大量裂殖子又侵入其他红细胞,如此反复进行,引起疟疾症状。氯喹、奎宁、青蒿等对此期疟原虫有杀灭作用,可控制疟疾症状,也可预防症状产生。

(3)配子体期:红内期疟原虫经几代裂殖后,不再进行分裂,而发育成雌、雄配子体。若被雌性按蚊吸入胃内,则在蚊体内进行有性增殖。因此,配子体是疟疾流行传播的根源。伯氨喹能杀灭配子体,可防止疟疾传播。

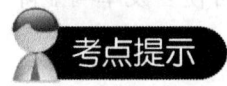

控制疟疾症状、防治疟疾传播、预防疟疾发作分别选用哪些药物?

二、常用抗疟药

氯喹(chloroquine)

红细胞内的浓度比血浆内浓度高10~20倍。被疟原虫侵入的红细胞内的氯喹浓度比正常红细胞浓度高出25倍。这种分布特点有利于杀灭红细胞内裂殖体。

【药理作用】

1. 抗疟作用 氯喹主要杀灭红内期疟原虫,对其他各期无效。其特点是作用快、效力强、作用持久,能有效控制疟疾症状。对配子体虽无直接杀灭作用,但可通过杀灭红内期裂殖体以杜绝配子体的产生,在一定程度上也能起到阻止良性疟传播的作用。

2. 抗肠道外阿米巴病作用 对阿米巴滋养体有强大的杀灭作用,且在肝内浓度高。

3. 抗免疫作用 大剂量氯喹有抑制免疫反应的作用。

【临床应用】 氯喹主要用于控制疟疾的急性发作,是控制症状发作的首选药;也可延迟良性疟的复发和根治恶性疟;是肠道外阿米巴病的常用药,可用于治疗阿米巴肝脓肿和阿米巴肝炎;大剂量应用可治疗各类风湿性关节炎、系统性红斑狼疮等自身免疫性疾病。

【不良反应与用药监护】 常见不良反应有头晕、头痛、胃肠道反应及皮肤瘙痒等,停药后可自行消失;有致畸作用,孕妇禁用;长期大剂量应用可出现听力及视力障碍,应定期检查听力及视力。

奎宁(quinine)

奎宁是茜草科植物金鸡纳树皮中所含的一种生物碱。对各型疟原虫的红内期均有抑制作用,作用比氯喹弱,维持时间短,且不良反应多,现已不作为抗疟疾的首选药。主要用于耐氯喹的恶性疟疾。

奎宁的不良反应较多,常见的有:①金鸡纳反应,表现为恶心、呕吐、耳鸣、头痛、视力及听力减退等,停药后一般可自行恢复;②过敏及特异质反应,有些对奎宁过敏者,可出现皮疹、瘙痒、哮喘等;也有少数恶性疟病人用少量奎宁后,发生急性溶血症状(如黑尿热等),表现有寒战、高热、呕吐、血红蛋白尿、极度贫血等,严重时可致死亡;③奎宁有心肌抑制作用,静脉注射可因抑制心脏作用而引起血压剧降,甚至休克和死亡,故应严禁静脉注射。在静脉滴注时,必须严密观察血压。

青蒿素(artemisinin)

青蒿素是我国医药工作者从菊科植物黄花蒿中提取的一种新型、高效、速效、低毒的抗疟疾药。对各型疟原虫红内期(包括耐氯喹虫株)有强大、快速的杀灭作用,且可透过血脑屏障。可用于间日疟、恶性疟,特别是对耐氯喹的恶性疟疾和脑型疟疾疗效好。本药主要通过改变疟原虫滋养体的膜结构而发挥作用。其主要缺点是复发率高,与伯氨喹合用可使复发率明显降低。不良反应少见,偶有四肢麻木感和心动过速。

知识链接

青蒿素的发现

疟疾的传统疗法是氯喹或奎宁,但其疗效正在降低。20世纪60年代,消除疟疾的研究工作遭遇挫折,这种疾病的发病率再次升高。中国科学家屠呦呦从传统中草药里找到了战胜疟疾的新疗法。她通过大量实验锁定了青蒿这种植物,但效果并不理想。屠呦呦因此再次翻阅大量医书,最终成功提取出了青蒿中的有效物质,之后命名其为青蒿素。屠呦呦是第一个发现青蒿素对疟原虫有出色疗效的科学家,并因此获得了2015年诺贝尔生理学或医学奖。

伯氨喹(primaquine)

伯氨喹对良性疟的迟发型红外期和各型配子体都有较强的杀灭作用,是控制良性疟复发和防止疟疾传播的首选药物。对红内期疟原虫无效,不能用来控制症状,通常需与氯喹等合用。本品毒性较大,治疗量可引起头晕、恶心、呕吐、腹痛、疲乏等,偶见药物热及粒细胞减少,停药后可恢复。少数先天6-磷酸葡萄糖脱氢酶缺乏者可发生急性溶血性贫血和高铁血红蛋白血症,表现为发绀、胸闷、缺氧等。服用本药应注意观察尿液颜色。

乙胺嘧啶(pyrimethamine)

乙胺嘧啶对各型疟原虫的速发型红外期有抑制作用,是病因性预防的首选药。对红内期未成熟裂殖体有抑制作用,对已成熟者无效,故不适用于急性发作的治疗。对配子体无作用,但含药的血液进入蚊体后,能阻止疟原虫在蚊体内的有性生殖,因而也能起到阻止传播的作用。毒性低,一般防治剂量无不良反应。但长期大剂量应用,可干扰人体叶酸的代谢,偶可致巨幼红细胞性贫血和白细胞减少。故应定期检查血常规,发现问题及早停药,并用甲酰四氢叶酸钙治疗。

任务二　抗阿米巴病药与抗滴虫病药

要点导航

重点：甲硝唑抗阿米巴病的特点及临床应用。
难点：甲硝唑的药理作用及临床应用。

一、抗阿米巴病药

阿米巴病是由溶组织内阿米巴原虫所引起。寄生在人体肠道内的阿米巴原虫有活动性的滋养体和包囊两种形式。滋养体是致病因子，包囊是传播因子。阿米巴包囊在肠道内脱囊而出成为小滋养体，当机体抵抗力下降时，小滋养体侵入肠壁成为大滋养体。大滋养体可侵袭肠黏膜下层组织，使肠壁形成溃疡，引起急性阿米巴痢疾或肠炎，称为肠内阿米巴病；大滋养体也可随血流进入肝、肺、脑等组织内引起继发性阿米巴病，如肝脓肿、肺脓肿及脑脓肿等，称为肠外阿米巴病。目前抗阿米巴病药主要作用于滋养体，对包囊几乎没有作用。

（一）兼有肠道内外抗阿米巴作用的药物

甲硝唑（metronidazole，灭滴灵）

甲硝唑口服吸收迅速而完全，生物利用度可达100％。吸收后广泛分布在各组织和体液中，且能通过血脑屏障，脑脊液中药物也可达有效浓度。

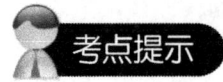 考点提示

甲硝唑的药理作用与临床应用。

【药理作用】
1. 抗阿米巴作用　对组织内和肠内阿米巴大滋养体有很强的杀灭作用。
2. 抗滴虫作用　对阴道滴虫有强大的杀灭作用。
3. 抗贾第鞭毛虫作用　可杀灭贾第鞭毛虫作用。
4. 抗厌氧菌作用　对厌氧性革兰阳性和阴性杆菌以及球菌都有较强的抗菌作用。

【临床应用】
（1）为治疗阿米巴病的首选药，不仅可用于治疗阿米巴肝脓肿等组织内阿米巴病，也可用于治疗急、慢性阿米巴痢疾及带虫者。
（2）为治疗阴道滴虫感染的首选药。
（3）可防治厌氧菌引起的感染，如呼吸道、消化道、腹腔及盆腔感染，皮肤软组织、骨和骨

关节等部位的感染。

（4）可治疗贾第鞭毛虫病。

【不良反应与用药监护】 常见的不良反应以消化道反应为主,可出现恶心、食欲不振、腹痛、腹泻等;少数病人可有头晕、皮疹及白细胞下降;极少数病人会出现头痛、神经衰弱、运动失调等中枢神经系统中毒症状,一旦出现,应立即停药。器质性中枢神经系统疾病及血液病病人、妊娠 3 个月内及哺乳期妇女禁用。

（二）肠内抗阿米巴病药

二氯尼特（diloxanide）

二氯尼特口服吸收迅速,能杀死肠内阿米巴原虫包囊,是目前最有效的杀包囊药。单独应用时是治疗无症状或仅有轻微症状的携带包囊者的首选药。对急性阿米巴痢疾效果差,但在甲硝唑控制症状后再用二氯尼特清除肠腔内的小滋养体,可有效地预防复发。对肠外阿米巴病无效。不良反应轻,偶有恶心、呕吐和皮疹等,大剂量使用时可致流产。

（三）肠外抗阿米巴病药

氯喹（chloroquine）

氯喹除主要用于抗疟外,还有抗组织内阿米巴的作用。由于在肝、肺、脾、肾等组织内的浓度高于血浆数百倍,因而对治疗阿米巴肝脓肿、肺脓肿等有效。由于其在肠壁组织内分布较少,所以对阿米巴痢疾无效。

二、抗滴虫病药

滴虫病主要指阴道滴虫病,本病由阴道滴虫所引起,也可寄生于男性尿道及前列腺等部位。甲硝唑对阴道滴虫有直接杀灭作用,是治疗滴虫病的首选药物。

任务三　抗血吸虫病药与抗丝虫病药

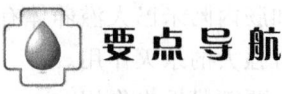

要点导航

重点:吡喹酮、乙胺嗪的药理作用及临床应用。
难点:吡喹酮、乙胺嗪的作用机制。

一、抗血吸虫病药

寄生于人体的血吸虫主要有日本血吸虫、曼氏血吸虫和埃及血吸虫 3 种。流行于我国的血吸虫病主要由日本血吸虫所致。抗血吸虫药物分为锑剂和非锑剂两类。锑剂中的酒石酸锑钾,因其毒性大、疗程长,现已少用,目前应用较多的药物为非锑剂吡喹酮。

吡喹酮(praziquantel)

吡喹酮为一种广谱抗蠕虫病药,对血吸虫、肺吸虫、华支睾吸虫、姜片虫及绦虫等均有作用。对各种血吸虫均有强大的杀灭作用,对日本血吸虫作用尤强。服药后可使虫体迅速"肝移",并在肝内死亡。本品具有高效、低毒、疗程短、可口服等优点,为抗血吸虫病的首选药。

本品不良反应多但轻微,有腹部不适、腹痛、恶心及头痛、头晕、乏力、肌肉震颤等。少数病人可出现心悸、胸闷、心室内传导阻滞、心电图改变等。

二、抗丝虫病药

丝虫寄生于人体淋巴系统内,丝虫病早期表现为淋巴管炎和淋巴结炎,晚期出现淋巴管阻塞。我国流行的丝虫病是由班氏丝虫和马来丝虫引起的,蚊子为其传播媒介。目前治疗丝虫病的药物有乙胺嗪、左旋咪唑和卡巴胂等。乙胺嗪是目前治疗丝虫病的首选药物。

乙胺嗪(diethylcarbamazine)

乙胺嗪是目前最常用的抗丝虫病药,对微丝蚴有效,大剂量或长疗程也能杀灭成虫。本品毒性低,可引起食欲减退、恶心、呕吐、头痛、乏力、关节痛等。此外,由于微丝蚴和成虫被杀死,释放出大量异体蛋白引起过敏反应,如寒战、高热、皮疹、喉头水肿、支气管痉挛等,可用抗过敏药物预防或治疗。

任务四　抗肠蠕虫病药

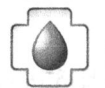 **要点导航**

重点:阿苯达唑、左旋咪唑的临床应用、不良反应及用药监护。
难点:阿苯达唑、左旋咪唑的药理作用。

肠道蠕虫病是常见的寄生虫病,特别是在农村发病率较高,对人民身体健康危害很大。肠道蠕虫包括蛔虫、钩虫、鞭虫、绦虫等。抗肠蠕虫药是用于驱除或杀死寄生于肠道内的蠕虫的药物,主要为抗肠线虫药和抗绦虫药。

一、抗肠线虫药

阿苯达唑(albendazole)

阿苯达唑又名丙硫咪唑,是一种高效、广谱、低毒的抗肠蠕虫药。对线虫、吸虫、绦虫等均有效。临床适用于驱除蛔虫、蛲虫、钩虫和鞭虫等。本药短期使用不良反应很少，偶有头痛、头晕、恶心、呕吐等。严重肝、肾功能不全及活动性溃疡者慎用。癫痫病人、孕妇、2 岁以下儿童忌用。

甲苯咪唑（mebendazole）

甲苯咪唑对钩虫、蛔虫、蛲虫、鞭虫及绦虫等感染治愈率较高，为美洲钩虫感染和鞭虫感染的首选药物。本药毒副反应少见，偶见腹痛、腹泻、皮肤瘙痒等。感染蛔虫的儿童应用本药期间，可能会出现吐蛔虫现象，应注意。孕妇、2 岁以下的儿童不宜使用。

左旋咪唑（levamisole）

左旋咪唑为一种广谱抗肠蠕虫药，对蛔虫、蛲虫、钩虫均有效，以对蛔虫效果最好。适用于驱蛔虫、钩虫及蛔虫所致的不完全性肠梗阻，也可用于蛲虫病。本药对免疫反应有调节作用。不良反应轻微，有头晕、恶心、呕吐、腹痛等。少数病人可出现轻度肝功能减退，停药后可恢复。严重肝功能不全者忌用。

二、抗绦虫药

氯硝柳胺（niclosamide）

氯硝柳胺原为杀灭钉螺的药，对绦虫也有效。本药口服不易吸收，在肠内浓度高，对猪肉绦虫及牛肉绦虫均有良效。主要用于绦虫感染，常见不良反应有轻微乏力、头晕、胸闷、胃及腹部不适或腹痛、发热、瘙痒等。

常用制剂与用法

磷酸氯喹　片剂：0.25 g、0.75 g。疟疾：口服，首剂 1.0 g，6 h 后再服 0.5 g，第 2、3 天各 0.5 g。预防，0.5 g，一周 1 次。阿米巴病：口服，一日 1 g，2 天后改为一日 0.5 g，连服 2～3 周，极量一次 1 g，一日 2 g。

硫酸奎宁　片剂：0.3 g。口服，0.3～0.6 g，一日 3 次，连服 5～7 日。

青蒿素　片剂：0.1 g。胶囊剂：0.25 g。口服，首剂 1 g，6～8 h 后再服 0.5 g，第 2、3 天各服 0.5 g。

磷酸伯氨喹　片剂：13.2 mg。间日疟：口服，13.2 mg，一日 3 次，连服 7 日；杀灭恶性疟原虫配子体：一日 26.4 mg，连服 3 天。

乙胺嘧啶　片剂：6.25 mg、25 mg。口服，25 mg，一周 1 次。

二氯尼特　片剂：0.25 g、0.5 g。口服，0.5 g，一日 3 次，连服 10 日。

甲硝唑　片剂：0.2 g；注射剂：50 mg、100 mg、500 mg、1.25 g。阿米巴病：口服，0.5 g，一日 2 次，每个疗程 5～7 日。滴虫病：0.2 g，一日 3 次，连服 7 日。厌氧菌感染：静脉注射，7.5 mg/kg，6 h 一次，首剂加倍，连用 7～10 日。

阿苯达唑　片剂：0.1 g、0.2 g。蛔虫、蛲虫感染：0.4 g，顿服；钩虫、鞭虫感染：0.4 g，一日 2 次，连服 3 日；绦虫感染：0.3 g，一日 3 次，连服 3 日；囊虫感染：0.2～0.3 g，一日 3 次，10 日为 1 个疗程,共 2~3 个疗程,疗程间隔 15~21 日。4 岁以下儿童剂量减半。

甲苯达唑　片剂:0.1 g。蛔虫、蛲虫感染:0.2 g,顿服;钩虫、鞭虫感染:0.2 g,一日 2 次,连服 3 日;绦虫感染:0.3 g,一日 3 次,连服 3 日。

左旋咪唑　片剂:25 mg,50 mg。蛔虫感染:0.1~0.2 g,顿服;钩虫感染:一日 0.2 g,连服 3 日;丝虫感染:一日 0.2~0.3 g,分 3 次服,连服 3 天。

氯硝柳胺　片剂:0.5 g。猪肉绦虫、牛肉绦虫感染:口服,1 g,清晨空腹顿服,1 h 后再服 1 g,2 h 后服硫酸镁导泻。

随堂检测

一、选择题

(A₁ 型题)

1. 既能控制疟疾症状,又能治疗阿米巴肝脓肿的药物是(　　)。
A.氯喹　　B.伯氨喹　　C.青蒿素　　D.奎宁　　E.乙胺嘧啶

2. 伯氨喹引起急性溶血性贫血是由于(　　)。
A.毒性反应　　B.特异性反应　　C.二氢叶酸合成酶缺乏
D.二氢叶酸还原酶缺乏　　E.病人对药物产生了耐药性

3. 关于抗疟药的叙述,下列说法正确的是(　　)。
A.氯喹对阿米巴脓肿无效　　B.奎宁可根治良性疟
C.伯氨喹可用作疟疾病因性预防　　D.乙胺嘧啶能引起急性溶血性贫血
E.青蒿素治疗疟疾的最大缺点是复发率高

4. 口服对肠内外阿米巴病都有效的药物是(　　)。
A.甲硝唑　　B.氯喹　　C.土霉素　　D.二氯尼特　　E.以上都不是

5. 关于甲硝唑描述错误的是(　　)。
A.口服易吸收,对急性阿米巴痢疾疗效差　　B.是阿米巴肝脓肿的首选药
C.常用于治疗阴道滴虫病　　D.亦可用于治疗厌氧菌感染
E.以上都不是

6. 既可以驱除肠道寄生虫又可以调节免疫功能的药物是(　　)。
A.阿苯达唑　　B.哌嗪　　C.左旋咪唑　　D.甲苯达唑　　E.噻嘧啶

7. 兼有抗血吸虫和抗绦虫作用的药物是(　　)。
A.吡喹酮　　B.哌嗪　　C.甲苯达唑　　D.左旋咪唑　　E.乙胺嗪

(A₂ 型题)

8. 王某,记者,因采访任务需进入疟原虫区,可作为病因性疟疾预防的首选药物是(　　)。
A.氯喹　　B.伯氨喹　　C.青蒿素　　D.奎宁　　E.乙胺嘧啶

9. 谢某,近期出现腹痛、腹泻、粪便有脓血,粪便检出阿米巴滋养体,经甲硝唑治疗后上述症状消失,为防止复发应选用的药物是(　　)。
A.甲硝唑　　B.氯喹　　C.土霉素　　D.二氯尼特　　E.奎宁

（B 型题）

10～12 题共用选项

A.氯喹　　　　B.伯氨喹　　　C.青蒿素　　　D.奎宁　　　E.乙胺嘧啶

10.主要用于控制疟疾症状的首选药是（　　）。

11.主要用于控制疟疾复发与传播的首选药是（　　）。

12.主要用于疟疾病因性预防的首选药是（　　）。

（唐　清）

项目十五　免疫功能调节药

学习目标

知识目标：掌握免疫抑制药的种类及作用机制；熟悉环孢素、肾上腺皮质激素类药、烷化剂、抗代谢药、他克莫司、抗淋巴细胞球蛋白等药物的药理作用、临床应用、不良反应与用药监护；了解免疫增强药左旋咪唑、卡介苗、白细胞介素-2、干扰素、转移因子、胸腺素等药物的药理作用和临床应用。

能力目标：学会观察本类药物的疗效和不良反应，能够熟练地进行用药护理。

素质目标：具有严谨认真的学习态度，能正确指导合理用药。

任务一　免疫抑制药

要点导航

重点：环孢素、肾上腺皮质激素类药、烷化剂、抗代谢药等药物的药理作用、临床应用、不良反应与用药监护。

难点：免疫抑制药的分类及作用机制。

免疫系统包括参与免疫反应的各种细胞、组织和器官，如胸腺、骨髓、淋巴结、脾、扁桃体等以及分布在全身组织中的淋巴细胞和浆细胞。这些组成部分的结构完整及其功能正常是机体免疫功能的基本保证，任何一方的缺陷都将导致免疫功能障碍。免疫调节药是指能够调节机体免疫功能的药物，依据作用方式的不同分为免疫抑制药和免疫增强药两种。

临床常用的免疫抑制剂大多缺乏较强的选择性，既抑制了免疫病理反应，也抑制了正常免疫反应，属非特异性免疫抑制剂。长期应用后，将产生显著降低机体的抗感染免疫力，增加肿瘤发生率及影响生殖系统功能等不良反应。

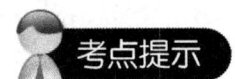 考点提示

免疫抑制药的种类。

环孢素(ciclosporin)

环孢素又名环孢菌素 A,是真菌代谢产生的一种脂溶性环状十一肽化合物,是目前最有效的免疫抑制剂。本品口服吸收不完全,其生物利用度仅为 20%～50%。口服后血药浓度 2～4 h 达峰值,血浆蛋白结合率为 95%。主要在肝脏几乎全部被代谢,从胆汁排出,有明显的肠肝循环,体内过程个体差异大。

 考点提示

环孢素的药理作用。

【药理作用】 环孢素可选择性地作用于 T 淋巴细胞活化初期,使 T 淋巴细胞增殖受抑制,还可抑制淋巴细胞生成干扰素。对其他免疫细胞影响较弱,不影响机体的一般防御能力。

【临床应用】

1. 器官移植 广泛用于肝、肾、心、肺、胰、角膜、皮肤等异体器官和骨髓移植手术,可防止排斥反应、提高移植物的存活率和病人的生存率。

2. 自身免疫性疾病 可用于治疗风湿性关节炎、系统性红斑狼疮等自身免疫性疾病和一些皮肤病,如牛皮癣等。

【不良反应与用药监护】

1. 肾毒性 肾毒性为最常见和最严重的不良反应,表现为肾小球滤过率下降、血清肌酐及尿素氮升高,用药过程中应监测肾功能。

2. 肝毒性 肝毒性多见于用药早期,可见转氨酶升高、黄疸等,停药后可恢复,用药过程中应监测肝功能。

3. 其他 如牙龈增生、胃肠道反应、过敏反应及水、电解质紊乱等。

肾上腺皮质激素类药

肾上腺皮质激素类药对免疫反应的多个环节均有影响,主要是抑制巨噬细胞对抗原的吞噬和处理;也可抑制淋巴细胞 DNA 的合成和有丝分裂,诱导淋巴细胞死亡,使外周淋巴细胞数明显减少,并损伤浆细胞,从而抑制细胞免疫反应和体液免疫反应。临床上主要用于自身免疫性疾病、器官移植等的排斥反应。常用的药物有泼尼松、泼尼松龙、地塞米松等(见项目十一)。

烷 化 剂

烷化剂能选择性地抑制 B 淋巴细胞,大剂量也能抑制 T 淋巴细胞,还可明显降低 NK 细胞的活性,从而阻断体液免疫和细胞免疫反应。临床上主要用于防止器官移植的排斥反应及肾上腺皮质激素缓解症状不满意的自身免疫性疾病。常用的药物有环磷酰胺、白消安、噻替哌等,因环磷酰胺作用明显,不良反应较少,且可口服,故常用。

抗 代 谢 药

抗代谢药主要通过抑制 DNA、RNA 和蛋白质的合成、抑制 T 淋巴细胞和 B 淋巴细胞及 NK 细胞的效应,从而抑制细胞免疫和体液免疫反应,但不抑制巨噬细胞的吞噬功能。临床上主要用于肾移植后的排斥反应和自身免疫性疾病如类风湿性关节炎和系统性红斑狼疮等。常用的药物有巯嘌呤、硫唑嘌呤等,因硫唑嘌呤的毒性较小,故常用。

他克莫司(tacrolimus)

他克莫司又名 FK506,属大环内酯类抗生素。本药口服吸收迅速,但生物利用度不高,在 25%左右。其作用机制与环孢素相似。主要用于肝、肾、心和骨髓移植等,不良反应与环孢素相似。

抗淋巴细胞球蛋白(antilymphocyte globulin,ALG)

抗淋巴细胞球蛋白是直接抗淋巴细胞的抗体,现已能用单克隆抗体技术生产,其特异性高、安全性好。可与淋巴细胞选择性结合,在补体的共同作用下,使淋巴细胞裂解,能有效地抑制各种抗原引起的免疫应答反应。主要用于器官移植后的排斥反应,多在其他免疫抑制药无效时应用。

任务二 免疫增强药

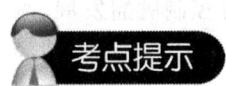

重点:左旋咪唑、卡介苗、白细胞介素-2(IL-2)、干扰素(IFN)、转移因子(TF)、胸腺素的药理作用、临床应用、不良反应与用药监护。

难点:免疫增强药的作用机制。

免疫增强药是一类能增强机体特异性免疫功能的药物,主要用于免疫缺陷疾病、慢性感染性疾病,也常用作肿瘤的辅助治疗药物。

考点提示

常用的免疫增强药。

左旋咪唑(levamisole,LMS)

左旋咪唑口服易吸收,2～4 h血药浓度达峰值浓度。主要在肝脏代谢,少量以原形经肾

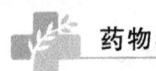
排出。本药及其代谢物的消除半衰期分别为 4 h 和 16 h。

【药理作用】 对正常人群抗体的产生几乎没有影响，但对免疫功能低下者有比较强的促进抗体生成的功能。其免疫增强作用可能与通过激活环核苷酸磷酸二酯酶，从而降低淋巴细胞和巨噬细胞内 cAMP 的含量有关。

【临床应用】 主要用于免疫功能低下者，恢复免疫功能后，可增强机体的抗病能力。肺癌手术合用左旋咪唑可延长无瘤期、降低肿瘤复发率及死亡率；对多种自身免疫性疾病，如类风湿性关节炎、系统性红斑狼疮等可改善症状。

【不良反应与用药监护】 不良反应较轻，有胃肠道症状、头痛、出汗、全身不适等。少数病人有肝功能异常、白细胞及血小板减少，停药后可恢复。

卡介苗（bacillus calmette-guerin，BCG）

卡介苗为减毒的结核分枝杆菌活菌苗，除用于预防结核病外，还可作为非特异性免疫增强药。

【药理作用与临床应用】 卡介苗可刺激 T 淋巴细胞、B 淋巴细胞、巨噬细胞、NK 细胞等多种免疫活性细胞的增生，促进抗体和细胞因子的产生，提高机体的体液免疫和细胞免疫功能。可用于黑色素瘤、肺癌和白血病等疾病的辅助治疗。

【不良反应与用药监护】 不良反应较多，严重程度和发生率与剂量、给药方法及免疫治疗的次数有关。注射局部可出现红斑、硬结，甚至溃疡；瘤内注射、胸腔内注射及皮肤划痕均可引起全身反应，如寒战、高热、全身不适等。瘤内注射偶见过敏性休克，甚至死亡。

> **知识链接**
>
> ### 卡 介 苗
>
> 接种卡介苗对儿童的健康成长很有好处，在预防结核病，特别是可能危及儿童生命的严重类型的结核病，如结核性脑膜炎、粟粒性结核病等方面具有相当明显的作用。世界卫生组织（WHO）研究证实，接种卡介苗预防结核性脑膜炎和播散性结核病的平均有效率为 86%；预防结核病相关死亡的有效率为 65%；预防结核性脑膜炎死亡的有效率为 64%；预防播散性结核病死亡的有效率为 78%。多年来，通过卡介苗接种已挽救了成千上万的生命。

白细胞介素-2（interleukin-2，IL-2）

白细胞介素-2 又名 T 淋巴细胞生长因子，由 T 辅助淋巴细胞产生，激活 B 淋巴细胞产生抗体，活化巨噬细胞，增强 NK 细胞和淋巴因子激活的杀伤细胞等的活化和增殖，诱导干扰素的产生。临床主要用于治疗恶性黑色素瘤、肾细胞癌、霍奇金淋巴瘤等，它可控制肿瘤发展、减小肿瘤体积、延长患者生存时间。不良反应较常见，如发热、寒战、厌食、肌肉痛及关节痛、神经系统症状。

干扰素（interferon，IFN）

干扰素是病毒进入机体后诱导宿主细胞产生的一类糖蛋白，具有高度的种属特异性，故动物的干扰素对人无效。干扰素可分为 α、β、γ 三种类型，具有免疫调节作用，作用效果因剂量的不同而异,小剂量时能增强细胞免疫和体液免疫,大剂量则产生免疫抑制作用。此外,本药还具有广谱抗病毒和抗肿瘤作用,常用于肿瘤、病毒感染(如慢性乙型肝炎、疱疹性角膜炎、带状疱疹等)、类风湿性关节炎等。常见不良反应有发热和白细胞减少等,少数病人快速静脉注射时可出现血压下降。约5%的病人用药后可产生干扰素抗体。

转移因子(transfer factor,TF)

转移因子是用健康人的淋巴细胞或淋巴组织(如脾、扁桃体等)制备的一种核酸肽,可将供体细胞的免疫信息转移给受者的淋巴细胞,使之转化、增殖、分化为致敏淋巴细胞,从而获得与供体同样的免疫力。由此获得的免疫力较持久,主要用于原发性或继发性细胞免疫缺陷疾病的补充治疗,还可用于慢性感染、麻风及恶性肿瘤等。偶有皮疹、瘙痒、痤疮及短暂发热等不良反应。

胸腺素(thymosin)

胸腺素又名胸腺多肽,是从胸腺中分离的多种小分子多肽的总称。胸腺素可促进 T 淋巴细胞分化成熟,即诱导淋巴干细胞转变为 T 淋巴细胞,进一步分化成熟为具有特殊功能的各亚型群 T 淋巴细胞,同时增强白细胞、红细胞的免疫功能,并调节机体的免疫平衡。主要用于胸腺依赖性免疫缺陷性疾病(包括艾滋病等)、某些自身免疫性疾病和晚期肿瘤的治疗。少数病人可出现过敏反应。

🏥 常用制剂与用法

环孢素 口服液:5 g/50 mL。器官移植前 3 h 开始服用,一次 15 mg/kg,一日 1 次,连用 1~2 周后减量 5%,维持量为一日 5~10 mg/kg。注射剂:50 mg/mL、250 mg/mL。可用 0.9%氯化钠注射液或 5%葡萄糖注射液按 1:100~1:20 稀释,一日 2~5 mg/kg,于 2~6 h 内缓慢静脉滴注或持续 24 h 连续静脉滴注,病情稳定后改口服。

环磷酰胺 片剂:50 mg。一次 50 mg,一日 2 次,也可隔日口服 200 mg,用于预防慢性排斥反应;粉针剂:100 mg、200 mg。50 mg/kg,分早晚 2 次静脉滴注,共 4 天,用于骨髓移植前。

硫唑嘌呤 片剂:50 mg。一日 1~4 mg/kg,连服数月,用于器官移植,一日 2~5 mg/kg,维持量为一日 0.5~3 mg/kg。

抗淋巴细胞球蛋白 兔抗淋巴细胞球蛋白:一次 0.5~1 mg/kg;马抗淋巴细胞球蛋白:一次 4~20 mg/kg,一日 1 次或隔日 1 次,肌内注射,14 日为一个疗程。

左旋咪唑 片剂:25 mg、50 mg。抗肿瘤辅助用药:一次 150 mg,一周 1 次,连用 3~6 个月;自身免疫性疾病:一日 150 mg,一周 2~3 次;慢性及复发性感染:一日 100~150 mg,分 2 次服,一周用药 2 天。

白细胞介素-2 注射剂:10 万 U、20 万 U、40 万 U、100 万 U。一次 50 万~200 万 U,一日 1 次,静脉注射,一周 5 次,连续用药 2~6 周;体腔给药,一周 2 次,一次 50 万~200 万 U。

干扰素 注射剂:100 万 U、300 万 U。一次 100 万~300 万 U,一日 1 次,肌内注射,5~10 日为一个疗程,疗程间隔 2~3 日或每周肌内注射 1~2 次。

转移因子 注射剂:2 mL。一次 2 mL,一周 2 次,皮下注射。一个月后改为一周 1 次。

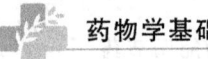

胸腺素　注射剂：2 mg、5 mg、10 mg。乙型肝炎：一次 5～10 mg，一日 1 次，肌内注射。爆发性肝炎：一次 20～30 mg，一日 1 次，静脉滴注，2～3 个月为一个疗程。各种重型感染：一次 5～10 mg，一日 1 次，肌内注射。病毒感染：一次 5～10 mg，一日 1 次，肌内注射，2～3 个月为一个疗程。辅助放疗、化疗：一次 20～40 mg，一日 1 次，肌内注射，3～6 个月为一个疗程。

随堂检测

一、选择题

（A₁ 型题）

1. 以下药物属于免疫抑制药的是（　　）。

A. 卡介苗　　　B. 左旋咪唑　　C. 环孢素　　　　D. 白细胞介素-2　E. 转移因子

2. 下列不属于免疫抑制药的是（　　）。

A. 左旋咪唑　　　　　　　B. 泼尼松　　　　　　　　　C. 环孢素

D. 抗淋巴细胞球蛋白　　　E. 他克莫司

3. 左旋咪唑可用于治疗（　　）。

A. 感染性疾病　　　　　　B. 肾衰竭　　　　　　　　C. 器官移植后的排斥反应

D. 免疫缺陷性疾病　　　　E. 疟疾

4. 环孢素的主要不良反应是（　　）。

A. 心律失常　　　　　　　B. 肌无力　　　　　　　　C. 消化道反应

D. 神经系统反应　　　　　E. 肝、肾功能损害

5. 以下药物不属于免疫增强剂的是（　　）。

A. 左旋咪唑　　　　　　　B. 白细胞介素-2　　　　　C. 环孢素

D. 干扰素　　　　　　　　E. 转移因子

（A₂ 型题）

6. 王某，男，28 岁。计划进行角膜移植手术。为防止移植后的排斥反应，应用下列何种药？（　　）

A. 干扰素　　　B. 转移因子　　C. 左旋咪唑　　D. 环孢素　　　E. 胸腺素

（A₃/A₄ 型题）

7～8 题共用题干

邓某，女，患有尿毒症，进行了肾移植手术，但手术后出现皮疹、腹泻、胆红素升高等排斥反应。

7. 为防止此种情况的发生，可预防性应用下列哪种药物？（　　）

A. 环孢素　　　　　　　　B. 左旋咪唑　　　　　　　C. 白细胞介素-2

D. 干扰素　　　　　　　　E. 胸腺素

8. 该药主要作用于下列哪种细胞？（　　）

A. B 淋巴细胞　　B. T 淋巴细胞　　C. 巨噬细胞　　D. 补体细胞　　E. NK 细胞

（B 型题）

9～11 题共用选项

A. 卡介苗　　　　　　　　B. 左旋咪唑　　　　　　　C. 干扰素

D. 白细胞介素-2   E. 转移因子

9. 既可促进免疫功能低下者的抗体生成,又能减少自身免疫性疾病病人的抗体生成的药物是(   )。

10. 既有预防结核病作用又有免疫调节作用的药物是(   )。

11. 小剂量增强免疫功能,大剂量则抑制免疫反应的药物是(   )。

(贺盛亮)

项目十六　盐类与调节酸碱平衡药

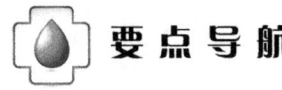

学习目标

知识目标：熟悉氯化钠、氯化钾、钙盐及碳酸氢钠、乳酸钠的药理作用及临床应用；了解各类药物的不良反应与用药监护。

能力目标：学会观察本类药物的疗效和不良反应，能够熟练地进行用药护理。

素质目标：具有严谨认真的学习态度，能正确指导临床合理用药。

任务一　盐　类

要点导航

重点：氯化钠、氯化钾、钙盐的临床应用。

难点：盐类的药理作用、不良反应与用药监护。

水和电解质广泛分布在细胞内、外，参与体内许多重要的功能和代谢活动。当水、电解质代谢紊乱，酸碱平衡失调得不到及时的纠正，可使全身各系统特别是心血管系统、神经系统的生理功能和机体的物质代谢活动发生障碍，严重时可危及生命，必须及时予以救治。

一、钠盐

氯化钠(sodium chloride)

正常人体内总钠量约为 150 g，大部分以氯化钠的形式存在于细胞外液中，小部分(约9%)存在于细胞内。其主要经肾脏排泄。

【药理作用】　氯化钠中的氯离子和钠离子是细胞外液的主要电解质，对保持细胞外液容量、维持正常渗透压有重要作用。此外，钠还以碳酸氢钠的形式构成缓冲体系，参与调节体液的酸碱平衡。正常浓度的钠离子还是维持组织细胞兴奋性、神经肌肉应激性的必备条件。

【临床应用】

1. 低钠综合征　用于大面积烧伤、剧烈吐泻、出汗过多、利尿过度所致的低钠综合征。严重缺钠者可静脉滴注高渗(3%~5%)氯化钠注射液。

2. 低血容量性休克　在大量出血又无法输血时,可输入0.9%氯化钠注射液短暂维持血容量。

3. 其他　暑天高温作业者,口服0.1%~0.2%氯化钠溶液可防止中暑;0.9%氯化钠溶液可作为溶剂稀释和溶解药物,也可冲洗伤口、眼、鼻、腹腔等。

【不良反应与用药监护】　大量输入可致高钠血症及高氯性酸中毒。故高血压及心、脑、肾功能不全者慎用。肺水肿病人禁用。

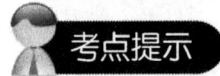

考点提示

氯化钾的不良反应与用药监护。

二、钾盐

氯化钾(potassium chloride)

【药理作用与临床应用】　钾离子是细胞内的主要阳离子,是维持细胞内液渗透压的主要成分,与细胞外H^+交换,参与调节酸碱平衡,是维持神经肌肉兴奋性和心肌正常功能所必需的物质。临床用于各种原因引起的低钾血症及强心苷中毒引起的阵发性心动过速。

【不良反应与用药监护】　口服有较强的刺激性,稀释液饭后服可减轻刺激性。缓释氯化钾片是较理想的新剂型。静脉滴注过快可致心律失常甚至心脏停搏而死亡,故速度宜慢,溶液浓度一般不超过0.4%,静脉滴注过程中应监测病人的心率和血钾水平。肾功能严重损害者、尿少或尿闭未得到改善及血钾过高的病人禁用。

三、钙盐

临床常用的钙盐有葡萄糖酸钙(calcium gluconate)、氯化钙(calcium chloride)、乳酸钙(calcium lactate)等。

【药理作用与临床应用】

1. 抗过敏　钙盐能增加毛细血管的致密度,降低其通透性,使渗出减少,因而可缓解过敏症状,可用于治疗过敏性疾病如荨麻疹、血管神经性水肿、接触性皮炎和湿疹等。一般采用静脉给药。

2. 维持神经肌肉的正常兴奋性　当血清钙含量降低时,神经肌肉的兴奋性增高,出现感觉异常、手足搐搦、喉头痉挛、肌肉痉挛、惊厥等现象,常需静脉注射钙盐以缓解症状。

3. 促进骨骼的生长　钙是构成骨骼的主要成分,人体钙量的99%存在于骨中,以保证骨骼生长和维持骨骼硬度。缺钙可致佝偻病或软骨病以及骨质疏松,及时补充钙盐可以防治。口服钙盐常同时给予维生素D,以促进钙的吸收和利用。

4. 解救镁中毒　钙与镁有竞争拮抗作用,故注射镁盐过量所致的急性中毒可静脉注射氯化钙或葡萄糖酸钙解救。

5. 其他　钙离子还有缓解平滑肌痉挛、参与血液凝固等作用。

【不良反应与用药监护】

(1) 钙盐刺激性强,口服对胃肠道有刺激性,不宜肌内注射或皮下注射。静脉注射时须稀释后缓慢注射,并避免漏出血管外引起剧痛及组织坏死。如药液外漏,应立即用0.5%普鲁卡因注射液局部封闭。注射用葡萄糖酸钙的含钙量较氯化钙低,故刺激性较小、较安全。

(2) 钙盐静脉注射时,可引起全身发热感,并兴奋心脏引起心律失常,甚至心脏停搏,故应缓慢注射,并密切观察病人的反应。本药与强心苷类药有协同作用,使强心苷的作用和心脏毒性明显增强,故在强心苷治疗期间或停药后1周内禁止静脉注射钙盐。

(3) 钙离子与四环素类抗生素可生成不溶性螯合物而影响吸收,二者不宜同服。

任务二   调节酸碱平衡药

 要点导航

重点:碳酸氢钠、乳酸钠、氨丁三醇的临床应用。

难点:调节酸碱平衡药的药理作用、不良反应与用药监护。

一、纠正酸血症药

碳酸氢钠(sodium bicarbonate)

【药理作用与临床应用】

1. 纠正代谢性酸中毒   进入体内后解离为钠离子和碳酸氢根离子,后者与氢离子结合,可降低体液中 H^+ 浓度,是治疗代谢性酸中毒的首选药。

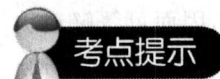 **考点提示**

碳酸氢钠的临床应用。

2. 碱化尿液   在经肾排泄时使尿液碱化,主要用于巴比妥类等药物中毒时加速排泄,并防止磺胺类药物在泌尿道析出结晶,增强氨基糖苷类抗生素治疗泌尿道感染的疗效。

3. 治疗高钾血症   可使细胞外液碱化,血清中的钾离子转入细胞内,降低钾离子浓度。

4. 治疗胃酸过多症   可治疗多种原因引起的胃酸过多症。

【不良反应与用药监护】 对局部组织有刺激性,注射时注意切勿漏出血管。过量可以导致代谢性碱中毒。碳酸氢钠可以加重水钠潴留、缺钾等。对于缺钾、充血性心力衰竭、急慢性肾衰竭的病人慎用。

乳酸钠（sodium lactate）

本药进入体内后，其乳酸根离子在有氧的条件下经过肝脏转化为碳酸氢根，故可以用于治疗代谢性酸中毒，但作用不如碳酸氢钠迅速，对于高钾血症或者普鲁卡因胺、奎尼丁等引起的心律失常并伴有酸中毒者，应以乳酸钠治疗为宜。过量可以引起碱血症。肝功能不全、休克、乳酸性酸中毒及缺氧者禁用。

氨丁三醇（tromethamine）

【药理作用与临床作用】　该药为氨基缓冲剂，它可以摄取氢离子而纠正酸中毒。其作用较强，并能透过细胞膜，可以在细胞内外同时纠正酸中毒。临床常用于代谢性及呼吸性酸中毒。

【不良反应与用药监护】　可引起低血压、低血糖、恶心、呕吐等。注射时注意勿漏出血管，以免引起血管坏死。慢性呼吸性酸中毒病人、慢性肾性酸中毒者禁用。

二、纠正碱血症药

碱血症临床上较少见，主要原因是体液中氢离子丢失或碳酸氢根离子含量增加。对于轻、中度碱血症病人，主要是治疗引起碱血症的原发病，如血容量不足引起的疾病，可使用生理盐水进行扩容；低钾性的则补钾；低氯性的用生理盐水等，一般不需要特殊处理；严重者，也应首选生理盐水以补足血容量为原则。其他方法如使用氯化铵和稀盐酸等直接补充氯离子和氢离子进行治疗。

常用制剂与用法

葡萄糖酸钙　片剂：0.3 g、0.5 g。一次 0.5～2 g，一日 3 次。注射剂：1 g/10 mL。一次 1～2 g，加等量 10％～25％葡萄糖注射液稀释后缓慢注射（每分钟不超过 2 mL），或加于 5％～10％葡萄糖注射液 50～100 mL 中静脉滴注。

氯化钙　注射液：0.5 g/10 mL、0.6 g/20 mL、1 g/20 mL。一次 0.5～1 g，加等量 5％～25％葡萄糖注射液稀释后缓慢静脉注射（每分钟不超过 2 mL）。

乳酸钙　片剂：0.25 g、0.5 g。一次 0.5～1 g，一日 2～3 次。

碳酸氢钠　片剂：0.5 g。一次 0.5～2 g，一日 3 次。注射剂（5％）：10 mL、100 mL、250 mL。静脉滴注，剂量视病情而定。

乳酸钠　注射剂（11.2％）：20 mL、50 mL。静脉滴注，剂量视病情而定。

随 堂 检 测

一、选择题

（A₁ 型题）

1. 在下述 5 种物质中，对代谢性酸中毒影响较小的是（　　）。

A. 乳酸　　　　B. 丙酮酸　　　　C. 丙酮　　　　D. 乙酰乙酸　　　　E. β-羟丁酸

2. 动物体内碳酸氢钠的含量原发性减少通常会引起（　　）。

A. 呼吸性酸中毒　　　　　　　　　　　　B. 呼吸性酸中毒合并代谢性酸中毒

C. 代谢性酸中毒　　　　　　　　　　　　D. 代谢性碱中毒

E. 呼吸性碱中毒

3. 动物体内碳酸氢钠的含量原发性增加通常会引起(　　)。

A. 呼吸性碱中毒合并代谢性碱中毒　　　　B. 呼吸性酸中毒

C. 代谢性酸中毒　　　　　　　　　　　　D. 呼吸性碱中毒

E. 代谢性碱中毒

4. 碳酸氢钠在临床常用于治疗(　　)。

A. 呼吸性碱中毒　　　　　B. 呼吸性酸中毒　　　　　C. 代谢性碱中毒

D. 代谢性酸中毒　　　　　E. 酸碱平衡失调

5. 维持心肌和神经肌肉的正常应激性,须静脉滴注给药的电解质是(　　)。

A. 氯化钙　　　B. 氯化钠　　　C. 硫酸镁　　　D. 氯化钾　　　E. 氯化铵

(A_2 型题)

6. 郑某,男,48 岁。不能进食,反复呕吐 2 天,现主诉乏力、腹胀,心电图检查示 T 波低平、ST 段降低,诊断为(　　)。

A. 高钙血症　　　B. 高钾血症　　　C. 低钾血症　　　D. 低钙血症　　　E. 酸中毒

(A_3/A_4 型题)

7～8 题共用题干

陈某,男,38 岁。完全性幽门梗阻,严重呕吐,导致代谢性碱中毒。

7. 该病人可能伴有(　　)。

A. 高钾血症　　　B. 低钾血症　　　C. 低钠血症　　　D. 低钙血症　　　E. 高钙血症

8. 补钾时应注意(　　)。

A. 立即补钾　　　　　　　　B. 尿量>20 mL/h　　　　　　　C. 尿量>30 mL/h

D. 尿量>35 mL/h　　　　　　E. 尿量>40 mL/h

(B 型题)

9～11 题共用选项

A. 碳酸氢钠　　　B. 氯化铵　　　C. 氨丁三醇　　　D. 氯化钾　　　E. 乳酸钠

9. 普鲁卡因引起的心律失常伴酸血症者首选(　　)。

10. 治疗代谢性酸中毒首选(　　)。

11. 洋地黄中毒引起的阵发性心律失常首选(　　)。

(贺盛亮)

扫码看答案

项目十七　实验指导

实验一　常用实验动物的捉拿和给药

【实验目的】　练习小白鼠和家兔的捉拿法及给药方法。

【实验动物】　小白鼠,体重 18～22 g;家兔,体重 2～3 kg。

【实验药品】　生理盐水。

【实验器材】　电子天平、婴儿秤、鼠筒、鼠笼、兔固定器、小白鼠灌胃器、开口器、导尿管、注射器、烧杯、75%酒精、棉签。

【实验步骤】

一、动物的捉拿和固定

1. 小白鼠　小白鼠虽然性情温顺,但也要提防其咬伤手指。捉拿固定时,将小白鼠置于鼠笼或实验台上,用左手拇指和食指抓住小白鼠两耳后的项背部皮肤,将鼠体置于左手手心中,拉直后以无名指及小指按住鼠尾以固定小白鼠,右手进行操作(图 17-1)。

2. 家兔　家兔性情温顺,除应避免被其锐利的脚爪抓伤外,较易捕捉。捉拿时用右手抓其项背部皮毛,轻提动物再以左手托其臀部,使其呈坐位姿势落在左手掌心。切忌以手抓兔耳、拖拉其四肢以及直接提腰背部等(图 17-2)。

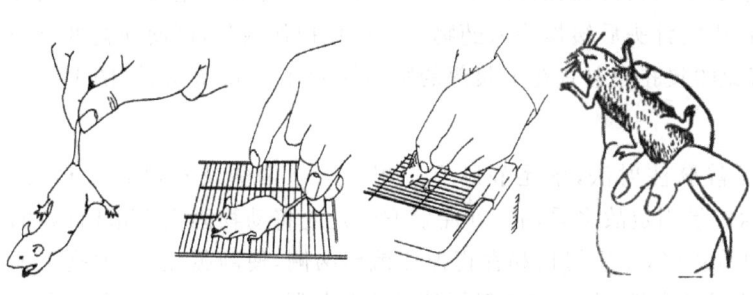

图 17-1　小白鼠的捉拿方法

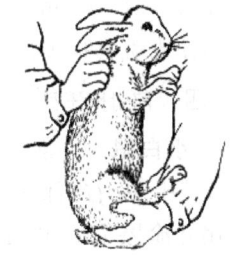

图 17-2　家兔的捉拿方法

二、动物的给药途径

（一）灌胃

1. 小白鼠　以左手捉持小白鼠，使其腹部朝上，右手持灌胃器（以1～2 mL注射器上连接细玻管或把注射针头磨钝制成），灌胃管长4～5 cm、直径1 mm。先从小白鼠口角插入口腔内，然后沿着上腭轻轻插入食道，稍感有阻力时（灌胃管大约插入1/2），相当于食道过膈肌的部位，即可推动注射器，进行灌胃。若注射器推动困难，可能是误入气管、应重新插入，切勿插入气管给药。注药后轻轻拔出灌胃管，一次投药为0.1～0.3 mL/10 g（图17-3）。

2. 家兔　液体剂型药物灌胃法需两人合作。一人坐好，两腿将兔身夹住，右手抓住其双耳，固定头部，手抓住双前肢。另一人将木制或竹制开口器压下舌头，以导尿管经开口器中央小孔慢慢沿上腭插入食道5～6 cm长，将导尿管端置于一杯清水中，若无气泡冒出，说明导尿管没有插入气管，这时即可用注射器抽取需要量药液从导尿管灌入兔胃。然后用3～5 mL清水冲洗导尿管后抽出导尿管，取出开口器（图17-4）。

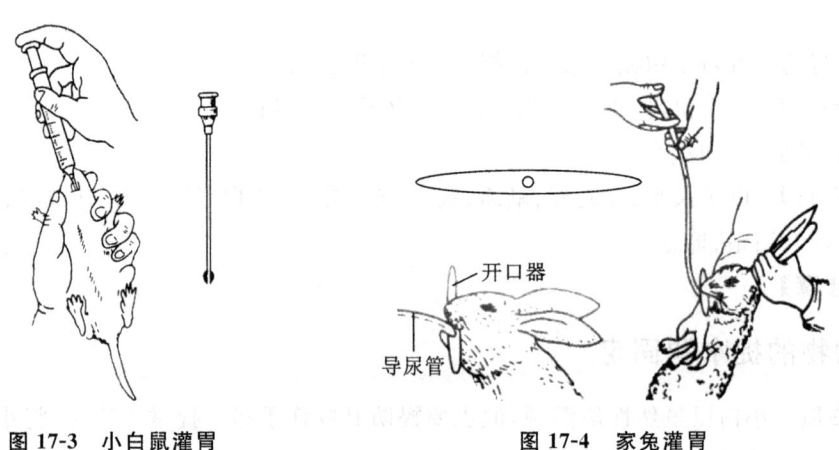

图17-3　小白鼠灌胃　　　　图17-4　家兔灌胃

（二）皮下注射

以左手拇指和食指提起实验动物皮肤，将注射器针头刺入皮下注药即可（图17-5）。

（三）腹腔注射

用小白鼠做实验时，以左手固定动物使其腹部向上，右手将注射器针头于左（或右）下腹部刺入皮肤，并以45°角穿过腹肌，固定针头后缓慢注入药物。为避免损伤内脏，可使动物处于头低位而使内脏移向上腹部。家兔的腹腔注射宜在下腹部的腹白线旁开1 cm处进针（图17-6）。

（四）静脉注射

1. 小白鼠　一般采用鼠尾静脉注射法，鼠尾静脉有三根，左、右两侧及背侧各一根（图17-7），其中左、右两侧的尾静脉较易固定故多采用。其注射方法是先将动物固定在鼠筒内，露出鼠尾并涂擦75%酒精使其血管扩张，左手拇指和食指捏住鼠尾两侧，使静脉充盈，中指下面托住尾巴，以无名指和小指夹住鼠尾末梢，右手持注射器使针头与静脉平行（小于30°角）刺入，缓慢注入（缓注）药液无阻力即表示针头已进入静脉，继续注完药物（图17-8）。拔出针头后将鼠尾向注射侧弯曲即可止血。

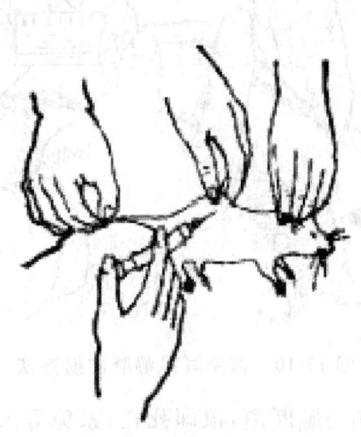

图 17-5　小白鼠皮下注射

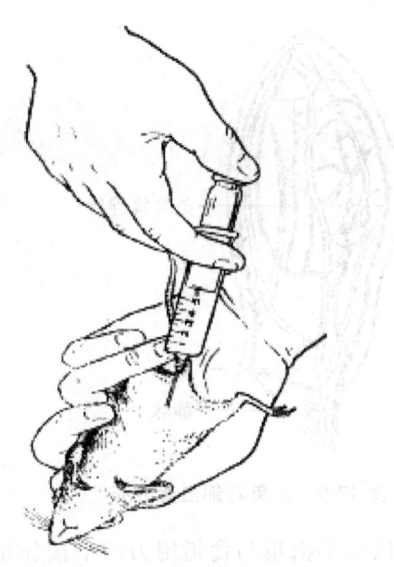

图 17-6　小白鼠腹腔注射

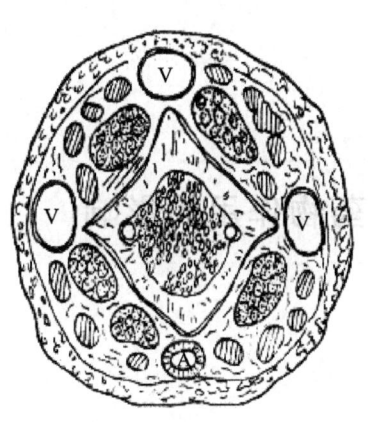

图 17-7　小白鼠尾部血管分布

注：A-动脉；V-静脉。

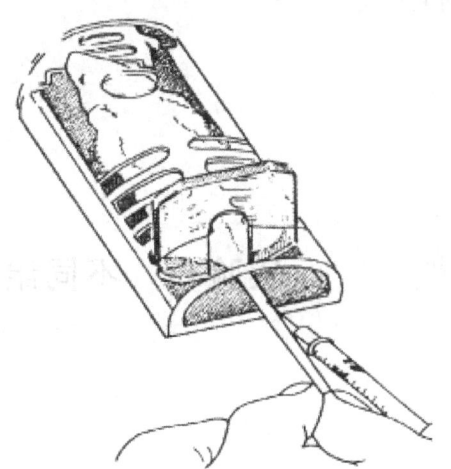

图 17-8　小白鼠尾静脉注射方法

2. 家兔　一般采用耳缘静脉注射法。兔耳中央为动脉，内、外缘为静脉；内耳缘静脉深，不易固定且不常用；外耳缘静脉表浅，易固定而常用（图 17-9）。其注射方法是先拔去注射部位的被毛，用手指弹动或轻柔兔耳使其静脉充盈，左手食指和中指夹住静脉的近端，拇指绷紧静脉的远端，无名指和小指垫在兔耳的下面，右手持注射器将针头（注射器刻度面及针尖斜面向上）从静脉远端刺入，移动左手拇指以固定针头，放开食指和中指，缓慢注入药液（图 17-10）。药物注射完毕拔出针头时宜用手指压迫针眼片刻以止血。

静脉注射时应尽量从鼠尾静脉或兔的耳缘静脉的远端进针注药，以便反复静脉注射或穿刺失效时，可以由远而近，渐次前移注射部位，提高该静脉的使用效率。

三、动物的处死方法

不同动物的处死方法有所不同。鼠类常采用脊椎脱臼法，即右手抓住鼠尾用力向后拉的

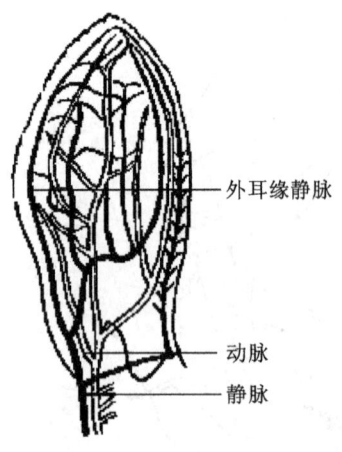

图 17-9　家兔耳部血管分布

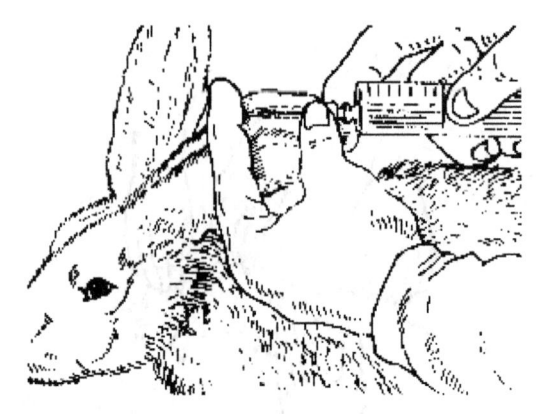

图 17-10　家兔耳缘静脉注射方法

同时,以左手拇指和食指用力向下按住鼠头,使其脊髓与脑断离,鼠即死亡;家兔等大动物常采用空气栓塞的方法处死,即从耳缘静脉注射 20 mL 左右的空气处死,或直接从颈总动脉放血将其处死。

（沙　红）

实验二　不同给药途径对药物作用的影响

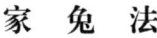

家　兔　法

【实验目的】

(1) 观察药物给药途径不同对药物作用的影响。

(2) 练习家兔的捉拿、耳缘静脉注射和灌胃操作技术。

【实验动物】　家兔 2 只,体重 2～3 kg。

【实验药品】　5％硫酸镁溶液、2.5％氯化钙溶液。

【实验器材】　婴儿秤、注射器、兔固定器、75％酒精、棉签、胃导管。

【实验步骤】

(1) 取家兔 2 只,编号并称重,观察两兔的正常活动。

(2) 甲兔耳缘静脉注射 5％硫酸镁溶液 175 mg/kg,观察其肌张力和呼吸变化情况;乙兔灌胃 5％硫酸镁溶液 800 mg/kg(4.6 倍于注射剂量),观察其肌张力和呼吸变化情况。

(3) 当家兔肌肉松弛、不能站立、呼吸抑制时,经耳缘静脉注射 2.5％氯化钙溶液 50 mg/kg。

【实验结果】

兔号	体重/kg	药物及剂量/mL	给药前			给药后		
			肌张力	呼吸	给药途径	肌张力	呼吸	氯化钙解救效果
甲								
乙								

【注意事项】　硫酸镁需要静脉缓慢注射,注射时要注意观察。一旦出现异常,立即停止注射,并用氯化钙解救。

【实验分析】　不同给药途径为什么会影响药物作用?

小 白 鼠 法

【实验目的】

(1) 观察不同给药途径对药物作用的影响。

(2) 学习小白鼠的捉拿及腹腔注射、灌胃操作技术。

【实验动物】　小白鼠 2 只。

【实验药品】　10%硫酸镁溶液。

【实验器材】　鼠笼 1 个、灌胃针头 1 个、电子秤 1 台、1 mL 注射器 2 支、大烧杯 2 个。

【实验步骤】

(1) 取小白鼠 2 只,以甲、乙标记,称重并记录。分别放入大烧杯内,观察其活动状态(如其正常活动情况、呼吸频率及幅度、肌张力、大便等)。

(2) 甲鼠腹腔注射 10%硫酸镁溶液 0.6 mL,乙鼠口服(灌胃)10%硫酸镁溶液 0.6 mL。

(3) 观察、记录两鼠反应有何不同。

【实验结果】

鼠号	体重/g	药量/mL	给药途径	给药前		给药后	
				肌张力	大便	肌张力	大便
甲	22.2	0.6	腹腔注射				
乙	22.4	0.6	口服(灌胃)				

【注意事项】　给小白鼠灌胃时,一定要掌握要领,注意不要误入气管,也不要刺破食管或胃壁。

【实验分析】　硫酸镁不同给药途径产生不同药理作用的作用机制是什么?

(张龙功　郑辉)

实验三　药物剂量对药物作用的影响

【实验目的】

（1）观察不同剂量的药物对药物作用的影响。

（2）掌握小白鼠的捉拿法和腹腔注射法。

【实验动物】　小白鼠2只，18～22 g。

【实验药品】　0.2%苯甲酸钠咖啡因溶液、2%苯甲酸钠咖啡因溶液。

【实验器材】　注射器、大烧杯（或钟罩）、电子天平、记号笔。

【实验步骤】

（1）取小白鼠2只，称重，编号后分别放入大烧杯中，观察两鼠的正常活动。

（2）甲鼠腹腔注射0.2%苯甲酸钠咖啡因溶液0.2 mL/10 g；乙鼠腹腔注射2%苯甲酸钠咖啡因溶液0.2 mL/10 g，给药后置于大烧杯中。

（3）观察两鼠有无兴奋、竖尾、惊厥，甚至死亡等现象，记录发生的时间，并比较两鼠有何不同。

【实验结果】

鼠号	体重/g	药物及剂量/mL	用药后反应
甲			
乙			

【实验分析】　两鼠的反应有何不同？为什么？

（郑　辉）

实验四　拟胆碱药与抗胆碱药对瞳孔的影响

【实验目的】　观察拟胆碱药与抗胆碱药对瞳孔的作用。

【实验动物】　家兔1只，2～3 kg。

【实验药品】　1%硫酸阿托品溶液、1%硝酸毛果芸香碱溶液。

【实验器材】　剪刀、测瞳尺、兔固定器、滴管、手电筒、秒表。

【实验步骤】

（1）用手电筒照射家兔瞳孔，筛选出对光反应正常的家兔。

（2）每组取家兔1只，放入兔固定器内。剪去兔眼睫毛，在自然光线下测量并记录两侧正常瞳孔直径(cm)。左眼滴1%硝酸毛果芸香碱2滴；右眼滴1%硫酸阿托品2滴。滴药时将下眼睑拉成杯状，并用手指按住鼻泪管，使其在眼睑内保留1 min，然后将手轻轻放开，任其自然溢出。

（3）滴药15 min后，在同样的光线下，再分别测量各眼瞳孔大小。

【实验结果】

兔眼	药物	给药前瞳孔大小/mm	给药后瞳孔大小/mm
左眼			
右眼			

【注意事项】

（1）测量瞳孔时勿刺激角膜，否则会影响瞳孔大小。

（2）滴药时应按压内眦部的鼻泪管，以防药液进入鼻腔经鼻黏膜吸收。

（3）各眼滴药量要准确，眼内停留时间要一致，以确保药液充分作用。

（4）务求给药后测量瞳孔条件一致：如光线的强度、光源的角度等。

（5）实验动物应为1周内未用过眼药者。

【实验分析】　毛果芸香碱和阿托品对眼各有什么作用？

（贺盛亮）

实验五　有机磷酸酯类中毒及解救

【实验目的】　观察有机磷酸酯类中毒的症状，比较阿托品、碘解磷定对有机磷酸酯类中毒的解救效果。

【实验动物】　家兔(2～3 kg)2只。

【实验药品】　5%敌百虫溶液、0.1%硫酸阿托品溶液、2.5%碘解磷定注射液。

【实验器材】　婴儿秤、兔固定器、1 mL注射器、2 mL注射器、棉球。

【实验步骤】

（1）取健康家兔2只，称重，观察并记录动物活动、瞳孔直径、唾液分泌、大小便、肌张力与肌震颤等情况。

（2）固定家兔，两兔均由耳缘静脉缓慢注射5%敌百虫2.0 mL/kg，观察并记录中毒后上述生理指标改变情况。

（3）待症状比较明显时，甲兔先耳缘静脉注射2.5%碘解磷定2.0 mL/kg，乙兔先耳缘静脉注射0.1%硫酸阿托品溶液1 mL/kg，观察中毒的缓解情况。

（4）乙兔再由耳缘静脉注射2.5%碘解磷定注射液2.0 mL/kg，甲兔再由耳缘静脉注射0.1%硫酸阿托品溶液1 mL/kg，继续观察中毒症状的缓解情况。

【实验结果】

兔号	体重/kg	药物	活动	瞳孔直径/mm	唾液分泌	大小便	肌张力与肌震颤
甲		用药前					
		给敌百虫后					
		给硫酸阿托品后					
		给碘解磷定后					
乙		用药前					
		给敌百虫后					
		给硫酸阿托品后					
		给碘解磷定后					

【注意事项】

(1) 注意观察清楚正常状态时家兔的各种情况。

(2) 所使用的敌百虫是有机磷农药,能透过皮肤吸收。在实验过程中,应充分注意自我保护,戴好防护手套,防止接触中毒。

(3) 给家兔静脉注射敌百虫后,如 10 min 尚未出现中毒症状,可适当追加剂量。

(4) 观察中毒症状时,备好抢救药品,在抢救时应反复给药,以达到解救目的。

【实验分析】 阿托品、碘解磷定能缓解有机磷酸酯类中毒时的哪些症状?为什么?两药联合使用有何临床意义?

(贺盛亮)

 实验六　局麻药的表面麻醉作用比较

【实验目的】 比较普鲁卡因与丁卡因的表面麻醉强度和临床应用。

【实验动物】 家兔(2～3 kg)1 只。

【实验药品】 1%盐酸普鲁卡因溶液、1%盐酸丁卡因溶液。

【实验器材】 兔固定器、剪刀、注射器、大烧杯(或钟罩)。

【实验步骤】

(1) 取家兔 1 只,放入固定器内,剪去双眼睫毛,用兔须触及角膜上、中、下、左、右 5 个不同点,检查正常眨眼反射。5 个点都可出现眨眼反射记为 5/5(全部阳性),刺激 5 个点时均不引起眨眼反射记为 0/5(全部阴性)。

(2) 用拇指和食指将左眼下眼睑拉成杯形,并用中指压住鼻泪管,滴入 1%盐酸丁卡因 3 滴,轻轻揉动下眼睑,使药液与角膜充分接触,并使药液存留 1 min,然后任其自然溢出。以同样方法于右眼滴入 1%盐酸普鲁卡因溶液 3 滴。

（3）滴药后按表中时间，测试眨眼反射1次，比较两药麻醉效果有何不同。

【实验结果】

动物	眼	药物	用药前眨眼反射	用药后眨眼反射						麻醉效果
				5 min	10 min	15 min	20 min	25 min	30 min	
家兔	左	1%盐酸丁卡因								
	右	1%盐酸普鲁卡因								

【注意事项】

（1）滴药时应压住鼻泪管，以防药液流入鼻泪管而被吸收引起中毒。

（2）刺激角膜的兔须前、后应用同一根，刺激强度力求一致。

（3）刺激角膜时兔须不可触及眼睑，以免影响实验结果。

【实验分析】　结合实验结果比较丁卡因和普鲁卡因的作用特点及临床应用。

（贺盛亮）

实验七　局麻药的毒性作用比较

【实验目的】　比较普鲁卡因与丁卡因的毒性大小，并联系其临床应用。

【实验动物】　小白鼠（18～22 g）2只。

【实验药品】　1%盐酸普鲁卡因溶液、1%盐酸丁卡因溶液。

【实验器材】　电子天平、注射器、大烧杯（或钟罩）。

【实验步骤】

（1）取大小相近的小白鼠2只，称重，观察其正常活动。

（2）甲鼠腹腔注射1%盐酸普鲁卡因溶液0.1 mL/20 g；乙鼠腹腔注射1%盐酸丁卡因0.1 mL/20 g，观察两鼠活动变化、发生惊厥时间、惊厥的性质及程度，比较两药的毒性大小。

【实验结果】

鼠号	药物	剂量/mL	用药后反应		毒性大小
			发生惊厥时间/min	惊厥程度	
甲	1%盐酸普鲁卡因				
乙	1%盐酸丁卡因				

【实验分析】　为什么丁卡因在临床上不能作浸润麻醉药？

（贺盛亮）

实验八　地西泮的抗惊厥作用

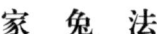

家　兔　法

【实验目的】　观察地西泮的抗惊厥作用。

【实验动物】　家兔（2～3 kg）2 只。

【实验药品】　5％地西泮注射液、25％尼可刹米注射液、生理盐水。

【实验器材】　婴儿秤、注射器、兔固定器、75％酒精、棉球。

【实验步骤】

（1）取家兔 2 只，称重并标记，放入兔固定器中。

（2）两只家兔均由耳缘静脉注射 25％尼可刹米溶液 0.5 mL/kg，待家兔出现惊厥后（如躁动、角弓反张等），甲兔立即由耳缘静脉注射 0.5％地西泮溶液 0.5 mL/kg，观察其惊厥缓解情况；乙兔由耳缘静脉注射生理盐水 0.5 mL/kg，观察两兔惊厥情况有何不同。

【实验结果】

兔号	体重/kg	药物	结果
甲		25％尼可刹米注射液＋5％地西泮注射液	
乙		25％尼可刹米注射液＋生理盐水	

【注意事项】　注射 25％尼可刹米注射液前，一定要把 5％地西泮注射液和生理盐水同时准备好，待家兔出现惊厥时立即给药。

【实验分析】

（1）在本实验中，尼可刹米引起中枢兴奋作用有哪些？

（2）给予地西泮后，家兔有何变化？

小　白　鼠　法

【实验目的】　观察地西泮的抗惊厥作用。

【实验动物】　小白鼠 2 只。

【实验药品】　2.5％尼可刹米溶液、0.5％地西泮溶液、生理盐水。

【实验器材】　天平 1 台、1 mL 注射器 3 只、大烧杯 2 个。

【实验步骤】　取小白鼠 2 只，称重并标记。甲鼠腹腔注射 0.5％地西泮溶液 0.1 mL/10 g，乙鼠腹腔注射生理盐水 0.1 mL/10 g 作对照。10 min 后两鼠皮下注射 2.5％尼可刹米溶液 0.1 mL/10 g，随即将小白鼠置于大烧杯内，观察有无惊厥（以后肢强直为惊厥指标）发生、发生的速度与程度。

【实验结果】

鼠号	体重/kg	药物及剂量/mL	惊厥情况			
			有无惊厥	发生时间	持续时间	结果
甲		0.5%地西泮 2.5%尼可刹米				
乙		生理盐水 2.5%尼可刹米				

【讨论】　尼可刹米为中枢兴奋药,过量可引起惊厥;地西泮为镇静催眠药,有抗惊厥作用,故甲鼠事先注射地西泮,再注射尼可刹米未出现惊厥;而乙鼠先注射生理盐水,没有抗惊厥作用,所以乙鼠出现惊厥。

（陈建波）

 ## 实验九　氯丙嗪对体温调节的影响

【实验目的】　观察氯丙嗪对体温调节的影响并掌握其降温作用的特点。
【实验动物】　家兔(2~3 kg)2只。
【实验药品】　2.5%氯丙嗪注射液、生理盐水、液状石蜡。
【实验器材】　婴儿秤、肛表、兔固定器、冰袋、注射器。
【实验步骤】

(1) 取健康家兔放入固定器内,固定住家兔头部,使其下肢及尾部暴露出来,以便探测体温。左手提起兔尾,右手将涂有液状石蜡的肛表插入兔肛门内4~5 cm,3 min后取出读数,每隔2 min测一次,共2次,取平均数为正常体温。

(2) 选取体温在38.5~39.5 ℃的家兔3只,称重、编号,观察全身活动情况后,甲兔静脉注射2.5%盐酸氯丙嗪溶液0.3 mL/kg,并在腹部放置冰袋降温;乙兔静脉注射等量的氯丙嗪,但不用冰袋降温;丙兔静脉注射等量的生理盐水作对照。

(3) 给药后每20 min测量体温一次,观察各兔体温变化及活动情况有何不同。

兔号	体重/kg	药物	条件	给药前体温/(℃)	给药后体温/(℃)			温差/(℃)
					20 min	40 min	60 min	
甲		2.5%氯丙嗪	冰袋					
乙		2.5%氯丙嗪	室温					
丙		生理盐水	室温					

【注意事项】

（1）测体温时，不宜使家兔过度骚动。

（2）测量时间和深度要一致，每兔固定使用一支肛表。

（3）最好选择体重近似的家兔。

【实验分析】 在物理降温配合下使用氯丙嗪，家兔体温会发生什么变化？为什么？

（陈建波）

实验十　肝素的体内抗凝作用

【实验目的】 观察肝素对小白鼠凝血时间的影响。

【实验动物】 小白鼠 2 只，体重 18～22 g。

【实验药品】 50 U/mL 肝素溶液、生理盐水。

【实验器材】 电子秤、注射器、玻璃片、针头、秒表。

【实验步骤】

（1）每组取体重相近的小白鼠 2 只，称重、标记。

（2）一只小白鼠腹腔注射 50 U/mL 肝素溶液 0.2 mL/10 g；另一只小白鼠腹腔注射生理盐水 0.2 mL/10 g。

（3）20 min 后用眼科弯头镊摘除一侧眼球，迅速将血滴于清洁干燥的玻璃片上，同时启动秒表，以后每隔 30 s 用干燥的针头挑血滴一次，直至针头能挑出血丝为止，即为凝血时间。

【实验结果】

小鼠	体重/g	药物	凝血时间/s
甲		50 U/mL 肝素溶液	
乙		生理盐水	

【实验分析】 肝素体内抗凝的机制是什么？

（郑　辉）

实验十一　磷酸可待因的镇咳作用

【实验目的】 观察磷酸可待因对小白鼠的镇咳作用。

【实验动物】　小白鼠 2 只,体重 18～22 g。

【实验药品】　0.2％磷酸可待因溶液、生理盐水、25％氨水溶液。

【实验器材】　电子天平、注射器、烧杯、棉球、手表。

【实验步骤】

(1) 每组取体重相近的小白鼠 2 只,称重、标记。

(2) 一只小白鼠腹腔注射 0.2％磷酸可待因溶液 0.2 mL/10 g,另一只小白鼠腹腔注射生理盐水 0.2 mL/10 g。

(3) 20 min 后将等重的棉球分别固定于 2 个烧杯底部,并向棉球中滴入 2 滴 25％氨水溶液,将两鼠同时放入倒扣的烧杯中,观察各鼠的咳嗽潜伏期和 2 min 内的咳嗽次数。

【实验结果】

鼠号	药物	咳嗽潜伏期	2 min 内的咳嗽次数
甲	0.2％磷酸可待因		
乙	生理盐水		

【注意事项】

(1) 两个棉球的大小、松紧程度要适中,尽量一致。

(2) 咳嗽潜伏期指把棉球放入烧杯后至第一次咳嗽的时间。小白鼠咳嗽很难听到声音,应注意观察,其咳嗽以张口、缩胸为标准,在安静的环境中可听到其咳嗽。

【实验分析】　从甲、乙两鼠的不同实验结果中试分析磷酸可待因镇咳的作用机制。

(张龙功)

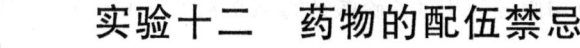

实验十二　药物的配伍禁忌

【实验目的】

(1) 观察药物在体外配伍时出现的各种现象,了解配伍禁忌产生的原因。

(2) 了解药物配伍禁忌的临床意义。

【实验药品】　樟脑、水合氯醛、红霉素粉针剂、生理盐水、5％葡萄糖注射液。

【实验器材】　电子天平、1 mL 注射器、5 mL 注射器、小烧杯、药匙。

【实验步骤】

(1) 将 2 g 水合氯醛与 2 g 樟脑放入小烧杯中,观察其变化。

(2) 将 5 mL 的生理盐水加入红霉素粉针剂瓶内,振摇 5 min 后,观察是否溶解。

(3) 将 5 mL 的 5％葡萄糖注射液加入红霉素粉针剂瓶内,振摇 5 min 后,观察是否溶解。

【实验结果】

药物	观察时间/min	配伍后变化
2 g水合氯醛＋2 g樟脑		
生理盐水＋红霉素粉针剂		
5％葡萄糖注射液＋红霉素粉针剂		

【实验分析】 仔细观察实验现象,分析实验结果产生的原因。

(唐　清)

 ## 实验十三　链霉素毒性反应及解救

小白鼠实验法

【实验目的】 观察链霉素阻断神经肌肉接头的毒性及钙离子的对抗作用。

【实验动物】 小白鼠2只,体重18～22 g。

【实验药品】 1％氯化钙溶液、生理盐水、4％硫酸链霉素溶液。

【实验器材】 电子天平、大烧杯、注射器。

【实验步骤】

(1) 取小白鼠2只,编号、称重,观察并记录其正常活动、呼吸和肌张力情况。

(2) 两鼠分别腹腔注射1％氯化钙溶液和生理盐水0.1 mL/10 g。

(3) 6～7 min后,两鼠均腹腔注射4％硫酸链霉素溶液0.1 mL/10 g,观察并记录两鼠的变化。

鼠号	体重/g	正常情况		药物	用4％硫酸链霉素后的反应	
		呼吸	肌张力		呼吸	肌张力
甲						
乙						

【注意事项】 链霉素急性中毒反应一般于给药10 min后出现,并逐渐加重,应注意观察。

【实验分析】 分析链霉素急性中毒的反应及抢救措施。

家兔实验法

【实验目的】

(1) 学会观察链霉素的急性毒性反应及钙剂的拮抗作用。

(2) 掌握链霉素的不良反应及注意事项。

【实验动物】 家兔2只,体重2～3 kg。

【实验药品】 5％氯化钙溶液、生理盐水、25％硫酸链霉素溶液、75％酒精。

【实验器材】 婴儿秤、剪刀、注射器。

【实验步骤】

（1）取家兔2只，称重、编号，分别将两兔后肢外侧毛剪去备用，观察并记录家兔的正常活动、呼吸和肌张力情况。

（2）两只家兔均由两侧后肢肌内注射25％硫酸链霉素溶液 2.4 mL/kg，观察家兔有何反应。

（3）当出现呼吸麻痹时，从乙兔耳缘静脉注射5％氯化钙溶液 1.6 mL/kg，从甲兔耳缘静脉注射等量的生理盐水。观察家兔注射链霉素前、后及注射氯化钙后在呼吸、肌张力及站立等方面的变化。

【实验结果】

兔号	体重/kg	药物	结果
甲		25％硫酸链霉素溶液＋生理盐水	
乙		25％硫酸链霉素溶液＋5％氯化钙溶液	

【实验分析】 硫酸链霉素的不良反应有哪些？

（唐　清）

实验十四　药物的一般常识

一、药物、药品、假药、劣药

药物是指用于防病、治病、诊病的化学物质。不一定经过审批，也不一定在市面上有售，按其来源分为天然药物、合成药物、基因工程药物三类。

药品是指经过国家食品药品监督管理局（CFDA）的批准，允许其上市、生产和销售的药物，不包括上市前正在临床试验中的药物。药品规定有适应证或者功能主治、用法和用量，包括中药材、中药饮片、中成药、化学原料药及其制剂、抗生素、生化药品、放射性药品、血清、疫苗、血液制品和诊断药品等。

假药是指药品所含成分与国家药品标准规定的成分不符的及以非药品冒充药品或者以他种药品冒充此种药品的。有下列情形之一的药品，按假药论处。

（1）国务院药品监督管理部门规定禁止使用的。

（2）未经批准生产、进口，或者未经检验即销售的。

（3）变质的。

（4）被污染的。

（5）使用未取得批准文号的原料药生产的。

（6）所标明的适应证或者功能、主治超出规定范围的。

劣药是指药品成分的含量不符合国家药品标准的。有下列情形之一的药品，按劣药论处。

（1）未标明有效期或者更改有效期的。

（2）不注明或者更改生产批号的。

（3）超过有效期的。

（4）直接接触药品的包装材料和容器未经批准的。

（5）擅自添加着色剂、防腐剂、香料、矫味剂及辅料的。

（6）其他不符合药品标准规定的。

二、处方药、非处方药与保健品

处方药是指必须凭执业医师或执业助理医师处方才能购买和使用的药品。

非处方药是指不需要凭执业医师或执业助理医师处方即可自行判断、购买和使用的药品。根据非处方药的安全程度，又分为甲类、乙类两种。

保健品是保健食品的通俗简称，是食品的一个种类，具有一般食品的共性，具有特定保健功能或者以补充维生素、矿物质为目的的食品。能调节人体的机能，适用于特定人群食用，但不以治疗疾病为目的，并且对人体不产生任何急性、亚急性或者慢性危害的食品。

三、毒性药品、麻醉药品、精神药品与放射性药品

毒性药品是医疗用毒性药品的简称，指毒性剧烈、治疗剂量与中毒剂量相近，使用不当会致人中毒或死亡的药品。

麻醉药品是指列入麻醉药品目录的药品和其他物质，连续使用后易产生身体依赖性，停药后会出现戒断症状的成瘾性药品。

精神药品是指列入精神药品目录的药品和其他物质，直接作用于中枢神经系统，使之兴奋或抑制，连续使用能产生精神依赖性的药品。精神药品分为一类精神药品和二类精神药品二类。

放射性药品是指用于临床诊断或者治疗的放射性核素制剂或者其标记药物。

四、药品的慎用、忌用与禁用

药品说明书上经常出现慎用、忌用与禁用等表述，虽然只有一字之差，但意义却大不相同。

慎用是指使用此药物应谨慎，用药过程中要密切观察，一旦出现不良反应应立即停止使用。通常需要慎用的药物的适用人群为儿童、老年人、孕产妇及内脏器官功能不好的病人。因为这类人群体内代谢功能较差，容易出现不良反应。

忌用是指药物不适宜使用或应避免使用。提醒病人服用此类药物可能会出现明显的不良反应。如服用喷托维林，咳嗽痰多时就应该忌用，否则痰咳不出来，还会加重病情。因喷托维林属抑制咳嗽中枢的镇咳药，若一定要应用此药就应联合使用其他对抗该药副作用的药品，以减少不良反应的发生。

禁用是指禁止使用。某些病人如使用该药会发生严重的不良反应或中毒，如心动过缓、心力衰竭的病人应禁用普萘洛尔；青光眼病人应禁用阿托品等。凡属禁用的药品，绝不能使用。

五、药品规格、药物剂型、制剂与常用处方用法缩写词

药品规格通常指制剂规格,指每支、每片或其他每一个单位制剂中含有主药的重量(或效价)、含量(%)或装量。注射液项下,如为"1 mL∶10 mg",系指 1 mL 中含有主药 10 mg;对于列有处方或标有浓度的制剂,也可同时规定装量规格。

药物剂型是为了适应医疗预防、治疗的需要而制备的不同给药形式,是制剂的外部形态。依据药物性质和用药目的不同,临床常用的剂型分为固体剂型(如散剂、颗粒剂、片剂、丸剂等)、半固体剂型(如软膏剂、栓剂等)、液体剂型(如溶液剂、芳香水剂、混悬剂、洗剂、注射剂等)与气体剂型(如气雾剂、喷雾剂等)等。

药物制剂是根据国家药品标准,为适应医疗预防、治疗的需要而制备的药物给药形式的具体品种,如更昔洛韦胶囊、咪喹莫特乳膏、维生素 C 注射液等。

常用处方用法缩写词

缩写词	中文	缩写词	中文
Rp.	取	qid	每日 4 次
qh	每小时	qod	隔日 1 次
q4h	每 4 小时	p. r. n.	必要时
qd	每日	st.	立即
qn	每晚	a. c	餐前
bid	每日 2 次	p. c	餐后
tid	每日 3 次	Sig. 或 S.	用法

(贺盛亮)

References

[1] 张丹参.药理学[M].5 版.北京:人民卫生出版社,2006.

[2] 谭安雄,芦靖,尤德姝.药理学[M].武汉:华中科技大学出版社,2010.

[3] 陈新谦.新编药物学[M].16 版.北京:人民卫生出版社,2007.

[4] 沙红,吴增春.药理学[M].3 版.武汉:华中科技大学出版社,2012.

[5] 姚宏,黄刚.药物学基础[M].3 版.北京:人民卫生出版社,2015.

参考文献